血液与体液检验质量管理

邓新立 等 主编

科学出版社

北京

内 容 简 介

　　本书分为上下两篇：血液与体液检验质量管理、血液与体液检验质量管理程序。内容包括血液与体液检验质量管理的人员要求、环境要求、设备要求，血液与体液检验过程质量管理，认可现场评审中形态学识别要求，医学实验室信息管理系统，血液与体液检验风险评估和质量管理，血液与体液检验专业认可常见不符合项分析、认可现场评审中关注的要点与现场试验，以及血液与体液检验质量管理程序和文件等。本书体现了理论和实践相结合的特点，既有最新的理论阐述，也有具体的操作性文件描述和示例。

　　本书可供临床检验人员、管理人员和临床医生参考。

图书在版编目（CIP）数据

血液与体液检验质量管理／邓新立等主编 . —北京：科学出版社，2023.10
ISBN 978-7-03-076596-3

Ⅰ. ①血… Ⅱ. ①邓… Ⅲ. ①血液检查－质量管理 ②体液－医学检验－质量管理 Ⅳ. ① R446.1

中国国家版本馆 CIP 数据核字（2023）第 191457 号

责任编辑：沈红芬 路 倩／责任校对：张小霞
责任印制：肖 兴／封面设计：黄华斌

科 学 出 版 社 出版
北京东黄城根北街 16 号
邮政编码：100717
http://www.sciencep.com
三河市春园印刷有限公司 印刷
科学出版社发行 各地新华书店经销

＊

2023 年 10 月第 一 版 开本：787×1092 1/16
2023 年 10 月第一次印刷 印张：20 3/4
字数：480 000
定价：128.00 元
（如有印装质量问题，我社负责调换）

编写人员

主　　编　　邓新立　续　薇　胡冬梅　崔　巍　周迎春

副 主 编　　马骏龙　乐家新　杜彦丹　吴　卫　韩呈武

　　　　　　关　平　蔡力力

编　　者　（按姓氏汉语拼音排序）

　　　　　　蔡力力　陈丽军　崔　巍　邓新立　杜彦丹

　　　　　　关　平　韩呈武　胡冬梅　黄俊远　李　莉

　　　　　　李丹华　李林璋　李映潼　李玉茹　栗绍刚

　　　　　　梁志江　刘培培　刘志辉　芦宏凯　卢卫国

　　　　　　马骏龙　曲林琳　单洪丽　寿玮龄　佟小萌

　　　　　　吴　卫　肖　倩　徐舒敏　许建成　续　薇

　　　　　　薛晓兴　乐家新　张　慧　张鑫垚　赵　旭

　　　　　　周迎春

编写秘书　　王科宇

前　言

自从国际标准化组织（ISO）2003年颁布第一版《医学实验室质量和能力的要求》（ISO 15189）以来，分别于2007年、2012年、2022年进行了三次修订。ISO 15189蕴涵了有关医学实验室的国际先进质量管理理念，是我国医学实验室认可准则的依据（我国依据ISO 15189制定了CNAS-CL02），也被医学实验室广泛用于建立质量管理体系和提升管理能力。实践ISO 15189，使其质量管理标准化、国际化，以提高检验质量，已成为医学实验室当前的普遍追求。

近年来，随着基础医学和检测技术的发展，临床血液学检验和体液学检验快速发展，采用了多种新技术，提供了许多具有较高临床价值的新检测指标。但是，同其他检验医学亚专业相比，临床血液学检验和体液学检验质量管理具有鲜明的特点，特别是在人员管理、检验流程管理、形态学识别等方面，基于此，我们组织编写了本书，期望能对我国临床血液与体液检验质量的提高有所裨益。

本书既体现了实用性和规范性的特点，也体现了理论和实践相结合的特点，既有最新的理论阐述，也有具体的操作性文件描述和示例。全书包括三大内容：血液检验质量管理、尿液检验质量管理、粪便检验质量管理，强调从人员、仪器、标本、操作规程等多方面实施质量管理，并紧密结合临床，使检验报告的使用者充分了解检验项目的临床意义，从而使检验项目的申请更具针对性，检验结果的解释更具合理性，临床诊断更具准确性，真正做到全面质量管理。

本书的编写团队具有扎实的ISO 15189及临床实验室质量管理理论基础和丰富的实践经验，他们为本书的编写提供了宝贵的意见、付出了辛勤的劳动，在此表示衷心的感谢！我相信，本书的出版将对同行在医学实验室质量管理方面有所帮助，有助于提高我国临床血液与体液检验质量。然而，由于学科进展迅速，加之编者精力有限，书中必有欠妥和不足之处，敬请读者批评指正。

邓新立

2023年5月

目　　录

第二篇 血液与体液检验质量管理程序

第一篇

血液与体液检验质量管理

第一章

血液与体液检验质量管理的人员要求

第一节　血液检验质量管理的人员要求

一、血液常规及形态学检验的人员要求

（一）实验室负责人、授权签字人及形态学检查的人员要求

（1）血液检验实验室负责人一般应具有主管技（医）师等中级及以上专业技术职称，从事血液常规及形态学检验工作3年以上。所有专业技术人员应有本专业的受教育经历。

（2）有色觉障碍的人员不应从事涉及辨色的血液学检验工作。

（3）形态学检查技术主管应有专业技术培训（如进修学习、参加形态学检查培训班等）及考核记录（如合格证、学分证及岗位培训证等）；其他形态学检查人员应有定期培训的考核记录。

（二）实验室专业技术人员的岗位职责

实验室专业技术人员的岗位职责包括但不限于：①标本的采集与处理；②标本检测；③质量保证；④报告的完成、审核与签发；⑤检验结果的解释；⑥培训临床人员标本采集、保存及运送。

（三）血细胞分析复检人员的配置要求

实验室负责人应该制定复检规则并对从事复检工作的技术人员进行培训考核，合格后方可授权从事复检工作。根据血细胞分析复检标本的数量配备技术人员，一般2人一组、每日复检100份标本较合适。形态学筛查自动化设备的应用可适当替代部分人工。

（四）人员培训

实验室应有人员培训计划，如内部培训、定期学术交流、病案分析等。实验室应选用合适的参考资料，如血液细胞形态学图谱及各种专业书籍。形态学检验人员应能识别血细胞及血液中的寄生虫。

（五）人员评估

实验室应每年评估员工的工作能力。开展新项目、使用新设备等改变检测系统时，应

对员工培训后的能力进行考核，评估合格后才能从事相应的工作。对实验室引进的新员工，特别是从事形态识别的人员，在进入实验室的最初半年内应评估2次以上，除了技术评估，还应包括职业素养、组织纪律等评估。当实验室人员职责变更，或离开血液检验岗位半年以上，在再次上岗前，应对其进行再培训和再评估，合格后方可继续上岗，并做好记录。

二、血栓与止血检验质量管理的人员要求

（一）实验室负责人、授权签字人的要求

（1）血栓与止血实验室负责人应具有中级及以上技术职称，从事血栓与止血检验工作至少3年，同时具有本专业或临床医学的受教育经历。

（2）申请医学实验室ISO 15189认可的授权签字人应具有中级及以上专业技术职务任职资格，从事血栓与止血专业技术工作3年以上。

（二）实验室专业技术人员的岗位职责

基本职责包括标本采集与处理、检测，质量保证，报告审核与签发，检验结果的解释。在此基础上，更注重与临床沟通，指导临床医生合理使用和分析血栓与止血指标。必要时，主动去病区参与临床查房。

（三）人员培训

根据血栓与止血检验的特点，制订有专业特色的人员培训计划，如内部培训、定期学术交流、病案分析等。培训内容宜包括血栓与止血检验等基础知识及应用、设备检测原理、常见故障分析、最新学术前沿等。

（四）人员评估

定期或不定期对员工工作的态度、能力和效果进行评估。对新进员工，在最初6个月内应至少进行2次能力评估。如果工作岗位发生变化，或离开血栓与止血检验岗位半年以上，再次从事血栓与止血检验前，实验室负责人应对其进行再培训和再评估，合格后方可继续上岗，并做好记录。

第二节　体液检验质量管理的人员要求

一、尿液检验质量管理的人员要求

（一）实验室负责人、授权签字人的要求

（1）尿液检验实验室负责人应具有中级及以上技术职称，从事尿液检验工作3年以上。

（2）申请认可的授权签字人应具有中级及以上技术职称任职资格，从事申请领域专业技术工作至少3年。

（3）有色觉障碍的人员不应从事涉及辨色的体液检验。

（二）人员配置要求

每日1～200份体液学标本量时应配备2人；每日200～500份体液学标本量时配备3～4人。若采用自动化仪器进行有形成分筛检，可适当减少人员数量。

（三）人员培训

制订详细的尿液检验人员培训计划，人员包括白班和夜班从事尿液检验的所有人员，宜按照不同层级进行逐级培训，如组长培训组员、科主任培训组长，不同的实验室根据自身特点制订计划。同时，要重点对临床医护人员进行标本留取注意事项的培训。尿液检验人员应能识别尿液中的细胞、管型、结晶及寄生虫，识别体液中的细胞，发现异常细胞，同时要对复检规则进行重点培训，防止漏检。

（四）人员的评估

与上述血液检验相同，应每年评估员工的工作能力。对新进员工，尤其是从事尿液形态识别的人员，在最初半年内应进行2次以上能力评估。当员工职责变更，或离岗满6个月后再上岗，或政策、程序、技术发生变更时，应对员工进行再培训和再评估，合格后方可继续上岗，并做好记录。

二、粪便检验质量管理的人员要求

（一）实验室负责人、授权签字人的要求

（1）粪便检验实验室负责人应具有中级及以上技术职称，从事粪便检验工作至少3年。

（2）认可的授权签字人应具有中级及以上技术职称任职资格，从事申请认可授权签字领域专业技术工作至少3年。

（3）粪便检验涉及对粪便外观的辨识，因此有色觉障碍的人员不应从事粪便检验工作。

（二）粪便检验人员形态学识别要求

（1）粪便检验人员应能正确识别粪便内红细胞、白细胞、寄生虫成虫及虫卵、原虫、细菌、真菌等有形成分。

（2）采取至少50幅显微摄影照片（包括正常和异常有形成分）或其他形式进行形态学考核，检验人员应能正确识别至少40幅（即80%）。

（周迎春　卢卫国　李丹华）

第二章

血液与体液检验质量管理的环境要求

第一节 血液检验质量管理的环境要求

临床血液实验室一般承担血液常规及形态学检验、血栓与止血检验、血液寄生虫形态学检验等工作，部分血液实验室检验还包含骨髓形态学检验、流式细胞仪检验等工作。一般分为手工操作区、仪器检测区和形态学检测区。本节主要介绍血液常规及形态学检验的环境要求和血栓与止血检验质量管理的环境要求。

一、血液常规及形态学检验的环境要求

（一）空间布局及设施

按照生物安全二级实验室（BSL-2）防护的要求及实验室的实际用途，综合考虑工作人员的数量、仪器设备的体积、专业范围和实验方法等因素，尽量将患者准备、标本采集、标本接收、仪器检测、人工镜检、报告发放等工作区域分开，并根据实验室分区的通用要求，区分生活区、缓冲区和实验区，同时应设有员工生活区及值班房等清洁区域。根据不同的空间，配备合理的照明设施、温湿度控制设备与消毒系统。设置不同的控制区域，并制订针对性的防护措施及给出合适的警告。

1. 标本采集室 本节中指血液标本采集区。国内大部分医院的标本采集室设置在临检室附近，这种设计为患者提供了方便，极大地提高了标本运输的可控性。采集后的标本出口应靠近实验室的标本接收和处理工作台。采集室设计总体原则是应有隔开的接待/等候和采集区。充分考虑患者的隐私保护、舒适程度及特殊需求（如残疾人通道、盥洗设施等），以及在标本采集期间的适当陪伴人员。

标本采集室的空间设置应充分合理，应有足够的空间，从功能上至少需要接待/等候和采集区，各区间最好有一定的物理隔断。工作人员和患者之间的分隔一般通过玻璃挡板实现，挡板下设置足够空间，方便工作人员采血及和患者交流。标本采集室应有足够的采血窗口，窗口设置叫号系统或采血顺序指示，窗口间相互隔开，以避免窗口间相互干扰和保护患者的隐私。

应设置等候区，供患者和家属休息，为其等候抽血和检验结果提供方便。标本流向应

做到安全、快速、便捷、高效，采集合格的标本通过标本运输通道、人工或物流系统，传输到目的检测区。

执行患者标本采集程序（如采血）设施应保证标本采集方式不会使结果失效或对检验质量有不利影响。标本采集室应配备适当的急救物品，以满足患者和员工需求。

2. 手工操作区 以血涂片手工化学染色镜检、血小板手工计数、金标法检测区域等为主，化学染色涉及的部分化学品属于危险品，可能导致化学危害，涉及化学品安全技术说明书（MSDS）目录中的化学品（如甲醇）要有安全的控制措施，操作人员必须严格按照安全操作规程操作，使用后的废弃物要按规范处理。

3. 仪器检测区 临床血液实验室仪器种类繁多，用电量大，应充分考虑供配电系统设计。充分考虑照明用电、动力用电负荷，配备与之相匹配的网管、电线、开关、插座。应根据仪器的功率，设计足够大的用电回路。为保证仪器正常运行，应配备应急电源系统。所有仪器要求接入不间断电源（UPS），大型实验室建议集中设置，小型实验室可考虑使用分体式UPS。配备时要充分考虑实验室的具体情况，根据可能停电的时长及检测的标本量配备足够的储能电池。最好同时接入双回路电，确保仪器能满足临床24h检验及急诊检验的需求。另外，还应配备安全保护装置，包括合理的用电回路满足设备对电压升降的要求、防雷及接地系统避免严重的用电安全隐患。

除了合理的供电系统，还应有合理的给排水系统。临床血液实验室应保证足够的水供应，实验室应根据自身需求选购纯水净化设备，制备的试剂用水须遵循WS/T 574—2018《临床实验室试剂用纯化水》标准。

设备检测后的废液，须进入医院的污水管网集中处理后才能排至城市管网。设计排水时要选用管径粗、耐腐蚀的水管，排水量大的设备排水管尽量少转角，以防止杂质堵塞。排水管应尽量沿着走道、柱脚、墙壁设置，避免穿过检测设备所在的实验区。

4. 形态学检测区 应尽量选择安静、采光效果好的区域，配备规模与检测量相适应的染片区和显微镜区，配备足够的玻片柜、资料柜及网络存储空间。

（二）环境条件控制

1. 进入实验室人员控制 临床血液实验室主要从事临床血液检验工作，属于生物安全二级实验室，存在能够引起人类或动物致病的微生物，但一般情况下对人、动物或环境不构成严重危害，并且具备有效控制和预防措施。为保证出入实验室人员及社会人员不影响实验室结果的准确性，出入实验室人员必须严格遵守实验区相关管理制度，对外来人员进行控制，告诫进入实验区的人员做好生物安全个人防护，并遵守实验室生物安全管理规定。

特殊情况下，如试剂供货、外来参观、外部审核、设备维护等，对进入实验室人员在保证生物安全的前提下，必须进行来访登记。

2. 仪器设备运行环境控制 临床血液实验室的温度最好维持在20～25℃、湿度维持在30%～80%。自然光线、照明、噪声、灰尘等环境条件均对血液检测结果有影响，实验室必须进行监控，并予以记录，有数据的要填写数据，无数据的要描述。当环境条件危及检测结果时，应停止运行，并采取措施进行调整，直至满足要求，否则不得开展检测。检测环境条件所用的温湿度计要按周期进行检定，确保示值可靠。

3. 试剂、耗材和检测标本储存环境控制 应有足够的、温度适宜的储存空间（如冰箱），用于保存临床标本和试剂。一般试剂、耗材的储存环境参照试剂说明书执行，用以保存临床标本和试剂的设施等应设置目标温度和允许范围，并记录。实验室应有温度失控时的处理措施并记录，记录形式可为电子化的温控系统。试剂与检测标本不能储存在同一空间（如冰箱）。

（三）实验室标识与警示

实验室应根据需求和风险评估采取适当的警示，不同控制区域应有不同的标识。设置紧急发光疏散指示标识，实验室所有疏散出口都应有消防疏散指示标识和消防应急照明措施。

二、血栓与止血检验质量管理的环境要求

（一）空间布局及设施

按照生物安全二级实验室防护要求及实验室实际用途，临床血栓与止血检验实验室的空间布局和临床血液实验室基本一致。尽量将患者准备、标本采集、标本接收、仪器检测、手工检测、报告发放等工作区域分开。

1. 标本采集室 临床血栓与止血检验实验室和临床血液常规及形态学检验实验室共用标本采集室（即血液标本采集区），两者的布局及标本、患者的流向基本一致。

2. 手工操作区 以凝血时间的手工法检测为主，水浴箱的水应定期更换，水浴温度应稳定在37℃±1℃。水浴箱的温控系统须定期校准，频率不低于1次/年。

3. 仪器操作区 临床常用的血栓与止血检测仪器有血凝仪、血小板聚集仪、流式细胞仪、血栓弹力图仪、酶标仪等。仪器操作区要充分考虑供配电系统设计、给排水系统网络管理，其要求配置与血液常规及形态学检验实验室基本一致。可配置UPS和（或）双路电源以保证关键设备正常工作，水供应和废水的排放应符合标准与规范。

（二）环境条件控制

1. 进入实验室人员控制 进入实验室人员必须严格遵守试验区相关管理制度，对外来人员进行控制。进入实验室人员控制与临床血液常规及形态学检验实验室一致。

2. 仪器设备运行环境控制 检测环境条件所用的温湿度计要按周期进行检定，确保示值可靠，温度最好维持在20～25℃，湿度维持在30%～80%。仪器设备运行环境控制与临床血液常规及形态学检验实验室基本一致，当环境条件危及检测结果时，应停止作业，并采取措施进行调整，直至满足要求，否则不得开展检测。

3. 试剂、耗材和检测标本储存环境控制 试剂、耗材的储存环境参照试剂说明书执行。用以保存临床标本和试剂的设施如冰箱等应设置目标温度和允许范围，并记录。实验室应有温度失控时的处理措施并记录，记录形式可以为电子化的温控系统。试剂与检测标本不能储存在同一空间（如冰箱）。

由于血栓与止血检测的特殊性，标本保存的温度与时间可影响凝血因子的促凝活性，因此应严格控制标本的保存温度与检测时间。根据《血浆凝固实验血液标本的采集及处理指南》，不同检测项目的标本有不同的保存温度。

（三）安全管理与实验室标识和警示

血栓与止血检验实验室安全管理同临床血液常规及形态学检验实验室，主要包括生物安全、危化品安全、用电安全、网络安全和消防安全。实验室应设置不同控制区域的标识与警示，消防疏散通道有明显标识。

第二节　体液检验质量管理的环境要求

体液实验室的检测对象主要是人体的尿液、脑脊液等体液，检测对象的主要特点是标本不需要保存和存在潜在的环境污染。因粪便检验常与尿液检验处于同一环境，故将粪便检验相关要求一起纳入本节介绍。一般标本检测完须就地消毒后作为医疗废物处理。体液实验室的手工操作、仪器操作、形态检验等区域可参考血液实验室进行设置。因进行常规体液检验的人数较多，门诊医生根据检验结果才能做出判断，因此要求标本检测时间应满足检测周转时间（TAT）要求，体液实验室应尽量靠近检验科入口处，靠近标本采集室和洗涤间。因标本多为人体排泄物，室内可能有不良气味，最好有负压排风装置，要考虑换气和污物处理（有条件者宜设立污物处理室或标本处理室）。泌尿生殖道标本检测完成后须进行浸泡消毒，作为医疗垃圾进行处理，浸泡池最好加盖。

体液检验实验室安全管理同临床血液实验室。

一、尿液检验质量管理的环境要求

（一）空间布局及设施

尿液检验实验室应设于靠近检验科标本送检处、标本采集室和洗涤间。尿液检验时需进行显微镜复检，因此需设边台。大型医院可分控制区域设置，中小型医院可适当合并或采取大空间内用实验台适当划分。

1. 标本采集室　临床尿液标本采集室一般是公共卫生间，需要指导患者采用合适的方法取得洁净尿液标本，如提供临床指南、宣传资料、宣传图片、标本收集容器等。实验室的标本采集区域应满足国家法律法规或者医院伦理委员会对患者隐私保护的要求。

2. 手工操作区　尿液检验中的手工操作项目较多，包括尿沉渣人工镜检、尿本周蛋白检测、尿早孕试验、尿乳糜定性等。手工操作区域应与离心机等发生震动的设施区域分离，试剂放置应整齐有序、方便获取，评估标本、化学品被误用、盗用及不正当使用的风险，采取相应的物理防范措施。

3. 仪器操作区　临床常用的尿液检验仪器包括全自动尿液干化学分析仪、尿沉渣检测仪、尿液有形成分分析仪等。仪器操作区要充分考虑供配电系统设计、给排水系统，其要求和配置与血液实验室基本一致。可配置UPS和（或）双路电源以保证关键设备的正常工作，水供应和废水的排放应符合标准与规范。

（二）环境条件控制

1. 进入实验室人员控制 同本章第一节。

2. 仪器设备运行环境控制 同本章第一节。

3. 试剂、耗材和检测标本储存环境控制 应根据厂家推荐的条件（如温度、暗处等）保存于其提供的容器中，在有效期内使用。尿干化学试带应避免直射光照射或暴露于潮湿环境中，储存试带的容器应密封。

二、粪便检验质量管理的环境要求

（一）空间布局及设施

粪便检验实验室检验项目包括粪便理学检验、隐血试验、有形成分检验等，其实验条件包括了人工镜检、化学免疫检查、仪器检测等所需环境。检验时需进行显微镜复检，因此需设边台。大型医院可分控制区域设置，中小型医院可适当合并或采取大空间内用实验台适当划分。

1. 标本采集室 临床粪便检验实验室标本采集室一般是公共卫生间，需要指导患者采用合适的方法取得合格的粪便标本，提供包括临床指南、宣传资料、标本收集容器等，指导患者取到有病理成分、无污染的粪便标本。同时，实验室的标本采集设施也应满足国家法律法规或者医院伦理委员会对患者隐私保护的要求。

2. 手工操作区 粪便检验中的手工操作项目包括理学检查、隐血试验、涂片镜检、粪便集卵、虫卵孵化、粪便乳糖不耐受检查等。手工操作区可分不同的控制区域，试剂放置应整齐有序、方便获取，评估标本、危化品被误用、盗用及不正当使用的风险，采取相应的物理防范措施。粪便标本最好放置在通风橱中，从而保护实验室环境。粪便标本中可能存在具有生物危害的病原微生物，因此需对实验室活动涉及的致病性生物因子进行生物风险评估，并持续实施必要的控制措施。

3. 仪器操作区 临床粪便检验实验室常用的检验仪器指半自动或全自动粪便分析仪。仪器操作区要充分考虑供配电系统设计、给排水系统，其要求和配置与血液实验室基本一致。可配置UPS和（或）双路电源以保证关键设备的正常工作，水供应和废水的排放应符合标准与规范。由于临床粪便标本异味较大，因此良好的通风系统是实验室正常运行的基础。临床实验室一般按生物安全二级实验室建设，利用足够的窗户开窗通风是最基本、最可行和实用的空气控制方法。有条件的实验室也可通过装备中央空气处理系统控制空气流向和每小时室内空气更换次数，避免电风扇等可能导致实验室传染性疾病传播的设备用于换气。通风系统应尽量避免与中央空调回风管道系统连接，防止交叉污染。

实验室一般通风要求包括3个方面。①空气流向：要求空气从清洁区流向非清洁区，工作区要求保证100%新鲜空气摄入和100%空气排送到外部。②换气次数：实验室设计要求不少于3～4次/小时的通风换气次数，检测区要求不少于6次/小时的通风换气次数。③排气要求：排出的空气直接到户外或专用过滤装置，来自实验室的空气不能在设备里再循环。

（二）环境条件控制

粪便检验的环境条件控制一般与尿液检验相同。

粪便隐血试验的胶体金试纸条应避免直射光照射或暴露于潮湿环境中，储存试纸条的容器应密封。化学法检测隐血的邻联甲苯胺等试剂应在通风、低温、干燥的环境储存，与酸类、氧化剂、食品添加剂分开存放。

（周迎春　刘志辉　徐舒敏）

第三章

血液与体液检验质量管理的设备要求

第一节　血液检验质量管理的设备要求

一、血液常规及形态学检验的设备要求

（一）仪器设备的购买

　　每年年底由检验科管理层讨论第二年的设备购买计划，在保证检验质量的前提下本着节约、节能和环保的原则。在购买设备项目确定后上报医院。对于医院仪器设备管理决策机构决定采购的检验科设备，检验科须提供仪器应达到的技术指标及其他要求。选择原则：①仪器设备生产厂家/代理商应具备营业执照、生产许可证/经营许可证、生产/代理许可证和国家药品监督管理局（NMPA）产品注册证；②国内、国际知名品牌，市场占有率高且具有很高的商业信誉；③良好的性能价格比；④具备良好的售后服务。

（二）仪器设备的验收

　　（1）新仪器到货后，拆除包装，由设备管理员与厂家代表对购买配置单上的主机及附件进行核对。在验收过程中，如发现仪器设备损坏、附件短少、性能指标不符合要求等问题，应及时与厂家联系解决。

　　（2）制作"检验科仪器设备标签"，粘贴于分析仪器及辅助设施显著位置。"检验科仪器设备标签"内容包括所在专业组、设备名称、厂家、型号、医院编号、科室编号、启用日期、运行状态、设备管理人、技术支持、维修电话、校准有效期及预防性维护/校准日期。

（三）仪器设备的安装、使用及维护

　　（1）由厂家工程师进行仪器安装及调试，安装及调试完成后，由厂家工程师填写"安装调试合格工作单"，经工程师和用户双方签字后其中一联保存于仪器档案中。厂家（应用）工程师对仪器使用、保养及维护进行培训，所有技术操作人员均需参加培训，并填写培训记录表。

　　（2）仪器设备专人保管、专人使用，使用人员必须经过培训，经考核合格方能操作使

用。仪器设备使用人必须按仪器设备的操作规程使用仪器，保持仪器设备的良好状况，包括定期校准、清洁、保养及维护等。仪器的使用及日常维护保养应填写相应仪器的使用及维护保养记录表。大的维修及厂家维护保养应保留相应的维修工单，并明确标注更换备件的名称和数量。

（3）实验室设备状态采用标志管理，有"红""黄""绿"三种，分别代表"停止使用""暂停使用""合格在用"三种状态。"合格在用"指功能正常，经校准、检定合格者，且正在使用中；"暂停使用"是指校准、检定合格，但由于各种原因未用于常规检验，一旦需要可以直接开始使用；"停止使用"是指仪器设备损坏，仪器设备校准检定不合格或超期，再次使用前必须经必要的维修、校准和检定，并对检测质量进行验证。

（4）仪器设备发生任何不能解决的故障时应立即停止使用，并报告组长、科主任，加贴停用标识，有条件时应加以隔离。调查故障原因，并与科/厂家工程师联系进行检修。重新使用前应根据故障原因选择恰当的方式进行验证，如留样再测、精密度实验、准确度验证等。开始使用的标准：仪器的校准和室内质控结果在可接受的范围内（应保留所有验证结果）。对故障发生前一个工作批内已发出的报告应根据具体情况进行回顾性（复检）分析，以评估故障可能造成的影响，必要时应撤回已发出的报告。

（5）血细胞分析仪的行业标准从2009年开始实施，该标准详细规定了血细胞分析仪应该满足的各项技术。

1）电源电压：$220V \pm 22V$，$50Hz \pm 1Hz$。

2）环境温度：$18 \sim 25℃$。

3）相对湿度：$\leqslant 80\%$。

4）大气压力：遵循厂家提供的大气压力条件。

5）空白计数技术要求：白细胞计数（WBC）$0.5 \times 10^9/L$，红细胞计数（RBC）$0.05 \times 10^{12}/L$，血红蛋白（HGB）$2g/L$，血小板计数（PLT）$10 \times 10^9/L$。

6）线性范围技术要求：见表3-1-1。

表3-1-1 线性范围技术要求

参数	线性范围	线性误差
WBC	$1.0 \times 10^9/L \sim 10.0 \times 10^9/L$	$0.5 \times 10^9/L$
	$10.1 \times 10^9/L \sim 99.9 \times 10^9/L$	$5 \times 10^9/L$
RBC	$0.3 \times 10^{12}/L \sim 1.0 \times 10^{12}/L$	$0.05 \times 10^{12}/L$
	$1.01 \times 10^{12}/L \sim 7.0 \times 10^{12}/L$	$5 \times 10^{12}/L$
HGB	$20 \sim 70g/L$	$2g/L$
	$71 \sim 240g/L$	3%
PLT	$20.0 \times 10^9/L \sim 100.0 \times 10^9/L$	$10 \times 10^9/L$
	$101.0 \times 10^9/L \sim 999.0 \times 10^9/L$	10%

7）可比性技术要求：见表3-1-2。

表 3-1-2　可比性验证的允许偏差及比对标本的浓度要求

检测参数	范围	分布 (%)	相对偏差 (%)
WBC	< 2.0	10	≤ 10.0
(×10⁹/L)	2.0～5.0	10	≤ 7.5
	5.1～11.0	45	
	11.1～50	25	
	> 50	10	
RBC	< 3.00	5	≤ 3.0
(×10¹²/L)	3.00～4.00	15	
	4.01～5.00	55	
	5.01～6.00	20	
	> 6.00	5	
HGB	< 100	10	≤ 3.5
(g/L)	100～120	15	
	121～160	60	
	161～180	10	
	> 180	5	
PLT	< 40	10	≤ 15.0
(×10⁹/L)	40～125	20	≤ 12.5
	126～300	40	
	301～500	20	
	501～600	5	
	> 600	5	
HCT	—	—	≤ 3.5
MCV	—	—	≤ 3.5
MCH	—	—	≤ 3.5
MCHC	—	—	≤ 3.5
NEUT%、LYMPH%、MONO%、EOS%、BASO%	—	—	95% 置信区间
MPV	—	—	50
PCT	—	—	50
PDW	—	—	50
P-LCR	—	—	30
RDW-CV	—	—	10
RDW-SD	—	—	10

注："—"表示该项目无要求；HCT. 红细胞压积；MCV. 平均红细胞体积；MCH. 平均红细胞血红蛋白含量；MCHC. 平均红细胞血红蛋白浓度；NEUT%. 中性粒细胞百分比；LYMPH%. 淋巴细胞百分比；MONO%. 单核细胞百分比；EOS%. 嗜酸性粒细胞百分比；BASO%. 嗜碱性粒细胞百分比；MPV. 平均血小板体积；PCT. 血小板压积；PDW. 血小板体积分布宽度；P-LCR. 大血小板比率；RDW-CV. 红细胞体积分布宽度变异系数；RDW-SD. 红细胞体积分布宽度标准差。

8）检测重复性要求标准：见表3-1-3。

表3-1-3　检测重复性要求标准　　　　（单位：%）

项目	半自动仪器	全自动仪器
WBC	±5	±5
RBC	±2.5	±2.5
HGB	±2.5	±2.5
PLT	±8	±8
HCT/MCV	±3	±3

9）携带污染率要求：见表3-1-4。

表3-1-4　携带污染率要求　　　　（单位：%）

项目	半自动仪器	全自动仪器
WBC	1.5	3.5
RBC	1.0	2.0
HGB	1.0	2.0
PLT	3.0	5.0

（四）血液分析仪的校准

1. 周期校准　血液分析仪的校准周期是6个月，同一台仪器使用不同吸样模式且不是同一根吸样针时，应分别进行校准。实验室安排专门人员负责校准的预约和监督。厂家对相应的分析仪器校准检定后应出具仪器设备校准报告，同时需要厂家和实验室负责人签字确认。校准完成后应在仪器档案和仪器设备标签中标识。

2. 校准物　其定值可溯源至国际参考方法，4℃冷藏，新鲜人血。

3. 校准　仪器的准备。

（1）先用清洁剂对仪器内部各通道及测试室进行彻底清洗，做好仪器保养。

（2）仪器的背景计数应在仪器说明书要求范围内。

（3）精密度检测：连续测定备用正常新鲜血11次，取2～11（2～6）次结果，记录并计算均值、标准差（s，SD）、变异系数（CV）。确认各参数检测结果的精密度在仪器说明书要求范围内。

（4）仪器校准的两种方式

1）使用配套校准物校准：由厂家工程师完成。将校准物从冰箱内（2～8℃）取出后，在室温18～25℃条件下放置至少15min，使其温度恢复至室温。检查校准物是否超出效期，是否有变质或污染。

2）使用定值的新鲜血作为校准物：由厂家工程师或组内指定人员完成。

（5）校准物的检测：依据说明书进行，测得结果计算各参数的偏倚比例（不计正负号）及进行校准的判别。

$$偏倚（\%）=\frac{均值-定值}{定值}\times100\%$$

将偏倚与表3-1-5中的判别标准进行比较，判断仪器是否需要调整校准系数。各参数偏倚比例全部等于或小于表中的第一列数值时，无须对仪器校准系数进行调整，记录检测数据即可；若各参数偏倚比例大于表中的第二列数值，须请维修人员核查原因并进行处理后重新校准；若各参数偏倚比例在表中第一列与第二列数值之间，需对仪器的校准系数进行调整。

表3-1-5　仪器校准的判别标准

参数	偏倚（%）	
	第一列	第二列
WBC	1.5	10
RBC	1.0	10
HGB	1.0	10
HCT	2.0	10
MCV	1.0	10
PLT	3.0	15

若需要调整校准系数，计算新校准系数：

$$新校准系数 = \frac{定值}{均值} \times 旧校准系数$$

4. 维修后校准　设备出现重大故障进行维修，或主要元件更换后，必要时实施校准；质控品检验；与其他仪器或方法比对；以前检验过的标本再检验后方可重新投入使用。

（五）仪器设备的报废

（1）血液分析仪一般使用寿命为5年，但每台仪器根据种类、使用的频率、工作负荷、厂家仪器更新的速度等均有所不同。

（2）报废是指仪器因性能下降、陈旧、损坏或维修成本太高等无法继续使用。前提是该仪器已经使用5年以上。报废的仪器本身不具有使用价值，其性能和检测质量不能保证。报废的仪器在销账后由仪器管理行政部门按规定处理。

（3）仪器退库前应用250～500mg/L含氯消毒剂擦拭仪器外表面及可能接触到的其他部位，消毒后应在仪器上粘贴"已消毒"标签。

（六）试剂与耗材的采购和使用

（1）对于血液分析仪建议使用原厂生产的配套试剂，如果因技术或价格等原因不使用配套试剂，则应进行方法学的验证及比对试验，合格后方可使用。所使用的国产和进口试剂制造商/供应商应有三证一照：NMPA产品注册证、生产/代理许可证、公司经营许可证、营业执照；应定期核对以上证照的有效期。

（2）应在储存空间、保存效期等允许的情况下尽量订购较大批量的试剂，避免频繁更换试剂批号、频繁更换质控靶值等。

（3）应指定试剂管理员（或专人）定期（不超过两年）核定试剂单包装测试量及使用量（月用量、年用量），并根据试剂通常的效期核定合理订货量。试剂/耗材接收和验货应由两名人员完成，核验试剂名称、规格、数量、效期、品牌是否符合随货同行单，货品送达时的包装是否完整，货品是否有明确的中文标识。

（4）所有入库试剂/耗材均按制造商说明书储存。试剂未开封前按试剂盒标识的保存条件和保存期限进行保存。试剂开封或配制后，应在试剂包装/瓶上注明开封/配制日期、开瓶人/配制者及失效期。

（5）应对试剂供应商进行产品质量及售后服务的定期评估，填写《试剂供应商评估表》，产品质量问题可从室内质控及室间质量评价的结果中发现。对于有质量或其他问题（包含试剂组分或试验过程改变）的试剂，专业组长可提出试剂更换申请报告，申请报告应包括试剂更换理由、意向更换的试剂厂家、对新旧试剂相应性能参数的评价报告、室内质控和室间质量评价结果等，最后形成《新购/更换记录表》。

二、血栓与止血检验质量管理的设备要求

仪器设备的购买、仪器设备的验收、仪器设备的安装和使用及维护、仪器设备的报废、试剂的购买和使用见本节"一、血液常规及形态学检验的设备要求"。下文重点介绍凝血分析仪的选择。

凝血分析仪按照自动化程度可分为半自动凝血仪、准全自动凝血仪、全自动凝血仪、全自动凝血流水线。所用的检测原理包括凝固法、发色底物法、免疫法及聚集法。遵照WS/T 406—2012各项指标的要求如下：

1. 批内精密度要求　见表3-1-6。

表3-1-6　批内精密度要求

		PT[a]	APTT[a]	Fbg[b]
变异系数（%）	正常标本	≤3.0	≤4.0	≤6.0
	异常标本	≤8.0	≤8.0	≤12.0

注：PT，凝血酶原时间；APTT，活化部分凝血活酶时间；Fbg，纤维蛋白原。
a 异常标本的浓度水平要求大于仪器检测结果参考区间中位值的2倍。
b Fbg异常标本的浓度要求＞6g/L或＜1.5g/L。

2. 批间精密度要求　见表3-1-7。

表3-1-7　批间精密度要求

		PT	APTT	Fbg
变异系数（%）	正常标本	≤6.5	≤6.5	≤9.0
	异常标本	≤10.0	≤10.0	≤15.0

3. 准确度要求　见表3-1-8。

表3-1-8 准确度要求

	PT	APTT	Fbg
相对偏差（%）	≤15.0	≤15.0	≤20.0

4. 携带污染 遵照厂家说明书。

5. 干扰 凝血分析仪在有异常标本或干扰物存在情况下的抗干扰能力，包括溶血、脂血、高胆红素等。

（吴 卫）

第二节 体液检验质量管理的设备要求

一、尿液检验质量管理的设备要求

尿液干化学分析仪、尿液有形成分分析仪和离心机是实验室提供尿液检测结果的必备工具，因此对其进行有效管理，建立管理要求是实现全面质量管理、满足检测工作的需要。

（一）仪器设备检测和性能要求

1. 尿液干化学分析仪 检测项目要求：须有配套试带，检测人体尿液标本中生化指标至少包括酸碱度、比重、蛋白质、葡萄糖、酮体、尿胆原、胆红素、隐血、中性粒细胞酯酶等，部分仪器还包含尿液颜色检查和尿液浊度检查功能。

技术性能要求：仪器设备外观、重复性、准确度和稳定性必须符合YY/T 0475—2011《干化学尿液分析仪》要求。

2. 尿液有形成分分析仪

检测项目要求：自动识别红细胞、白细胞、上皮细胞、管型及结晶等常见有形成分。

技术性能要求：数字成像尿液分析仪设备外观、检出限、重复性、识别率、携带污染率和稳定性需符合YY/T 0996—2015《尿液有形成分分析仪（数字成像自动识别）》要求；流式技术尿液分析仪设备必须满足制造商声明的性能指标要求。

3. 离心机 用于尿液常规分析的离心机应是水平低速离心机，具有门锁防护系统、转速自动定时系统。

4. 显微镜 用于尿液常规分析的显微镜具有双目镜筒、低倍和高倍物镜。生物显微镜最少具备内置光源，条件允许时可配备位相、偏光显微镜。使用多台显微镜时，应用相同的物镜和目镜。

（二）仪器设备管理要求

1. 仪器设备使用 实验室尿液分析仪应由专人负责管理，每台尿液分析仪应建立仪器档案、标准操作规程（SOP）和简易操作卡，由操作者保存并按文件控制要求对其进行控制。这些文件操作者应随时可得，并保持最新的版本。实验室使用的尿液分析仪制造商应具有三证一照，尿液分析仪使用前经过校准和性能验证。

尿液分析仪操作人员必须经过培训、考核，考核合格并取得授权后方可进行操作。操作者要严格按规程执行，并采取合适的安全防护措施确保人员和环境的安全。不同品牌尿液分析试剂（或试带）不能混用。不要立即打开冷藏试带的瓶盖，每次取用后应立即盖上瓶盖，防止试带受潮变质。实验室使用人员应每天对仪器设备运行状态进行登记。

使用人员要保持仪器设备的安全使用状态，包括检查电气安全、紧急停止装置，并由授权人员进行安全操作，以及对化学和生物材料进行处置。在仪器设备使用、修理、运输、储存或报废过程中，应进行清洁、消毒，注意减少环境污染，必要时使用防护用品。

实验室所执行的与尿液分析仪设备有关的一切操作（包括原始标本的采集、制备及处理、检验、存放等）都应与其要求一致。标本的采集按各类试验项目标本采集及处理规程进行管理。

对每台尿液分析仪建立严格的质控制度，室内质控结果在质控范围内方可出报告。不定期地参加室间质量评价活动。

2. 仪器设备的校准与量值溯源

（1）尿液干化学分析仪的校准

1）校准原则：分为定期校准和不定期校准。①定期校准：干化学项目每月1次，浊度、比重项目每半年1次。②不定期校准：分析仪主要部件故障（影响性能）、环境变更（如仪器搬迁）、检测结果发生偏离无法被纠正时。

2）校准人员：仪器校准的过程由有资质的人员完成。

3）校准程序：尿液干化学分析仪的校准应遵循制造商的操作指南。

4）校准后的验证：仪器校准后应做质控，结果符合质控范围。随机取患者不同浓度尿液标本，和校准前标本/其他仪器进行比对，结果符合比对标准。

（2）尿液有形成分分析仪的校准

1）校准原则：分为定期校准和不定期校准：①定期校准：每年1次。②不定期校准：分析仪主要部件故障（影响性能）、环境变更（如仪器搬迁）、检测结果发生偏离无法被纠正时。

2）校准人员：仪器校准的过程由有资质的人员完成。

3）校准程序：尿液有形成分分析仪的校准应遵循制造商的操作指南。

4）校准后的验证：仪器校准后应做质控，结果符合质控范围。随机取患者不同浓度尿液标本，和校准前标本/其他仪器进行比对，结果符合比对标准。

（3）离心机校准

1）校准频率：每12个月对离心机进行一次校准。

2）校准依据：JJG 972—2002《离心式恒加速度试验机》和YY/T 0657—2017《医用离心机》。

3）校准内容：至少要选择相对离心力400g的转速。

4）离心机的校准：实验室提出校准要求，由权威计量机构实施校准。若实验室实施内部校准，应遵循CNAS-CL31《内部校准要求》。

　　5）离心机校准报告的审核与应用：根据实验室具体测试项目和要求，对校准证书中的测试值进行确认，判断其是否符合测量要求。

　　3. 设备不良事件报告　仪器设备直接引起的不良事件和事故如仪器设备伤人等，实验室应根据等级不同采用分级报告制度（重大医疗过失行为和医疗事故国家强制性上报）。针对科室报告的不良事件，组织相关人员分析、制订对策，及时消除不良事件造成的影响，避免不良事件再次发生。不良事件报告流程一般为当事人报告科领导，科领导报告医院质量控制管理办公室，医院报告上级或国家监管部门，必须通告制造商。

　　4. 仪器设备维护和保养

　　（1）常规性维护和保养：实验室应留出适当空间供仪器设备维护和保养。实验室应遵循制造商的建议，制定针对每台仪器设备的常规性维护和保养程序，并按程序对仪器设备进行常规性维护和保养。

　　（2）预防性维护和保养：实验室应遵循制造商的建议，制订定期（每个月、每个季节）预防性维护和保养及年度维护计划。预防性维护和保养措施一般由供应商工程师实施，并对仪器设备的状态进行检查，形成《仪器维护保养记录》。

二、粪便检验质量管理的设备要求

　　（一）仪器设备的选购配置

　　（1）临床实验室负责人根据组室工作需要或上一年度管理评审结果配置仪器。性能应符合相关检验要求，在安装及使用过程中能达到所要求性能标准。粪便分析仪性能指标主要包括检出限、重复性、携带污染率、有形成分检出符合率等。

　　（2）具备完整检测系统（包括仪器、配套专用试剂、校准品、质控等）的生产厂家应向临床实验室提供其检测系统经批准的量值溯源资料和各类资质证明。

　　（二）仪器设备的安装和验收

　　（1）仪器到货后，工作人员配合设备部门按协议进行验收，清点仪器配件是否与协议或装箱清单一致，包括合格证、操作手册、说明书、软件资料、认证资料等。组内专人保管仪器配件、系统软件等重要资料。

　　（2）大型仪器由供货方工程师进行安装、调试和校准。安装位置和环境应满足仪器要求。安装调试验收合格后，由厂方工程师填写《仪器安装调试报告》，该报告中要有验证仪器性能记录（验证是证实检验程序性能指标，应与检验结果预期用途相关）。安装时，工程师、设备部和临床实验室三方人员同时在场，并在安装调试报告上签字。

　　（3）安装调试完毕后，由岗位工作人员填写《大型仪器安装验收记录表》，并附安装方工程师填写的《仪器安装调试报告》，交由临床检验室负责人或仪器管理组保存。

　　（三）仪器设备的使用

　　（1）临床体液室各岗位人员均为本组仪器操作人员。

　　（2）新轮转人员由专业组长对其进行各仪器操作培训，经考核合格后方可上机操作。

（3）安装新仪器时，岗位人员须经厂方工程师培训，考核合格后方可上机操作。

（4）操作人员应熟练掌握相关仪器性能，严格遵守仪器标准操作规程，熟练地进行操作。

（5）操作人员在工作前应检查仪器是否完好，功能是否正常。操作中若有异常或故障，应按仪器说明书进行排除，若不能解决，联系厂家工程师，并做好使用、维修记录。

（6）操作人员不得随意更改仪器内性能参数，如在使用仪器过程中发现问题或有疑问，应向专业组长汇报。

（7）由临床实验室统一安排各厂家对仪器进行校验，临床体液室负责人负责跟踪每年仪器校准，并负责校准后验证工作，核实校准内容是否符合标准。

（四）粪便分析仪的校准

1. 需要进行仪器校准的情况

（1）新购置的粪便分析仪首次应用于临床标本前。

（2）粪便分析仪发生故障维修后或更换主要配件后，可能对结果产生较大的影响时。

（3）能力验证未通过。

（4）达到文件规定的周期。

（5）仪器停用后再次投入使用前。

2. 仪器校准内容和步骤

（1）仪器工作环境检测：①供电电压 AC 220V±22V，50Hz；②温度 5～40℃；③室内相对湿度≤80%；④电磁干扰指数——无干扰；⑤震动指数——无震源；⑥绝缘电阻≥10MΩ。

（2）主机部分检查

1）外观：仪器外表应光滑平整，不应有影响工作性能的机械损伤；显示屏表面应平整、洁净、无划痕，读数清晰；各装置、调节器、开关及按键功能良好。

2）与仪器配套使用的耗材：粪便采集处理杯、一次性计数板、化学检测卡等应在使用保质期内。

3）仪器标识：应有仪器名称、型号、编号、厂家名和出厂日期。

4）自动送样装置：①清洁送样装置内、外表面；②润滑所有传动部件，包括送样、移样、出样组件；③检查机械部件，必要时调整；④检查和清洁所有的传感器（光电开关）；⑤检查急诊位；⑥颜色、性状识别定位。

5）条码读取器：条码仪器位置调试，准确读取条码。

6）标本自动稀释、搅拌、过滤模块

A. 稀释量校准：与设置稀释液量一致。

B. 取样针搅拌位置校准：搅拌时无异响。

7）自动吸样、清洗模块：无交叉污染。

8）粪便胶体金法检测控制模块

A. 胶体金检测卡点样位置：取样针能准确点样至金标卡上。

B. 反应线识别区域定位。

9）计数板分送模块：准确分送计数板。

10）显微摄像模块

A.计数板托架高度校准：计数板能顺畅推送至托架上，无卡顿现象。

B.焦距校准：图像清晰、自动聚焦准确。

（3）空白校准

1）校准方案：开机先进行仪器清洗维护、准备标本盒和试剂卡，直接把稀释液作为标本连续检测5次，观察图片、隐血结果。

2）要求：结果均阴性为合格。

（4）计算系数校准

1）校准方案：采用新鲜血常规[乙二胺四乙酸（EDTA）抗凝]标本配制模拟标本，需在经过校准的血细胞分析仪上检测5次，取均值作为理论靶值。加生理盐水配制成红细胞浓度为800/μl左右的模拟标本，将仪器设置为不加注稀释液模式，按照正常测试方法测定5次，计算5次结果的均值，按照以下公式计算偏差，结果应符合要求。

$$偏差 = \frac{仪器测定均值 - 模拟样本浓度值}{模拟样本浓度值} \times 100\%$$

2）要求：允许偏差在 ± 12% 范围，仪器校准系数不需要计算；允许偏差超过 ± 12%，仪器校准系数需重新计算，按以下公式计算新的校准系数

$$新校准系数 = \frac{仪器测定均值}{模拟样本浓度值 / 原校准系数} \times 100\%$$

（五）仪器设备的维护和维修

1. 维护保养　岗位人员按各仪器标准操作规程中日、周、月维护内容分别对所负责仪器进行相应维护保养，填写相应记录。有特殊情况需要维护、保养时，及时进行必要的维护保养。

2. 检修　岗位人员负责各仪器故障的处理，能自行解决故障时根据情况决定是否进行验证并做好记录；不能自行解决故障时，由厂家工程师进行维修，岗位人员陪同工程师协助检修并做好记录，产生的费用由临床体液室负责人在维修报告上签字确认。

3. 仪器标识　仪器状态标记采用"三色标识"，合格在用状态为绿色标识，暂停使用状态为黄色标识，停止使用状态为红色标识。仪器管理组员负责根据各仪器的状态及时更换仪器标识。

（六）计算机管理

信息管理组负责临床实验室信息系统（LIS）的维护管理，医院计算机室负责打印设备的维护管理。

（七）数据备份

定期备份仪器数据，由专人负责管理备用。

（八）仪器设备的报废

1. 小型仪器 经医院设备科维修确认后，临床实验室负责人审核，上报医院设备科办理报废手续。

2. 大型仪器 由厂家工程师鉴定，设备科维修人员确认后，由临床实验室负责人审核，上报医院设备科办理报废手续。

（九）试剂与耗材的采购和管理

1. 申请采购 购买试剂、耗材，由专业组填写《检验试剂耗材采购申请表》，并清楚、详细地记录制造商名称、批号、接收日期、失效日期、使用日期、性能等信息，由试剂管理员汇总后交检验科主任审核批准。

2. 采购管理 由设备科或检验科按相关规定实施采购。按照《检验试剂耗材采购申请表》中的要求管控采购进度，如有延期，应及时通知检验科试剂管理员。

3. 试剂和耗材的接收、储存 由专业组试剂管理员负责试剂的入库、请领、出库和保管工作，应严格按照试剂、耗材说明书的要求保存。

4. 试剂、耗材的验收 由专业组试剂管理员核对试剂、耗材的数量、外观、生产日期、有效日期、出厂检验合格证等内容。验收合格后，填写《检验科试剂耗材验收表》。

5. 试剂、耗材的库存管理 每次领取试剂、耗材量不宜过大，用完后可向试剂库请领。特殊情况下，可随时领取。试剂开封后，应在试剂包装上注明开启日期和有效期；不得使用失效的试剂。需冷藏的试剂和耗材，应每日检查并记录冰箱温度。

6. 试剂和耗材的更换 专业组负责人提出试剂更换申请，并提出建议使用的新试剂；新试剂采购应遵循《外部供应控制程序》；专业组负责人对新旧试剂做比对试验验证新试剂适用性，同时应关注检验程序、室内质量控制、室间质量评价的变化，填写《更换试剂验证记录表》；由于试剂更换导致检验程序的改变，应由文件编制者修改相应的文件。对不同批号的试剂填写《更换试剂记录表》，由专业组负责人保存。

7. 试剂和耗材的不良事件报告 由试剂和耗材直接引起的不良事件和事故，应按照要求进行调查并向制造商和相应的监管部门报告。

（马骏龙 韩呈武）

第四章

血液常规检验过程质量管理

血液常规检验是对离体的血液进行全血细胞计数（CBC）和白细胞分类（LDC），以基本满足临床医学检验筛检疾病的需求。随着血液常规检验方法（自动血细胞分析）的标准化、规范化，实施全面质量管理是保证临床血液常规检验结果可靠性的关键。全面质量管理的实质是过程控制，就是利用系统学原理分析每个试验的全过程，找出影响试验结果的环节和要素，制定相应的措施加以控制。依据标本横向流程，可以将检验过程划分为分析前、分析中和分析后三个阶段，相应地其过程控制也可分为检验前、检验中和检验后质量管理。

第一节　检验前质量管理

血液常规检验前质量管理是指从临床医生开出医嘱到血液常规检验程序启动的全过程，包括血液常规检验申请、标本采集前准备、血液常规标本采集、血液常规标本运送及保存（实验室非可控）、血液常规标本接收及处理（实验室可控）等环节。

一、检验项目的选择与申请

（一）检验项目的选择

在临床诊疗活动中，合理选择检验项目要考虑针对性、有效性、时效性、经济性，临床医生应掌握不同检验项目的敏感性、特异性、实验原理、临床意义及应用指征，根据患者的病情和诊疗需要，选择检验项目，避免不必要的检验。检验医生应制定检验项目诊断指南，以帮助临床医生正确选择项目。

（二）检验医嘱信息的基本要求

检验申请单由临床医生采用纸质或电子方式申请，申请信息至少包括下列内容：①患者身份信息，如姓名、性别、出生日期（或年龄）、唯一标识（如ID号）、住院号（住院时）、床号（适用时）等；②申请者信息，如申请医生姓名、申请科室、申请日期等；③申请信息，如检验申请项目、原始标本的类型、原始标本采集的日期和时间等；④患者临床信息，如患者临床诊断、服药情况等。

二、血液常规标本采集指导

血液常规检验标本采集前的准备是保证检验质量的重要环节之一，血液标本采集人员操作不当、患者受到各种内在和外界因素的影响，均可使血液常规检验结果产生误差。因此，检验前患者须做适当准备，以减少分析误差。

（一）采集活动前的指导

依照CNAS-CL02：2023《医学实验室质量和能力认可准则》的要求，临床实验室对采集活动前的指导应包括以下内容：①血液常规检验申请单或电子申请单的填写；②患者准备（如为护理人员、采血者、标本采集者或患者提供的指导）；③抗凝静脉血原始标本采集需要的血量、采集所用容器及必需添加物，标本采集顺序（相关时）；④特殊采集时机选择（相关时）；⑤影响血液常规检验标本采集、检验或结果解释，或与其相关的临床资料（如用药史）；⑥原始标本标识可明确识别患者和采集部位；⑦实验室接受或拒收申请的血液常规检验所用标本的标准。

（二）采集活动的指导

依照CNAS-CL02：2023《医学实验室质量和能力认可准则》的要求，临床实验室对血液常规检验标本采集活动的指导应包括以下内容：

（1）接受血液常规原始标本采集的患者身份确认。

（2）确认并记录（相关时）患者符合血液常规检验采血前要求，如到达采血点后应至少休息15min再进行采血，明确要求患者采血前避免跑步、骑自行车、爬楼梯等剧烈运动。冬季注意手保暖，以保持末梢血液循环通畅。化疗患者应在化疗前采集标本。

（3）血液常规原始标本的采集说明、原始标本容器、必需添加物及标本采集顺序（相关时）。

（4）原始标本以"申请序号"为唯一标识。

（5）以可明确追溯到被采集患者的方式标记原始标本。

（6）原始标本采集者身份、采集日期和时间（相关时）的记录。

（7）采集的标本运送到实验室之前的稳定条件和合适的储存条件。

（8）采样物品使用后的安全处置。

（三）临床医生的指导

临床医生应向患者清楚解释血液常规标本检验的目的、采血时间及注意事项。

药物对血液常规检验参数的影响是一个十分复杂的问题，采血前患者最好停服干扰检测结果的药物。临床医生应向患者清楚解释血液标本采集前服用哪些药物可能会影响血液常规检验结果。因此，为了得到正确的检验结果，患者必须事先停服某种药物。如果因临床治疗需要，患者服用某种药物后采血，临床医生在解释血液常规检验结果时，必须考虑药物的影响。有些药物或剂型因副作用较大，临床已经停用或淘汰，新的药物或剂型逐渐应用于临床治疗，这就要求临床医生在工作中不断收集整理影响血细胞分析结果的药物，以便做好相应的指导工作。

（1）影响白细胞计数结果的药物

1）解热镇痛药：如氨基比林、安替比林、安乃近、对乙酰氨基酚及含有上述药物的各种复方镇痛药。

2）抗风湿药：如保泰松、吲哚美辛。

3）抗精神病药和抗抑郁药：如氯丙嗪、硫利达嗪、丙氯拉嗪、甲哌啶嗪、异丁嗪、地西泮、氯氮䓬、丙米嗪、阿米替林、地昔帕明。

4）抗甲状腺药：如甲硫氧嘧啶、丙硫氧嘧啶、卡比马唑、甲巯咪唑。

5）抗感染药：如磺胺类、氯霉素、甲砜霉素、磺胺甲噁唑-甲氧苄啶、青霉素、甲氧西林、氨苄西林、羟苄西林、链霉素、新生霉素、利托菌素、呋喃妥因、头孢氨苄、头孢唑林钠、阿莫西林。

6）抗结核药：如对氨基水杨酸、异烟肼、氨硫脲。

7）抗疟药：如卡莫喹、羟氯喹。

8）抗麻风药：如氨苯砜。

9）抗凝药：如苯茚二酮。

10）抗心律失常药：如普鲁卡因胺、阿义马林、奎尼丁、普萘洛尔。

11）抗癫痫药：如苯妥英、三甲双酮、乙琥胺。

12）抗糖尿病药：如氯磺丙脲、甲苯磺丁脲、磺胺丁脲。

13）利尿药：如乙酰唑胺、氯噻酮、依他尼酸、氢氯噻嗪、莫鲁来和其他汞制剂。

14）抗组胺药：如安他唑啉、曲吡那敏。

15）其他：如左旋咪唑、泼尼松、别嘌醇。

（2）影响红细胞计数结果的药物：如甲氨蝶呤、苯妥英钠、齐多夫定。

（3）影响血小板计数结果的药物：如奎尼丁、先锋霉素。

（4）影响嗜酸性粒细胞计数结果的药物：如肾上腺类固醇、促肾上腺素。

（四）血液常规检验原始标本采集培训

为了使血液常规检验结果有效地服务于临床，检验人员应告知患者和临床医护人员非病理因素如饮食、运动和药物等对检验结果的影响。要求患者予以配合和服从的内容，采取切实有效的措施，保证采集标本的真实性。因此，在标本采集前，应根据需要做好相应的准备。

（1）对患者的培训：检验人员应告知患者非病理因素如饮食、运动和药物等对检验结果的影响。原则上要求患者处于平静、休息状态或正常活动后休息15min采集标本。

（2）对标本采集人员的培训：标本采集人员一定要明确检验标本的性质及检测目的，标本采集前一定要将采集工具准备好，同时还要准备好标本存放的容器，在容器表面贴上标签，避免混淆标本。

三、血液常规标本采集

（一）血液常规标本采集的准备

（1）采血人员遵照医嘱，打印含有患者姓名和唯一标识（申请序号）的标签，贴于紫帽真空采血管（容量刻度为2ml）上；同时准备采集静脉血标本所用的止血带、静脉采血针及一次性使用聚维酮碘医用消毒棉签等物品。

（2）检验人员遵照医嘱准备末梢血标本采集所需的一次性使用末梢血抗凝管、穿刺针、微量吸管、消毒干棉签及75%乙醇等物品。

（3）确认患者符合血液常规检验采血前要求。

（二）血液常规标本采集方法

1. 静脉血液标本采集

（1）血液标本采集过程：收取检验申请单→审核合格后，检查真空管标识与检验申请单是否一致→患者做好准备→找好采血静脉并消毒→使用真空管采集静脉血→消毒干棉签压迫伤口止血→充分混匀标本（在检验申请单上注明标本采集日期和时间）→送至检验科检测。此过程由临床医护人员完成。

（2）血液标本采集部位：通常采用肘部静脉；如肘部静脉不明显，可改用手背静脉或内踝静脉，必要时也可从股静脉采血。儿童可用颈外静脉采血，但有危险性，少用为宜。为保证检测结果准确，不能在静脉输液同侧臂或输液三通处采集静脉血液标本。

（3）真空采血法：采用真空采血装置（备有软橡皮套管式止血装置），穿刺回血后，即可将另一端的硬插管插入真空定量的采血试管内，血液足量后，拔出硬插管即止血，当插入另一真空定量采血试管时又可采血。整个采血过程无血液外溢和污染。

（4）采血管的采集顺序：①血培养瓶；②枸橼酸钠抗凝采血管；③血清采血管，含有促凝剂和（或）分离胶；④含或不含分离胶的肝素抗凝采血管；⑤含或不含分离胶的EDTA抗凝采血管；⑥葡萄糖酵解抑制采血管。

注1：用于分子检测的采血管宜置于肝素抗凝采血管前采集，避免可能的肝素污染引起PCR反应受抑。

注2：用于微量元素检测的采血管宜充分考虑前置采血管中添加剂是否含有所检测的微量元素，必要时单独采集；不宜使用注射器采集。

使用蝶翼针且仅采集枸橼酸钠抗凝标本时，宜弃去第一支采血管。被弃去的采血管用于预充采血组件的管路，无须完全充满。

如使用注射器采血，血液从注射器转注至真空采血管中的顺序与真空采血系统的采集顺序相同。不宜拔除真空采血管的胶塞，不宜对注射器针栓施加压力，由血液自行流入采血管，直到血流停止，以确保正确的血液与添加剂比例，并减少溶血的发生。

特殊情况只能从静脉留置管中采血时，对于血栓与止血检测宜弃去最初的5ml或6倍管腔体积的血液，对于其他检测宜弃去最初的2倍管腔体积的血液。

（5）静脉血常规标本由临床护士或检验科人员采集。

2. 末梢血常规标本采集

（1）末梢血标本采集过程：门诊患者由检验科人员收取检验申请单（住院患者由临床专职卫生员将检验申请单送至临床检验科）→审核合格后编号（与相应试管编号一致）→患者做好准备→审核患者身份与检验申请单的姓名是否一致→找好采血部位并消毒→采集末梢血20μl（或80～120μl）→加入装有相应稀释液的试管（或含有EDTA-K$_2$的末梢血抗

凝管），充分混匀标本；与此同时血液病患者应用一次性载玻片取末梢血一滴，制备血涂片（编号，与申请单序号一致，在检验申请单上注明标本采集日期和时间）→采血完毕，用消毒干棉球压住伤口止血片刻→标本送回临床实验室检测。此方法整个过程由临床实验室检验人员完成（注：EDTA-K$_2$末梢血抗凝管有效采集血量，由其性能验证时确定）。

（2）末梢采血法：采集部位成人以环指或中指的指尖内侧为宜；烧伤患者可根据情况选择皮肤完整的肢体末端采血；婴儿理想的采血部位是足底面两侧的中部或后部，针刺的深度不应超过2mm，靠近足底面后部的针刺深度不应超过1mm。末梢采血法操作方便，但由于血液循环较差，受气温影响较大，检查结果不够稳定，特别是冬季波动幅度更大，一般情况下不宜采用。

（三）血液常规标本采集注意事项

（1）严格按照无菌技术操作（除按规定穿工作服外，还应戴一次性手套和口罩），防止患者采血部位感染，保证一人一针，杜绝交叉感染。真空采血过程一般无血液外溢和污染，如果有血液标本外溢应立即用0.2%过氧乙酸溶液或75%乙醇溶液对其消毒处理。标本采集过程中，对所使用的采集材料应妥善处置，严格执行无菌操作，使用合格的材料，使用前严格检查，保证安全；采血人员对所采集的标本应做好登记，并签名。标本采集完成后，对所使用的采集材料应及时、妥善处置，保证环境和人员安全。

（2）静脉采血时，止血带压迫时间宜小于1min，若止血带压迫超过2min，大静脉血流受阻而使毛细血管内压上升，可有血管内液与组织液交流，能使小分子量物质逸入组织液；随着压迫时间的延长，局部组织发生缺氧而引起血液成分的变化，检查结果会出现假性升高或降低。

（3）抗凝管采集血液标本后，立即将抗凝管轻轻颠倒5～8次，使血液与抗凝剂充分混匀。

（4）末梢采血时，应尽量避开炎症、化脓、冻伤等皮肤损害处。皮肤出汗时，应先用干棉签擦干，以免血液稀释。采取末梢血时，不要用力挤压，血液应自然流出。

四、血液常规标本运送及保存

（一）血液常规标本运送

由临床护士采集的抗凝静脉血标本应由临床专职外送人员运送或物流传输装置自动传送；末梢血液标本由临床实验室检验人员运送。

抗凝静脉血标本运送过程中，必须保证安全，防止溢出、损坏、丢失等意外情况发生。

（二）血液常规标本保存

血液常规检验抗凝静脉血标本，采集后应立即送检，如不能及时送检或上机检测，必须采取有效保存措施。《全国临床检验操作规程》（第4版）要求，常用室温保存，一般6h

内对血液常规参数的检测结果影响不明显，时间长短可因检测项目而异。

如果将血液常规检验抗凝静脉血标本置于冰箱保存（2～8℃），可延长有效保存时间。禁止将抗凝静脉血标本置于冷冻（＜0℃）或高温（＞30℃）保存。

五、血液常规标本接收及处理

临床实验室应建立血液常规标本接收程序对标本进行接收，接收记录包括申请序号、患者姓名、患者ID号、标本类型、检验申请项目、接收时间等，应记录送检者或接收者身份。

标本接收时应执行"三查三对"制度，对标本及申请单进行查对，包括标本的状态及数量，同时注意检验申请单上有无特殊要求或标记（如急诊、绿色通道）。

实验室应制定静脉血液标本的接收与拒收标准，其内容包括但不限于：

（1）实验室接收合格血液标本的标准：①检验申请单应为电子格式，内容必须齐全，血液标本容器标识应符合实验室制定的《血液标本采集与处理程序》要求（即原始标本以"申请序号"为唯一标识），标本标识应与检验申请单的相应内容完全一致。②标本量符合所申请血液常规检验的要求。③血液标本采集后应立即送检，不能及时送检的标本应保存，参照本节"血液常规标本保存"要求执行。

（2）实验室拒收血液标本的标准：①在一般情况下，血液标本不符合实验室接收标准要求之一的要拒收；②标本有凝集（凝丝、凝块）、溶血或空管者拒收；③血液标本在运送过程中，容器破裂、标本外溢者拒收。

（3）实验室接收不合格血液标本的说明：在如休克、昏迷患者及婴幼儿等特殊情况，血液标本不足0.5ml，必须与临床医生联系，经临床医生同意后，临床实验室方可接收血液标本并检验，并在检验结果报告单中注明。

（4）拒收血液常规标本应及时通知临床医生或护士，但原始标本由检验科保存，其他人员未经允许不得取走。

合格标本应及时处理，包括标本编号、分发及检测等，急诊标本应优先处理，并确保检验结果准确。

检验前标本应按专业组制定的标准操作规程要求在适宜的条件下保存，避免标本在处理、准备、储存期间发生变质、遗失或损坏。检验人员应将检验前标本按不同状态分区存放，标识清楚，避免重复或遗漏检验。

六、标本采集运送过程中的安全处置

（一）锐利器具（注射器等）

（1）用过的锐利器具（注射器等）不能传递给他人。

（2）用过的一次性注射器针头上不能套针头套，不能用手毁坏用过的注射器。

（3）用过的注射器应放置在专门的桶或盆中，统一处理。

（4）勿将锐利废弃物同其他废弃物混在一起。

（5）勿将锐利废弃物放在儿童可以接触到的地方。

（二）废弃物

处理废弃物需采用适当的防护设施，常用的防护设施包括乳胶手套、口罩、防护眼镜、隔离衣等。

没有被污染的废弃物可以按一般性废弃物处理（装入黑色袋）；污染的废弃物可以按医疗废弃物（感染性废弃物，装入黄色袋）处理。

（三）意外情况的处理

1. 针刺和切割伤的处理

（1）皮肤有损伤或被针刺时，建议尽可能挤出伤口血液，用大量的水冲洗；然后用灭菌生理盐水彻底清洗伤口处，并用75%乙醇溶液消毒；最后用防水的敷料包扎伤口。

（2）当皮肤有损伤或被针刺，怀疑可能发生人类免疫缺陷病毒（HIV）、乙肝病毒（HBV）、丙肝病毒（HCV）感染时，应立即进行医疗处理，采取有效的医学预防措施。如怀疑HBV感染，应立即注射乙肝疫苗，专家建议在注射疫苗4～6周后检测抗体，并周期性复查（6周、12周、6个月），及时上报有关部门。

2. 眼睛、黏膜和皮肤污染的处理

（1）如果眼睛、黏膜被血液或体液喷溅，立即用大量清水或生理盐水冲洗15～20min；如果皮肤被血液或体液喷溅，用肥皂液和流动水清洗污染的皮肤，再用75%乙醇溶液或0.5%聚维酮碘溶液消毒。

（2）怀疑接触HIV、HBV、HCV感染者的血液或体液时，应立即进行医疗处理，采取有效的医学预防措施。如怀疑HBV感染，应立即注射乙肝疫苗，专家建议在注射疫苗4～6周后检测抗体，并周期性复查（6周、12周、6个月），及时上报有关部门。

3. 溢出物的处理

（1）处理溢出物必须采取适当的防护设施，常用的防护设施包括乳胶手套、口罩、防护眼镜、隔离衣等。

（2）环境被患者标本污染时，用卫生纸将溢出物吸干，然后用0.2%过氧乙酸溶液或次氯酸钠（有效氯约5000mg/L）溶液消毒，必要时采用紫外线对环境进行消毒处理。

（3）衣物被患者标本污染时，尽快脱掉受污染衣服以防止感染物触及皮肤并防止进一步扩散，将已污染的衣物进行适当的消毒处理。如果被患者标本污染的衣服触及皮肤，应尽快脱掉受污染衣服并淋浴；怀疑标本有传染性病原体时，应采取有效的医学预防措施。

第二节　检验中质量管理

血液常规检验中质量管理是指从血液标本合格验收到血液分析仪检测完毕的过程。这个阶段是质量管理工作的核心部分，包括选定血液分析仪、制定完整的血液常规检验程

序、人员培训、做好血液分析仪性能验证以建立稳定可靠的检测系统和做好检验中的质量控制等。

一、血液常规检验程序选择与建立

血液分析仪是现代临床实验室血常规检验常用的仪器，随着科学技术的发展及新技术的不断应用，血液分析仪已经从最初的电阻抗单参数的细胞计数器发展到多种检测技术融合的多参数高性能的设备。部分型号的高档血液分析仪还可以与推片仪、染色仪、数字图像分析仪等通过轨道连接成多功能的血液分析工作站。血液常规检验程序选择与建立主要指血液分析仪的选购及作业指导书的建立。

（一）血液分析仪选定

1. 血液分析仪选择应遵循的原则　目前血液分析仪种类繁多，因此血液分析仪选定前须对拟采购的仪器设备进行评价，使之符合质量管理的要求。选定时应遵循以下原则：

（1）可行性：根据医院的规模、特色、任务、财力及开展的检验项目、工作量，选定仪器品牌和档次。

（2）合法性：购置血液分析仪时要查验各种证件和批文。进口仪器应具备国家药品监督管理局颁发的医疗器械注册证、生产厂家给经销商的授权书、经销商营业执照、医疗器械经营许可证及海关报关单等；国产仪器要具备除海关报关单外的其他证件。

（3）适用性：服从和服务于所属医院总体医疗服务的特点和状况，事先进行充分的论证，既要有一定的前瞻性，又不能盲目追求高精尖设备，以免造成浪费。

（4）效用性和可靠性：选定血液分析仪的关键是仪器的质量性能，必须详细了解仪器的性能特点。选择的仪器应具备精度和分辨率等级高、应用范围适当[基础项目：全血细胞计数及白细胞分类；扩展项目：网织红细胞计数、网织血小板计数、有核红细胞计数、C反应蛋白（CRP）等]、稳定性和重复性好、灵敏度高、检测速度快、结果准确可靠和操作简便快捷等特点。

（5）售后服务：质量是产品的生命，服务是质量的保证。血液分析仪的售后服务很重要，要求销售公司的资质优、信誉高、技术力量等售后维修服务好。

（6）经济性：选定的血液分析仪可维修性和仪器的保存性能好，如仪器装配合理、材料先进、用标准件及同类产品通用零部件的程度高，如为进口仪器，要有国内生产的配套试剂供应。

（7）场地和环境：血液分析仪安装的场地和环境直接影响仪器是否能尽快投入使用，购置仪器前应对场地设施和环境（房间、水、电等）是否满足设备安装要求进行评价。

2. 血液分析仪类型选择　应根据所属医院的规模、性质、任务、学科等方面的需求，由临床实验室及相应的行政单位制定血液分析仪类型选择方案。经院、处（科）级领导同意，由主管部门会同有关业务部门全面了解、审核论证、会审平衡，列入所属医院采购计划，提请医院领导批准后执行。临床实验室负责人根据"血液分析仪计划申请表"的要求认真、详细填写仪器名称、规格、型号、生产厂家、数量、用途及购置理由。必要时须提交可行性报告，其内容应包括效益预测、型号论证、安装及使用条件等。是否选购推片仪、染色仪、数字图像分析仪等，制订计划时应考虑实际需要和财力，尽量避免因计划不周而造成积压浪费。

（二）血液常规检验程序建立

1. 血液常规检验项目作业指导书　应尽可能详细、准确地描述检验活动及作业的顺序和过程（操作步骤）；语言描述应易于理解，并尽量将其量化，简洁实用；检验活动中作业指导书易得，便于指导操作。

（1）标题和封面：作业指导书应该有明确的标题，即明确描述活动过程的名称，一般可采用"作业活动名称+作业指导书"或"作业活动名称+作业规程/规范"的结构。如设置封面，则应在封面上写明文件唯一标识、起草人、审核人、批准人、批准日期、版本号及修订状态。

（2）目的和范围：作业指导书首先应写明其适用的作业范围及不适用的作业范围；其次应简洁地说明编制目的或其实施目标，即为什么要编制作业指导书，通过编制作业指导书要达到什么样的目标。

（3）作业内容与要求：是作业指导书的主体，应具体、准确地反映作业内容与要求及相关活动。同时，作业指导书内容的表述顺序应与作业活动的顺序相一致，必要时可采用示意图或表格，以帮助理解。作业指导书的文字应通俗易懂、尽可能地量化，以便操作人员理解，实施后确保过程质量的控制。

2. 血液分析仪标准操作规程建立　血液分析仪标准操作规程内容应尽可能详细、准确地描述仪器操作步骤及顺序，语言描述应简洁明了、易于理解。检验活动中血液分析仪标准操作规程应易得，便于指导操作。应包括下列内容：

（1）检验项目：如血液分析仪检测原理和详细的检测项目。

（2）试剂：如包装规格、主要成分及试剂用途。

（3）性能参数：如 WBC、RBC、PLT、HGB 和 HCT 的显示范围、本底计数和线性范围等。

（4）标本处理：如静脉血和末梢血采集量。

（5）开关机程序：参考仪器操作说明书，介绍仪器开机流程、本底范围确认、关机流程及废弃物处理。

（6）标本测定：参考仪器操作说明书，介绍静脉血和末梢血检测流程。

（7）试剂更换：介绍如何根据仪器试剂用完报警提示，更换试剂及确认本底计数。

（8）质量控制：如质控品从冰箱取出、预温、检测、合格判定、失控处理及质控品收藏过程。

（9）校准：如仪器校准原则、校准步骤和校准结果确认。

（10）维护保养程序：如仪器安装环境和使用安全要求（包括空间安装要求、运行条件、仪器安全和人员安全）及维护保养程序（包括定时维护和按需维护）。

（11）退役前处理：如仪器表面消毒、仪器内部消毒和管路消毒。

（12）支持性文件：如血液分析仪使用说明书、国标和行标等相关文件。

（三）作业指导书的培训与执行

作业指导书在执行前应由实验室管理层对工作人员进行培训。所有工作人员必须严格遵守检验程序，不得随意修改和篡改检验程序。

二、血液分析仪性能验证

（一）血液分析仪性能验证要求

1. CNAS-CL02：2023《医学实验室质量和能力认可准则》检验程序验证要求

（1）实验室在引入方法前，应制定程序以验证能够适当运用该方法，确保能达到制造商或方法规定的性能要求。

（2）验证过程证实的检验方法的性能指标，应与检验结果的预期用途相关。

（3）实验室应保证检验方法的验证程度足以确保与临床决策相关的结果的有效性。

（4）具有相应授权和能力的人员评审验证结果，并记录验证结果是否满足规定要求。

（5）如发布机构修订了方法，实验室应在所需的程度上重新进行验证。

（6）应保留以下验证记录：①预期达到的性能要求；②获得的结果；③性能要求是否满足的结论，如不满足，采取的措施。

2. CNAS-CL02-A001：2023《医学实验室质量和能力认可准则的应用要求》规定 检验程序的验证宜参考相关国家/行业标准，如WS/T 403、WS/T 406、WS/T 494等，以及CNAS相关指南要求，如CNAS-GL028、CNAS-GL037、CNAS-GL038、CNAS-GL039。定量检验程序的分析性能验证内容至少应包括正确度、精密度和可报告范围。血液分析仪的性能验证遵照定量检验程序的要求进行，宜参考WS/T 406—2012《临床血液学检验常规项目分析质量要求》。血液分析仪需要进行性能验证的参数，至少应包括全血细胞计数8个参数[白细胞计数（WBC）、红细胞计数（RBC）、血红蛋白（HGB）、血小板计数（PLT）、红细胞压积（HCT）、平均红细胞体积（MCV）、平均红细胞血红蛋白含量（MCH）、平均红细胞血红蛋白浓度（MCHC）]、白细胞分类计数、网织红细胞计数及分群（有该项功能时）。

3.《全国临床检验操作规程》（第4版）要求 新仪器使用前应进行性能验证，内容至少应包括精密度、正确度、可报告范围等，验证方法和要求参见卫生行业标准（WS/T 406—2012）。要求至少每年对每台血液分析仪的性能进行评审。

（二）血液分析仪性能验证方法

1. 精密度 指测量程序在相同条件下，对同一标本进行连续多次测量所得结果之间的一致性，是表示测定结果中随机误差大小程度的指标。精密度常用标准差（s）或变异系数（CV）描述，从而度量精密度大小。标准差或变异系数越小，精密度越好，反之则差。在临床实践中，应建立每个参数整个可报告范围的精密度，包括低值计数，特别是在血红蛋白和血小板输血的阈值附近。

（1）批内精密度：又称重复精密度、短期精密度，指在重复测量条件下（相同测量系统、相同操作条件和相同地点，对同一被测量对象）的精密度。WS/T 406—2012验证要求：取在参考区间内的临床新鲜血标本1份，按常规方法重复检测11次，计算后10次检测结果的$\bar{x}$、s 和 CV

$$CV = \frac{s}{\bar{x}} \times 100\%$$

式中，CV为变异系数，s 为标准差，$\bar{x}$ 为算术平均值。

结果判定：8个全血细胞参数批内精密度，首先符合仪器说明书的要求，为验证通过；或应至少符合WS/T 406—2012的要求，即WBC≤4.0%、RBC≤2.0%、HGB≤1.5%、HCT≤3.0%、PLT≤5.0%、MCV≤2.0%、MCH≤2.0%、MCHC≤2.5%，也认为验证通过。

（2）批间精密度：又称期间精密度、日间精密度、中间精密度，指在批间精密度条件下（在一段长时间内，相同测量系统、相同地点，对同一被测量对象）的精密度，验证结果受仪器校准或偏移的影响。WS/T 406—2012验证要求：以室内质控在控数据的变异系数为评价指标，至少使用2个浓度水平（含正常和异常水平）的质控品，在检测当天至少做1次室内质控，剔除失控数据后按批号或月份计算在控数据的变异系数。结果判定：8个全血细胞参数批间精密度符合WS/T 406—2012的要求，即WBC≤6.0%、RBC≤2.5%、HGB≤2.0%、HCT≤4.0%、PLT≤8.0%、MCV≤2.5%、MCH≤2.5%、MCHC≤3.0%，为验证通过。

2. 携带污染 指前一标本对紧接后一标本分析的污染。临床关注的是，高值标本对随后检测的低值标本的可能影响。WS/T 406—2012验证要求：取1份高值临床标本，连续测定3次，再取1份低值临床标本，连续测定3次，计算携带污染率（%）=（低值第1次测定结果－低值第3次测定结果）/（高值第3次测定结果－低值第3次测定结果）。血液分析仪的携带污染率结果判定：首先符合仪器说明书的要求（如WBC≤1.0%、RBC≤1.0%、HGB≤1.0%、PLT≤1.0%），为验证通过；或应至少符合WS/T 406—2012的要求，即WBC≤3.0%、RBC≤2.0%、HGB≤2.0%、PLT≤4.0%，可认为验证基本通过。

WS/T 406—2012行标对携带污染验证的临床标本的取值范围做了明确规定：①高值要求，WBC＞90×10^9/L、RBC＞6.2×10^{12}/L、HGB＞220g/L、PLT＞900×10^9/L；②低值要求，WBC＜3×10^9/L、RBC＜1.5×10^{12}/L、HGB＜50g/L、PLT＜30×10^9/L。临床试验中选择标本时必须按要求执行。另外，还需要注意一点，血液分析仪说明书中仪器基本性能一栏，一般会注明该型号仪器携带污染率判定标准，往往都高于WS/T 406—2012行标，四个参数通常均≤1.0%。这时该仪器性能验证的携带污染率必须先满足仪器说明书的要求。

3. 正确度 指无限多次测量所得结果均值与被测量真值间的一致程度。正确度与系统误差有关，与随机误差无关；可用偏倚衡量，而偏倚可用数量表示。正确度不等同于准确度。WS/T 406—2012行标验证要求：至少使用10份检测结果在参考区间内的新鲜血标本，每份标本检测2次，计算20次以上检测结果的均值，以校准实验室的定值或临床实验室内部规范操作检测系统（如使用配套试剂、用配套校准物定期进行仪器校准、仪器性能良好、规范开展室内质量控制、参加室间质量评价结果优良、检测程序规范、人员经过良好培训）的测定均值为标准，计算偏倚。结果判定：8个全血细胞参数的偏倚符合WS/T 406—2012的要求，即WBC≤5.0%、RBC≤2.0%、HGB≤2.5%、HCT≤2.5%、PLT≤6.0%、MCV≤3.0%、MCH≤3.0%、MCHC≤3.0%，为验证通过。

4. 准确度 指单次测定值与真值接近程度，用绝对偏差和相对偏差表示。准确度同正确度和精密度一样，也是抽象概念，不能用具体数值表示，只能将准确度描述为"高"或"低"。准确度涵盖了正确度和精密度，既正确又精密的结果才是准确的。WS/T 406—2012验证要求：准确度验证以总误差为评价指标，用相对偏差表示。验证方法：至少使用5份质量评价物或定值临床标本分别进行单次检测，计算每份标本检测结果与靶值（公议值或参考值）的相对偏差。结果判定：8个全血细胞参数的相对偏差符合WS/T 406—2012的要求，即WBC≤15.0%、RBC≤6.0%、HGB≤6.0%、HCT≤9.0%、PLT≤20.0%、MCV≤7.0%、MCH≤7.0%和MCHC≤8.0%；5份标本满足要求的比例≥80%，为验证通过。

5. 线性 指检测标本时，在一定范围内可以直接按比例关系得出分析物含量的能力。对血液分析仪而言，假设仪器没有恒定偏移，线性为仪器直接提供与细胞浓度成正比结果的能力。线性范围越宽越好，应选择分析测量范围从最低到最高的各种稀释度。某些血液学参数如红细胞指数或可报告结果为百分数的参数，则不受标本稀释的影响，无须做线性评价。血液分析仪检测参数的线性验证主要针对测量参数。验证方法：参照WS/T 408—2012《临床化学设备线性评价指南》要求进行设计。临床试验方案如下：选取一份接近某项血细胞参数（如WBC、RBC与HGB、PLT）预期上限的高值全血标本，分别按100%、80%、60%、40%、20%、10%、0的比例进行稀释，每个稀释度重复测定3次，计算均值。将实测值与理论值做比较（偏差应小于10%），计算$Y = aX + b$，绘制线性回归图，X轴为标本浓度，Y轴为细胞计数或浓度，回归线应通过原点，以验证线性范围。结果判定：WBC、RBC、HGB和PLT等血细胞测量参数应满足WS/T 406—2012行标性能验证要求，即线性回归方程斜率在1 ± 0.05范围内，相关系数$r \geq 0.975$或$r^2 \geq 0.95$，或对WBC、RBC、HGB和PLT参数满足要求的线性范围在厂家说明书规定范围内，为验证通过。

临床实践中值得注意的几点：①临床工作中常遇到极低浓度的WBC和PLT，因此最好对低值WBC和PLT的线性进行独立评价。例如，WBC 2×10^9/L做一系列稀释，到0.2×10^9/L；PLT 50×10^9/L做一系列稀释，到5×10^9/L。②仪器精密度会影响线性结果，在评价线性前应加以考虑。③当患者标本不可用时，厂家提供的线性核查品也可使用。

6. 临床可报告范围 指定量检测项目向临床能报告的检测范围，患者标本可经稀释、浓缩或其他预处理。对临床可报告范围大于分析测量范围（指患者标本未经任何处理如稀释、浓缩或其他预处理，由检测系统直接测量得到的可靠结果范围，在此范围内一系列不同标本分析物的测量值与其实际浓度即真值呈线性关系）的检验项目，需进行最大稀释度验证试验，以确定该项目的临床可报告范围。对于临床可报告范围小于分析测量范围的，可通过最大浓缩度确定临床可报告范围。

对血液分析仪定量检测参数WBC、RBC、HGB、HCT和PLT而言，由于仪器检测原理不断改进完善，这些参数厂家规定的线性范围较宽（如BC-6800仪器线性：WBC 0～500×10^9/L、RBC 0～8×10^{12}/L、HGB 0～250g/L、PLT 0～5000×10^9/L、HCT 0～75%），通常已涵盖可报告范围。临床工作中，很少会有患者标本的血细胞检测结果超过线性范围，因此一般不需要再做临床可报告范围验证。

如果需要验证某个定量参数的临床可报告范围，可用其配套的稀释液稀释后上机测定。仪器检测结果需要乘以稀释倍数后才能报告，其余在线性范围内的参数仍报告原始标本的检测结果。验证方法：①选择接近线性范围上限的高浓度抗凝新鲜血，连续测定3次，先进行离群值检验，再计算均值作为理论值。②选择配套的稀释液，参照项目稀释比例需求，从低到高进行稀释后，连续测定3次，先进行离群值检验，再计算均值，与理论值比较。③找出适合某个定量检测参数的最大稀释倍数。结果判定：当稀释后检测结果的相对偏差不超过1/2允许总误差时，说明稀释后的标本不会造成检测结果出现明显偏差，此时最大的那个稀释度就是该参数的最大稀释倍数。例如，标本稀释4倍检测WBC，偏差≤7.5%；稀释5倍，偏差＞7.5%，说明该仪器检测WBC，标本最大只能稀释4倍。

7. 可比性

（1）不同吸样模式之间的结果可比性：适用于使用不同吸样模式检测临床标本并报告结果的仪器。WS/T 406—2012验证要求：在仪器校准后，取5份临床标本分别使用不同模式进行检测，每份标本检测2次，分别计算两种模式下检测结果均值间相对偏差。结果判定：8个全血细胞参数的相对偏差符合WS/T 406—2012验证要求，即WBC≤5.0%、RBC≤2.0%、HGB≤2.0%、HCT≤3.0%、PLT≤7.0%、MCV≤3.0%，为验证通过。

值得注意的是，2014版国际血液学标准委员会（International Council for Standardization in Haematology，ICSH）指南对血液分析仪验证要求：当仪器采用独立进样路径（如闭盖自动进样、手工开盖或预稀释进样的多种进样模式）检测临床标本时，应检测所有模式的性能。评价仪器所有模式的精密度、携带污染、线性和一定数量标本（至少30份）的不同进样模式间的可比性。

（2）实验室内的结果可比性。WS/T 406—2012验证要求：实验室内的结果可比性以相对偏差为评价指标。验证方法如下：

1）新仪器使用前，配套检测系统至少使用20份临床标本（浓度要求见表3-1-2），每份标本分别使用临床实验室内部规范操作检测系统和被比对仪器进行检测，以内部规范操作检测系统的测定结果为标准，计算相对偏差。结果判定：每个检测项目的相对偏差符合表3-1-2要求的比例应≥80%。

2）新仪器使用前，非配套检测系统按美国临床实验室标准化协会（CLSI）颁布的EP9-A2文件与配套检测系统进行比对，至少使用40份临床标本（浓度要求见表3-1-2），计算相对偏差。结果判定：每个检测项目的相对偏差符合表3-1-2要求的比例应≥80%。然后再按上述配套检测系统的方法进行验证。

3）常规检测仪器使用过程中，至少使用20份临床标本（血细胞计数项目所选标本的浓度水平应符合表3-1-2的要求，其他检测项目所选标本应正常、异常浓度水平各占50%；比对可分次进行）定期（至少半年）进行结果比对，每个检测项目的相对偏差符合表3-1-2

要求的比例应≥80%。

4）以下情况可按WS/T 407—2012《医疗机构内定量检验结果的可比性验证指南》的方法和要求进行比对：①室内质控结果有漂移趋势时；②室间质量评价结果不合格，采取纠正措施后；③更换试剂批号（必要时）；④更换重要部件或重大维修后；⑤软件程序变更后；⑥临床医生对结果的可比性有疑问时；⑦患者投诉，对结果的可比性有疑问（需要确认时）；⑧需要提高周期性频率时（如每季度或每月一次）。

8. 生物参考区间 血细胞参数对疾病的诊断、筛检和监测有重要价值，临床实验室有必要建立其参考区间。卫生部于2012年12月25日发布了WS/T 405—2012《血细胞分析参考区间》，已于2013年8月1日实施。该行标公布了中国成年人群血细胞分析参考区间，包括全血细胞计数和白细胞分类计数。2021年4月19日国家卫生健康委员会发布了WS/T 779—2021《儿童血细胞分析参考区间》，于2021年10月1日实施。该行标公布了中国28天至18岁不同年龄段儿童血细胞分析参考区间，包括全血细胞计数和白细胞分类计数。WS/T 405—2012和WS/T 779—2021均列出了相应参考区间评估、验证和使用要求，主要包括：①按WS/T 402—2012的有关规定进行参考区间评估和验证。②对本实验室分析质量和服务人群进行评估，对于儿童血细胞分析参考区间，尤其应征求临床医生的评审意见。若有理由认为与参考区间研究的分析质量和参考人群有足够可比性，可直接使用本文件的参考区间。③若对分析质量和人群可比性不确定或实验室管理体系要求对引用的参考区间进行试验验证。

（1）验证方法：①按照WS/T 402—2012《临床实验室检验项目参考区间的制定》中所述方法筛选合格参考个体不少于20名；②按本实验室操作程序采集、处理、分析标本；③按适当方法（如Dixon方法，参见WS/T 405—2012）检查并剔除离群值（若有则另选参考个体补足）。

离群值检验Dixon方法：首先将检测结果按照大小排序并计算极差（最大值与最小值之差）R，然后分别计算最大值和最小值与其相邻数值之差D；若$D/R \geqslant 1/3$，则将最大值或最小值视为离群值予以剔除；将其余数据重复前述步骤进行离群值检验，直至剔除所有离群值。

（2）结果判定：如选择20个合格的参考个体，将20个检验结果与血细胞参考区间比较，若超出参考区间的数据不超过2个则通过验证；若超过2个，则另选20名合格参考个体重新按照上述判断标准进行验证。如参考个体多于20个，超出参考区间的数据不超过10%则通过验证；若超过10%的数据超出参考区间，则另选至少20名合格参考个体，重新按照上述判断标准进行验证。验证结果若符合要求，可直接使用参考区间，否则应查找原因。

（3）参考区间未通过验证时的处理程序：对未通过验证的情况，应首先评价分析质量尤其是正确度，若证实是检测系统导致的分析质量问题，应改进或更换分析系统。分析质量评价可采用下列方式：①分析可互通有证标准物质或其他适宜参考物质；②参加适宜的正确度验证计划或标准化计划；③与性能可靠的其他系统或方法进行比较。

（4）实验室在引用本文件的参考区间时还应注意下列情况：如果与WS/T 405—2012

《血细胞分析参考区间》和WS/T 779—2021《儿童血细胞分析参考区间》建立条件不同，例如，①由于地理分布、生活习惯等因素造成血细胞分析结果明显变化，如四川、重庆地区≥12岁儿童的血小板计数低于其他地区；②高海拔地区人群血红蛋白和红细胞计数等参数的结果明显高于其他地区，且超出WS/T 779—2021参考区间上限的比例＞10%，需要临床实验室建立自己相应的血细胞分析参考区间。需要注意的是，建立血细胞生物参考区间的应尽可能采纳C28-A3《临床实验室参考区间的定义、建立与验证——批准指南》和WS/T 402—2012《临床实验室检验项目参考区间的制定》的建议，遵照《生物参考区间控制程序》执行。

三、检验中的质量控制

血液常规检验中质量控制是检验科检验中质量管理全过程的一部分，科室质量保证控制程序不仅规范了血液常规检验质量管理和控制的全过程，而且对室内质控、能力验证（包括室间质量评价和实验室间结果比对）及实验室内结果比对等质量活动进行控制，以保证检验结果的可比性和准确性。

（一）室内质量控制

室内质量控制简称室内质控，指由实验室采用一系列统计学方法和步骤，连续地评价实验室工作的可靠程度，以确定检验报告可否发出，并排除质量控制环节中导致不满意因素的一项工作。实验室应建立室内质量控制程序，包括质控品的选择与购买、质控品的浓度、质控频次、中间线的设定与控制范围、失控规则的设置及失控处理等。制定原则可以参考已发表的专业性推荐文件，也可以基于生物学变异分量的数据，并要结合当前技术水平和实验室的实际能力；其来源可以是WS/T 406—2012《临床血液学检验常规项目分析质量要求》、WS/T 641—2018《临床检验定量测定项目室内质量控制》等。

1. 商品质控品的种类和选择

（1）商品质控品的种类：①按照是否赋值分为定值质控品和非定值质控品两类。定值质控品常因存在一定的基质效应，导致同一个血细胞检测参数在不同检测系统得到的均值和预期范围是有差别的。因此，在定值质控品的说明书中，会根据不同检测系统，列出每个血细胞检测参数的均值和预期值。临床实验室从中选择与本室相同的检测系统的定值作为参考。非定值质控品的质量和定值质控品相同，只是没有定值。由于赋值过程产生的成本，导致定值质控品通常比非定值质控品价格高。无论是定值还是非定值质控品，临床实验室都应该自行建立均值和标准差，用于本室内部血细胞分析质量控制过程。②按照是否与检测系统配套也分为配套质控品和非配套质控品两种。配套质控品通常与仪器及试剂的生产厂家品牌一致，也有专门为某品牌仪器试剂生产配套质控品的厂家。有些厂家的配套质控品，除了满足全血细胞计数和白细胞分类计数质控外，还可以提供散点图分布坐标数值，用于监控散点图的稳定性及分析白细胞分类失控原因。非配套质控品独立于仪器及试剂生产厂家，不专门为某种特定方法或仪器设定，可以为检测系统提供相对客观的评估。临床实践中需要注意的是，这类非配套质控品：①通常只能用于全血细胞计数，而不能用于白细胞五分类计数；②不能监控仪器散点图的坐标变化与报警提示等。

（2）商品质控品的选择：认可的所有检测项目均应开展室内质量控制，因此临床实验室用的血细胞分析室内质控品应包含实验室开展的血液常规检测的所有指标。CNAS-CL02：2023《医学实验室质量和能力认可准则》7.3.7.2条款规定：实验室应选择符合预期用途的室内质控品。当选择室内质控品时，应考虑以下因素：①相关性能的稳定性；②基质尽可能接近患者标本；③室内质控品对检验方法的反应方式尽可能接近患者标本；④室内质控品满足检验方法的临床适宜用途，其浓度处于临床决定限水平或与其接近，可能时，覆盖检验方法的测量范围。在临床实践中实验室选择室内质控品时，不仅要考虑稳定性，而且要考虑均一性。为了能更好地检测检验过程中各阶段的差错，质控品的变异应控制到最小，应选择稳定时间较长、瓶间变异较小（瓶间变异应小于分析系统的变异）的血细胞分析质控品。其浓度水平至少要包含一个正常水平和一个异常水平。

血细胞分析室内质控品最好使用与仪器配套的或仪器生产商指定的产品，若无配套质控品，则可采用国际或国内公认的血细胞分析质控品，但必须有FDA或NMPA批准文号，而且需要对非配套质控品进行质量和适用性评价。

2. 室内质量控制操作

（1）质控品的验收与保存：全血细胞质控品作为稳定性较短的质控品，临床实验室接收全血细胞质控品时，应立即检查送检容器的温度是否符合要求（2～8℃），包装是否完整，质控品种类与适用机型等信息是否与订单一致，有效期是否满足要求（1个月以上）；打开包装应检查质控品容器有无破碎，数量与浓度水平是否与订单一致，有无产品说明书等。验收完毕应立即将其置于2～8℃冷藏保存。未开封的质控品在产品说明书标示的有效期内保持稳定。

（2）质控品检测前的预处理：全血细胞质控品是一种液态悬浮状的质控品，因此在生产时一定要充分混匀，减少由分装所导致的瓶间差异。在室内质控操作过程中应按照说明书要求充分混匀，这样才能减少由混匀操作不当引起的瓶内物质的不均匀。从冰箱中取出一瓶质控品，使用前在室温环境下放置15min，然后上下颠倒混匀质控品至红细胞完全混合（大约需要上下颠倒20次），然后进行质控品的检测。开过盖或使用封闭模式测试过的质控品保存在2～8℃的环境中，可以稳定7～14天（具体时间需要各实验室根据临床研究确定）。临床实验室开展室内质控的主要目的是评价检测结果的不精密度，如果质控品的操作和处理不得当，导致均一性不好，将会导致室内质控的假性失控。

（3）室内质控图的设置

1）质控图应包含的信息：Levey-Jennings质控图或类似的质量控制记录应包含检测质控品的时间范围，质控图的中心线和控制界线，仪器/方法名称，质控品的名称、浓度水平、批号和有效期，每个数据点的日期，操作人员的记录等。

2）确定质控图中心线（均值）：WS/T 641—2018《临床检验定量测定项目室内质量控制》规定，在3～4天内，每天分析每水平质控品3～4瓶，每瓶进行2～3次重复。收集数据后，计算平均数、标准差和变异系数，对数据进行异常值检验。如果发现异常值，须重新计算余下数据的平均数和标准差，以此均值作为质控图的中心线。

临床工作中应注意：①每个检测系统应建立自己的质控图中心线，相同型号不同检测系统的质控图中心线设置应相近。②当血液分析仪进行重大维修影响检测性能时，实验室应评价质控品均值的适应性。

3）设定控制限：控制限通常以标准差的倍数表示，临床实验室不同项目（定量测定）控制限的设定要根据其采用的质控规则。对稳定性较短的全血细胞质控品而言，质控图上的标准差使用的数据量越大，其标准差估计值将更好。由于这个原因，WS/T 641—2018并未推荐使用上述重复检测的数据建立新的标准差，而是采用以前的变异系数（CV）估计新的标准差。以前的标准差是几个月数据的简单平均，甚至是累积的标准差。这就考虑了检测过程中更多的变异。标准差等于上述平均数乘以以前的CV。也可以采用加权平均的不精密度（CV%）乘以上述重复试验所得的均值得出标准差，作为暂定的标准差。

加权平均CV%是基于累积的长期CV%，累积的不精密度包含了不同时间同一仪器相同质控品不同批次之间的预期变异。对每一批号质量控制批的数量不同，可以按照以下示例进行计算，见表4-2-1。

表4-2-1　白细胞计数的质控情况

批号	均值（$\times 10^9$/L）	批的数量	CV%
123	7.8	30	2.3
124	8.0	22	4.6
125	8.1	41	2.1

$$\text{加权平均CV\%} = \frac{30\times 2.3 + 22\times 4.6 + 41\times 2.1}{30+22+41} \approx 2.76$$

加权平均CV%不是3个CV值简单的平均值（3.0%）。在收集这些数据时不能抛除之前质控批次的数据。除非有合理的原因，否则会使累积的CV%偏低。用新批次的均值和加权平均CV%计算该批号合适的标准差（s）。假定新批号WBC的均值为7.5，使用上面所得的加权平均CV% 2.76，得

$$s = \frac{\text{加权平均CV\%}\times \text{均值}}{100} = \frac{2.76\times 7.5}{100} \approx 0.20$$

待这一个月结束后，将该月在控结果与前面建立质控图的质控结果汇集在一起，计算累积均值和标准差，以此累积均值和标准差作为下一个月质控图的中心线和标准差；重复上述操作过程，并进行逐月累积。

（4）质控品的检测：每一检测项目在规定的分析批内必须检测质控品。

1）质控品检测的频次：WS/T 641—2018《临床检验定量测定项目室内质量控制》要求，在每一个分析批内至少对质控品做一次检测。检测系统或试剂生产厂家应推荐每个分析批使用质控品的数量。用户根据不同情况，确定质控品测定次数。

2）质控品的位置：检验人员应确定每批内质控品的位置，原则是在报告一批患者检测结果前，应对质控结果做出评价。确定质控品的位置须考虑分析方法及可能产生的误差类型。例如，在用户规定批长度内，进行非连续标本检测，质控品放在标本检验结束前，可监测偏倚；如将质控品平均分布于整个批内，可监测漂移；若随机插于患者标本中，可检出随机误差。在任何情况下，都应在报告患者检测结果前评价质量控制结果。

3）更换质控品：拟更换新批号的质控品时，应在旧批号质控品使用结束前3天，新批号的质控品与旧批号质控品同时测定，重复质控图中心线和控制限设定的过程，设立新的均值和控制限。

（5）绘制质控图及记录质控结果：质控图是对过程质量加以测定和记录，从而评估和监测过程是否处于控制状态的一种统计图。图上有中心线、上控制限和下控制限，并有按时间顺序排列的质控结果或质控结果统计量值的描点序列。根据质控品的均值和控制限绘制 Levey-Jennings 质控图（单一浓度水平），或将不同浓度水平绘制在同一图上的 Z 分数图，或 Youden 图。将原始质控结果记录在质控图表上。保留打印或电子的原始质控记录。临床工作中应注意：质控数据顺序应严格按实际操作情况，不得颠倒。未做测定的节假日、周日在图上留出空格，因为这样可以真实反映客观情况，便于分析误差原因。

（6）设置室内质控规则：临床常用质控规则包括单一规则（如 1_{2s}、2_{2s}、1_{3s}）、经典 Westgard 规则和修改的 Westgard 多规则。根据质控方法的设计工具，选择合适的质控规则，将设计的质控规则应用于质控数据，判断每一分析批是否在控。血细胞分析常用的质控规则有：

1_{2s} 规则：1个质控品测定值超过 $\bar{x} \pm 2s$ 控制限，设为警告界限。

1_{3s} 规则：1个质控品测定值超过 $\bar{x} \pm 3s$ 控制限，判定为失控。

2_{2s} 规则：在同一批检测的2个水平质控品测定值同时同向超过 $\bar{x} \pm 2s$，或者同一水平质控结果连续2次同方向超出 $\bar{x} \pm 2s$ 的界限，提示系统误差，判定为失控。

R_{4s} 规则：当日同一项目一个水平质控结果超过 $\bar{x} + 2s$，另一个水平质控结果超过 $\bar{x} - 2s$，判定为失控。

（7）失控情况处理及原因分析

1）失控情况处理：岗位人员在测定质控品时，如发现质控数据违背了控制规则，应立即停止检测，并报告专业实验室主管（组长）。然后填写失控报告单，上交专业实验室主管（组长）。由专业实验室主管（组长）做出是否发出与测定质控品相关的那批患者标本检验报告的决定。

2）失控原因分析与处理：当出现失控时，通常采用下面5个步骤进行原因分析和处理。①立即重新测定同一质控品。如果重测的结果在允许范围内（即在控范围），表明可能为人为原因或偶然误差导致的失控。如果结果仍在失控，则进行下一步。②打开一瓶新质控品，重新测定观察失控项目。如果新开的质控品测定结果在控，那么应检查原来质控品存放的条件和开瓶日期，是否存在保存不当、开瓶时间过长导致容量不足、被测成分浓缩或变质或被污染。如果结果仍不在允许范围，则进行下一步。③进行仪器维护或更换试剂。检查仪器状态：仪器是否有故障（特别要注意隐形故障），通过仪器分析图形和数据分析液路是否清洁、仪器维护保养是否及时到位等，请厂家工程师排除故障后重测失控项目。检查试剂：更换新包装的或新批号的试剂，以查明试剂是否可能因为开盖时间过长而浓缩、变质或者被污染；或者试剂放置时间过长、储存方式不当导致变质或者被污染。如果仍不能纠正，则进行下一步。④用新的校准品重新校准仪器，重测失控项目，排除校准品的原因或校准不当导致的结果偏倚过大。⑤如果以上都不能纠正失控，说明质控规则设置不当、控制限范围设置太小。重新修订质控规则与控制限范围，切忌不同浓度水平的质控品采用相同的变异系数计算及设置控制限范围。

3）验证临床标本结果：实验室应建立制度，在出现质控失控时，有相应措施验证患者检测结果，以防止在质控失控时发出报告。临床实践中，实验室建立有文件化室内质控程序，规定在失控纠正后，应对失控前适量的标本进行重新检测。按留样再测的判定标准对故障前后标本的检测结果进行分析，如果故障前标本的结果可接受，则发出原先的结果报告。否则，应对所有失控区间的患者标本进行重新测定。

3. 室内质控数据的管理　临床实验室应定期评审质控数据，以发现可能提示检验系统问题的检验性能变化趋势。发现此类趋势时应采取预防措施并记录。

（1）室内质控数据的管理：血细胞分析用质控品为液体质控品，临床工作中开瓶后可稳定7～14天。又因其效期短，临床实验室收到后一般还剩1个月左右的有效期，故质控品批次的更换较频繁。因此，对于血细胞分析的室内质控数据，可以在每个月的月末最后一批质控品检测结束或更换新批次质控品时，按照月份或质控品批次进行统计分析。根据质控品的均值和控制限绘制 Levey-Jennings 控制图（单一浓度水平），或将不同浓度水平质控品数据绘制在同一图上的 Z 分数图。将原始质控结果记录在质控图表上，并保留打印的原始质控记录。

1）每月或每批次（质控品）室内质控数据的统计处理：每月末或当更换新批次质控品时，对本月或上一批次质控品的所有质控数据进行汇总和统计处理。需统计处理的内容至少应包括：①本月或上一批次所有测定项目的原始质控数据的均值、标准差和变异系数；②本月或上一批次所有测定参数剔除失控数据后的均值、标准差和变异系数；③本月或上一批次及以前所有测定项目在控数据的累积均值、标准差和变异系数。

2）每月或每批次（质控品）室内质控数据的保存：每月末或当更换新批次质控品时，对本月或上一批次质控品的所有质控数据整理后存档。存档的内容应包括：①本月或上一批次所有测定项目的原始质控数据及质控图；②上述"1）每月或每批次（质控品）室内质控数据的统计处理"中计算得到的数据，包括均值、标准差和变异系数，以及累积的均值、标准差和变异系数；③失控记录，包括触发哪一项失控规则、失控的原因分析及采取的纠正措施。

3）每月或每批次（质控品）室内质控数据的审核：将"2）每月或每批次（质控品）室内质控数据的保存"中形成的文件（包括质控数据、质控图、失控记录）汇总，提交实验室负责人审核。实验室负责人还应关注当月或本批次质控数据的均值、标准差、变异系数与此前质控数据之间是否有明显差异，如果发现差异显著，要考虑是否应修改质控图的均值、标准差或重新设计质控图。

（2）室内质量控制数据的周期性评价：室内质控数据是临床实验室内部审核和接受外部评审的主要内容之一，对室内质控数据进行周期性评审，可及时发现可能影响质量的趋势性变化，并根据持续质量改进的原则更换质控品或改变质控方法，也可发现标准差设置偏大导致的控制限过宽造成的假不失控现象。做好室内质控数据的定期评审非常重要。

1）每月或每批次室内质控数据的定期审核：专业实验室负责人应对每月的血细胞分析室内质控数据如均值、标准差、变异系数进行监控和评审，发现可能提示检验系统问题的检验性能变化趋势，应采取预防措施，并与实验室其他室内质控项目一起形成《专业实验室室内质控月总结报告》。监控和评审内容重点：①当月血细胞分析项目的原始质控数据的均值、标准差和变异系数（适用时）及当月血细胞分析项目的失控数、失控处理情况；②当月均值、标准差和变异系数数据（适用时）与实验室设置的累积均值、标准差和变异系数的关联和走向趋势；③本月质控存在的主要问题及下个月持续改进的建议。

2）年度室内质控数据周期性审核：专业实验室负责人应在年末对全年血细胞分析室内质控数据如均值、标准差、变异系数进行监控和评审，并与以往年度室内质控数据进行分析比较。特别要关注各检测项目的失控率、不精密度的动态变化。对发现的问题要组织实验室相关人员进行讨论，分析原因，制定改进措施。同时对上一年度制定的质量目标进行回顾性评估，并制定必要的改进措施。最后，与实验室其他室内质控项目一起形成《专业实验室室内质控年度总结报告》。

（二）实验室间比对

1. 需要明确的几个术语和定义

（1）实验室间比对（interlaboratory comparison）：按照预先规定的条件，由两个或多个参加者对相同或类似的物品进行测量或检测的组织、实施和评价。（GB/T 27043—2012、WS/T 644—2018）

（2）能力验证（proficiency testing）：利用实验室间比对，按照预先制定的准则评价参加者的能力。[注：在医学领域的某些能力验证提供者，利用术语"室间质量评价"（EQA）表示其能力验证计划和（或）更广义的计划。但本准则中的要求只适用于符合能力验证定义的EQA活动。]（GB/T 27043—2012）

（3）能力验证提供者（proficiency testing provider，PTP）：对能力验证计划建立和运作中所有任务承担责任的组织。（GB/T 27043—2012）

截止到2021年9月20日，国内检验医学领域获得CNAS认可的能力验证提供者有7家机构，分别是国家卫生健康委临床检验中心、上海市临床检验中心、湖北省临床检验中心、重庆市临床检验中心、北京市临床检验中心、河北省临床检验中心和四川省医学科学院/四川省人民医院临床检验中心。需要关注的是，即使是获得CNAS认可的能力验证提供者资质的这6家机构，并不代表他们组织的所有室间质量评价项目都获得了CNAS能力验证提供者认可，与临床血液学和临床体液学有关的项目/参数，参见表4-2-2。

表4-2-2 获得CNAS认可的能力验证提供者，能力验证认可的检验领域能力范围与临床血液学和临床体液学有关的项目/参数（截止到2021年9月20日，已正式公布）

标本名称	项目/参数名称	国家卫生健康委临床检验中心	上海市临床检验中心	湖北省临床检验中心	重庆市临床检验中心	北京市临床检验中心	河北省临床检验中心
全血	红细胞计数	√	√	√	√	√	√
	白细胞计数	√	√	√	√	√	√
	血小板计数	√	√	√	√	√	√
	血红蛋白测定	√	√	√	√	√	√
	红细胞压积	√	√	√	√	√	√
	平均红细胞体积	√	√	√	√	√	√
	平均红细胞血红蛋白含量	√	√	√	√	√	√
	平均红细胞血红蛋白浓度	√	√	√	√	√	√
	中性粒细胞百分比	—	√	—	—	—	—
	淋巴细胞百分比	—	√	—	—	—	—
	单核细胞百分比	—	√	—	—	—	—
	嗜酸性粒细胞百分比	—	√	—	—	—	—
	嗜碱性粒细胞百分比	—	√	—	—	—	—
	网织红细胞计数	—	—	√	—	—	—
	红细胞沉降率	—	√	—	—	—	—
全血基质制备物	红细胞计数	√	—	—	—	—	—
	白细胞计数	√	—	—	—	—	—
	血小板计数	√	—	—	—	—	—
	血红蛋白测定	√	—	—	—	—	—
	红细胞压积	√	—	—	—	—	—
	平均红细胞体积	√	—	—	—	—	—
	平均红细胞血红蛋白含量	√	—	—	—	—	—
	平均红细胞血红蛋白浓度	√	—	—	—	—	—
	红细胞沉降率	√	—	—	—	—	—
	网织红细胞百分比	√	—	—	—	—	—
血浆基质制备物	凝血酶原时间	√	√	√	√	√	√
	活化部分凝血活酶时间	√	√	√	√	√	√
	纤维蛋白原	√	√	√	√	√	√
	凝血酶时间	√	√	√	—	—	—
	凝血因子Ⅷ活性	√	√	√	—	—	—
	凝血因子Ⅸ活性	√	√	√	—	—	—
	凝血因子Ⅱ活性	√	√	—	—	—	—
	凝血因子Ⅴ活性	√	√	—	—	—	—
	凝血因子Ⅶ活性	√	√	—	—	—	—
	凝血因子Ⅹ活性	√	√	—	—	—	—
	凝血因子Ⅺ活性	√	√	—	—	—	—
	凝血因子Ⅻ活性	√	√	—	—	—	—
	D-二聚体浓度	√	√	√	—	—	—

续表

标本名称	项目/参数名称	国家卫生健康委临床检验中心	上海市临床检验中心	湖北省临床检验中心	重庆市临床检验中心	北京市临床检验中心	河北省临床检验中心
血浆基质制备物	纤维蛋白降解产物（FDP）浓度	√	√	√	—	—	—
	抗凝血酶	√	√	—	—	—	—
	蛋白C活性	√	√	—	—	—	—
	蛋白S活性	√	√	—	—	—	—
	国际标准化比值（INR）	—	√	—	—	—	—
尿液模拟物	尿液葡萄糖	√	√	√	√	√	√
	尿液蛋白质	√	√	√	√	√	√
	尿液隐血	√	√	√	√	√	√
	尿液亚硝酸盐	√	√	√	√	√	√
	尿液酮体	√	√	√	√	√	√
	尿液白细胞	√	√	√	√	√	√
	尿液胆红素	√	√	√	√	√	√
	尿液酸碱度	√	√	√	√	√	√
	尿液比重	√	√	√	√	√	√
	尿液尿胆原	√	√	√	√	√	√
全血模拟物	粪便隐血	—	√	√	√	—	—
电子图片	血细胞形态学识别	√	√	—	—	—	—
	寄生虫形态学识别	√	√	—	—	—	—
	尿液沉渣形态学识别	√	√	—	—	—	—
	其他体液细胞形态学识别	—	√	—	—	—	—
	骨髓细胞形态学识别	√	√	—	—	—	—
	网织红细胞计数（显微镜法）		√	—	—	—	—

（4）能力验证计划（proficiency testing scheme）：在检测、测量、校准或检验的某个特定领域，设计和运作的一轮或多轮能力验证。（注：一项能力验证计划可以包含一种或多种特定类型的检测、校准或检验。）（GB/T 27043—2012）

（5）室间质量评价/能力验证（external quality assessment，EQA/proficiency testing）：利用实验室间比对，按照预先制定的准则评价参加者的能力。（注1：在本标准中，术语"能力验证"具有极为广泛的含义，室间质量评价等同于能力验证。注2：在医学领域的某些能力验证提供者，利用术语"室间质量评价"（EQA）表示其能力验证计划和（或）更广义的计划。但本标准中的要求只适用于符合能力验证定义的EQA活动。）（WS/T 644—2018）

（6）室间质量评价计划（external quality assessment scheme）：在检测、测量、校准或检验的某个特定领域，设计和运作的一轮或多轮室间质量评价。（注：一项室间质量评价计划可以包含一种或多种特定类型的检测、测量、校准或检验。）（WS/T 644—2018）

（7）室间质量评价提供者（external quality assessment provider）：对室间质量评价计划建立和运作中所有任务承担责任的组织。（WS/T 644—2018）

（8）室间质量评价参加者（external quality assessment participant）：接受质量评价物

并提交结果以供室间质量评价提供者评价的参加者、组织或个人。（注：在某些情况下，参加者可以是检验机构。）（WS/T 644—2018）

（9）室间质量评价物（external quality assessment item）：用于室间质量评价的样品、产品、人工制品、标准物质/标准标本、设备部件、测量标准、数据组或其他信息。（WS/T 644—2018）

2. 室间质量评价

（1）室间质量评价计划

1）实验室每年应按照CNAS-RL02：2018《能力验证规则》要求，制订血液常规检验的室间质量评价计划，参加国家卫生健康委临床检验中心及各省、自治区、直辖市的临床检验中心组织的室间质量评价活动。

2）科室质量控制小组负责人和专业实验室负责人共同负责每年参加的室间质量评价项目申请，报科主任批准。例如，国家卫生健康委临床检验中心，2019年全国医院检验科/血站全血细胞计数室间质量评价，全年开展2次活动共计10个批号，每次质量评价物为5个批号，评价项目为全血细胞计数（CBC，8个项目）。

3）制订计划前，应详细阅读并理解室间质量评价计划书的有关要求，必须在规定时间内向室间质量评价提供者申请参加某项室间质量评价计划。

（2）室间质量评价实施

1）质量评价物准备与检测：①质量评价物应由进行常规检验的人员检测，实验室主任和检测人员应在室间质量评价提供者提供的工作表上签字，保证质量评价物与患者标本处理方式和安全要求相同。②质量评价物检测的次数应与患者标本常规检测的次数一致。③质量评价物须在2~8℃条件下保存，切忌冷冻。④质量评价物按如下步骤测定。首先，从冰箱中取出质量评价物，在室温条件下放置15min，放置过程中勿摇动；其次，注意正确的混匀方法。A. 将质量评价物管口朝上置于操作者双手掌心，双手来回搓动10次，动作要连贯；B. 颠倒试管，使管口朝下，将质量评价物置于操作者掌心，来回搓动10次；C. 重复A和B步骤8次（共计2min左右）；D. 轻轻颠倒混匀1min左右；E. 管底朝上，确认管底无沉积物则说明已充分混匀。⑤要求使用检测患者标本的主要检测系统和常规检验方法检测质量评价物。

2）结果审核与记录：①应按作业指导书的要求对质量评价物检测结果进行审核。②应将质量评价物处理、准备、检测、审核等每个步骤形成文件化的记录，必须保存所有记录至少2年。

3）结果回报：①应将检测结果等各项内容逐项在报表中填写，通过"能力验证/室间质量评价信息系统"回报给室间质量评价提供者。②质量评价物检测项目测量单位（如果测量单位和室间质量评价组织者要求的不一致，需要换算后上报），以及有效数字或小数位数按参加者常规检测项目填报。③在规定的回报质量评价物结果截止日期之前，参加者之间不能进行质量评价物检测结果的交流。

（3）能力评定

1）室间质量评价提供者应根据室间质量评价计划目标制订有效评定方法及对评定依据进行描述，并形成文件。

2）参加者不能将质量评价物送至其他实验室进行检测，任一参加者如从其他实验室收到质量评价物必须通知室间质量评价提供者。当室间质量评价提供者确认某一参加者将质量评价物送至其他实验室进行检测时，则该参加者此轮次室间质量评价成绩为不合格，得分为0。

3）参加者在规定的质量评价物检测结果回报截止日期前，未能将质量评价物检测结果回报给室间质量评价提供者，则本轮次活动该计划的室间质量评价成绩不合格，得分为0。

4）参加者每轮次活动某一检验项目能力验证成绩未能达到80%（血型未达到100%）可接受结果，则本轮次活动该检验项目室间质量评价成绩不合格（微生物学专业除外）。

5）参加者每轮次活动所有检验项目能力验证总成绩未达到80%可接受结果，则本轮次活动该计划室间质量评价成绩不合格。

3. 实验室间比对——无室间质量评价的替代方案 由于目前血液常规检验室间质量评价，仪器法只有全血细胞计数8个项目，无白细胞分类计数5个项目，因此仪器法白细胞分类计数项目需要实验室自己组织与有资质的实验室之间进行结果比对，比对的频率、标本数量及操作方法同室间质量评价。

（1）抗凝新鲜血白细胞分类计数实验室间比对

1）参比实验室选择：选择原则是已获认可的实验室、使用相同检测方法的实验室、使用配套系统的实验室。

2）标本数量：至少5份EDTA-K$_2$抗凝新鲜血，包括正常和异常水平（这里特指白细胞形态学正常，各类白细胞百分比正常、增高或减低）。

3）频率：至少每年2次。

4）判定标准：应有≥80%的结果符合要求。

（2）室内质控白细胞分类计数实验室间比对

1）参比实验室选择：已获认可的实验室，使用相同型号的血液分析仪、配套试剂、校准品及质控品。

2）质控品：至少2个水平，包括正常和异常水平。

3）频率：至少每年2次。

4）判定标准：应有≥80%的结果符合要求。

（3）参加仪器厂家组织的在线质控，随时获得相同型号的血液分析仪同一批号的质控品自己实验室室内质控数据与在线实验室质控数据均值的差异变化，可以作为实验室间比对的一种补充方法。

4. 总结评价

（1）科室质量控制小组应评价实验室在参加实验室间比对中的表现，并与相关人员讨论。能力验证和外部质量评价的结果发布后，质量控制小组和专业实验室应认真对照检查，由质量控制小组填写形成《室间质量评价总结报告》，科主任审阅签名后交文档管理小组存档。评估内容包括：①室间质量评价的基本信息，如达标情况、偏倚程度和存在潜在不符合的趋势；②室间质量评价工作建议。

（2）当室间质量评价结果未达到控制标准时（包括5次结果中1次超出），专业实验室应组织人员查找原因并制定纠正措施，指定专业组相关人员实施。室间质量评价结果不合格的主要原因：上报的检测结果计算或抄写错误、检测仪器未经校准和有效维护、试剂量不足与污染等、室间质量评价的标本处理不当、未做室内质控或室内质控失控、室间质量评价标本本身存在质量问题和实验人员的能力不能满足实验要求等。质量控制小组和质量与技术监督小组负责监督纠正措施的有效性，最终形成《室间质量评价纠正报告》。如涉及人员操作，应重新培训并考评。如显示存在潜在不符合的趋势，应采取预防措施。

（3）正确认识室间质量评价结果：室间质量评价作用体现在7个方面。①评价实验室对所参加质量评价项目的检测能力；②识别实验室存在的问题并采取相应的改进措施。③帮助实验室明确需要重点改进的检验弱项；④评价实验室质量稳定的客观证据；⑤临床实验室认可的重要依据；⑥增强临床医护人员和患者对实验室的信心；⑦实验室质量保证的外部监督工具。但是，室间质量评价同样存在一些缺陷，如参评实验室为了得到一个较好的室间质量评价成绩，没有将室间质量评价的标本按常规标本去做，而是选用最好的实验人员、最好的检测系统，采用多次实验的方式去完成。因此，评价结果可能不是实验室的正常检测水平，而是最高水平。而且室间质量评价也不能发现检验前和检验后存在的问题，如患者确认、患者准备、标本收集、标本处理、实验结果的传递等。

（三）实验室内部结果比对

实验室内部结果比对是指按照预先规定的条件，由医学实验室内部实施的相同检验项目使用相同或类似的物品进行测量或检测的组织、实施和评价，包括相同检测系统（方法）、不同检测系统（方法）、相同项目和人员之间的比对，由实验室自己组织实施。血液常规检验比对要求：实验室应定期或不定期按CNAS-CL02-A001：2023《医学实验室质量和能力认可准则的应用要求》、WS/T 406—2012《临床血液学检验常规项目分析质量要求》和WS/T 407—2012《医疗机构内定量检验结果的可比性验证指南》的要求对同一检测项目在相同或不同的地点使用的仪器设备之间、不同的人员之间进行比对，确保患者检测标本结果的可比性。

1. 定期比对

（1）仪器之间结果比对：仪器数量较多时可分组进行。

1）比对频率：定期（至少半年）进行一次结果比对。

2）标本选择：常规检测仪器使用过程中，至少使用20份临床标本[血细胞计数项目所选标本的浓度水平应符合WS/T 406—2012的要求（参见表3-1-2），其他检测项目所选标本应含正常、异常浓度水平各占50%；比对可分次进行]。

3）实验方案：可参考 WS/T 406—2012《临床血液学检验常规项目分析质量要求》和WS/T 407—2012《医疗机构内定量检验结果的可比性验证指南》进行设计。参加比对仪器检测结果的原始数据截屏或打印备存。

4）结果判定：以临床实验室内部规范操作检测系统（临床实验室应在《实验室仪器管理程序》中规定相应条件）的检测结果为参考标准，其他检测系统的检测结果与之比较后进行判断，符合率≥80%为合格。①全血细胞计数：应符合WS/T 406—2012《临床血液学检验常规项目分析质量要求》中允许偏差的要求，即WBC＜2.0×10^9/L、相对偏差≤10%；WBC≥2.0×10^9/L、相对偏差≤7.5%；RBC相对偏差≤3.0%；HGB相对偏差

≤3.5%；PLT＜40×10^9/L、相对偏差≤15%；PLT≥40×10^9/L、相对偏差≤12.5%；HCT相对偏差≤3.5%；MCV相对偏差≤3.5%；MCH相对偏差≤3.5%；MCHC相对偏差≤3.5%。如果实验室申报的认可项目有红细胞体积分布宽度（RDW），允许偏差通常需要实验室经过实验研究后自定。②白细胞分类计数：由于WS/T 406—2012《临床血液学检验常规项目分析质量要求》中没有对血细胞自动化检查的设备比对或留样再测的白细胞分类计数允许偏差进行规定，允许偏差需要实验室经过实验研究后自定。目前有两种方法可参考。一种方法：当分类计数结果较低时，采用绝对偏差，允许偏差为靶值±数值（如嗜酸性粒细胞≤3.0%，允许范围为靶值±1.0）。当分类计数结果较高时，采用相对偏差；可根据不同比例，设置不同大小的相对偏差。另外一种方法：以临床实验室内部规范操作检测系统检测的白细胞分类计数结果为标准，参考WS/T 246—2005《白细胞分类计数参考方法》计算95%置信区间的方法，实验室经过实验研究后自定各自实验室血细胞自动化检查设备的白细胞分类计数比对的95%置信区间（细胞数n取值由实验室通过实验研究确定）。

（2）细胞形态学检验人员之间比对

1）比对频率：至少每半年1次。

2）标本选择：WS/T 806—2022《临床血液与体液检验基本技术标准》规定，对于形态学检验人员的结果比对，每次使用至少20份正常和异常临床标本。临床实践中，选择临床标本时不仅要考虑到白细胞分类比例正常、中性粒细胞比例增高或减低、淋巴细胞比例增高或减低、单核细胞比例增高、嗜酸性粒细胞比例增高及嗜碱性粒细胞比例增高的情况，而且还涉及含有一定比例的原始细胞、幼稚细胞（最好有早、中、晚幼粒细胞）、反应性淋巴细胞、有核红细胞等常见的形态学异常标本。

3）实验方案：参加比对的人员独自按照实验室制定的血细胞形态学检查操作程序制片、染色、镜检，并进行白细胞分类计数。将20份临床标本结果填写登记表后上交组织者，统计分析后保留备存。

4）结果判定：以临床血液学授权签字人或资深的形态学检验人员白细胞分类结果为靶值，根据WS/T 246—2005《白细胞分类计数参考方法》计算95%置信区间（$n=100$）。以此为判断标准，参加比对人员的镜检结果与之比较，处于95%置信区间为符合，参加比对人员的符合率≥80%为合格。但未成熟细胞和有核红细胞不能漏检。

（3）比对记录的确认与保存：仪器之间比对结果，应形成《实验室设备比对记录》；形态学检验人员之间比对结果，应形成《实验室人员比对记录》。比对记录和仪器检测的原始数据及人员白细胞分类记录的原始数据装订成册。由专业实验室负责人审核并签字，此记录至少保留2年。

（4）比对结果不合格的处理措施

1）血液常规检查室负责组织对仪器和人员的比对，质量控制小组负责监督比对结果并进行综合分析，比对记录报告必须由专业实验室组长审核并签字。比对过程应有的记录必须保留原始数据。

2）如果仪器比对结果不合格，应立即分析原因，提出整改方案，及时整改。若需对检测系统进行校准，应及时进行。处理后，应按原比对方案再次比对，以确认调整后是否合格。比对记录由专业实验室组长再次审核并签字确认。

3）形态学检验人员比对结果不合格时，将比对结果告知相关人员，并暂停其形态学镜检工作。专业实验室制定有针对性的培训与继续教育方案，培训后按原方案再次进行比对，比对记录由专业实验室组长再次审核并签字确认。比对合格，并经专业实验室组长批准后方可独立进行形态学镜检工作。此过程应保留相关记录。

2. 不定期比对

（1）仪器：以下情况，可按 WS/T 407—2012《医疗机构内定量检验结果的可比性验证指南》的方法和要求进行比对。①室内质控结果有漂移趋势时；②室间质量评价结果不合格，采取纠正措施后；③更换试剂批号（必要时）；④更换重要部件或重大维修后；⑤软件程序变更后；⑥临床医生对结果的可比性有疑问时；⑦患者投诉对结果的可比性有疑问时（需要确认）；⑧需要提高周期性频率时（如每季度或每月一次）。

（2）形态学检验人员：以下情况，血液常规检验室应组织人员之间比对。①完成岗前培训获得上岗授权进入血液常规检验室的检验人员；②职责变更或离岗 6 个月以上经培训考核合格后，再次进入血液常规检验室上岗的检验人员，尤其是需要从事血液学形态识别的检验人员。

（3）其他相关事宜及要求与定期比对相同。

（乐家新　肖　倩　薛晓兴）

第三节　检验后质量管理

一、血液常规检验结果的审核

（一）血液常规审核规则

（1）血液常规每日室内质控在控时，检测结果由授权审核人负责审核，实习生、进修生、见习期工作人员等不可授权。原则上必须双人审核，特殊情况（急诊、节假日一人值班）除外。

（2）血液常规显微镜复检标准：①血液细胞计数结果明显异常；②血液细胞分布图异常；③出现警示信号等。根据以上标准，审核人员判断检验结果是否需要复检或者推片进行显微镜检查。

（3）综合分析检验结果各参数之间的关系，做出正确的判断，如遇特殊情况（如血红蛋白在24h内出现大的波动），应及时联系医生，并结合临床资料进行分析。

（二）血液常规检验结果的审核方法

（1）结合临床资料分析检验结果，对报告中出现的异常结果，与患者的年龄、性别、临床诊断等有关临床信息进行系统性评价，并从临床角度判断其合理性。若出现危急值，在确认结果无误后应立刻与相关医务人员联系。

（2）同一标本不同项目结果的相关性分析，同一标本的检验项目或不同参数之间存在内在联系，分析它们之间的关系，判断结果是否可靠。

（3）同一患者同一时间血液常规与其他标本检验结果的相关性分析，同一患者同一时间血液常规与其他生化免疫等检验项目（如PCT、CRP）或参数之间存在内在联系，分析它们之间的关系，判断结果是否可靠。

（4）结合既往检验结果分析，通过LIS可与以往的结果进行比对分析，包括显示既往结果、结果是否在参考值范围内的提示。

（5）结果复检，血液常规检验结果若触发实验室的复检规则，为保证此类检验结果准确可靠，应核对标本无误后进行复检。

1）复检前，应确认室内质控是否在控、操作是否正确、仪器传输是否有误、标本信息及采集是否符合要求等。

2）检验结果复检的三个条件：触发复检规则；前后波动较大；相关性分析有疑义时。

3）对检验项目进行复检后，必要时应在报告单标记"重复测定结果一致""细胞分类已复核"等信息，并做好相应记录。若测定值与原结果不相符，应寻找、分析可能的原因。复检结果如为危急值，应及时通知临床医生。

4）复检结果报告单应经授权审核人双人审核才可发出报告，不得单人（特殊情况：急诊、节假日一人值班时除外）双审核。

二、血液常规检验结果的报告

（一）血液常规检验报告格式

检验报告的格式应在广泛征求临床科室的意见后由临床血液体液实验室设计，由临床血液体液实验室管理组与临床讨论后决定。报告单上必须包含足够的信息量，报告应清晰易懂，填写无误。检验报告应包括以下信息。

（1）医院名称。

（2）检验项目的名称及报告单位，应遵照《全国临床检验操作规程》（第4版）进行规范。

1）适用时，宜使用以下组织建议的词汇和句法描述所做的检验及其结果：国际血液学标准委员会（International Council for Standardization in Haematology，ICSH）；国际血液学学会（International Society of Haematology，ISH）；国际血栓与止血学会（International Society of Thrombosis and Haemostasis，ISTH）；欧洲标准化委员会（European Committee for Standardization，CEN）。

2）适用时，应使用下述组织建议的命名法描述检验结果：美国病理学家学会（College of American Pathologists，CAP）；世界卫生组织（World Health Organization，WHO）。

（3）报告的识别号（如标本号）。

（4）患者的相关信息，如姓名、性别、年龄、患者ID号、科别（病床号）等。

（5）标本的类型，当原始标本的质和量对检验结果有影响时，应在"标本状态"一栏中注明标本的状态，如溶血、脂血、黄疸等。

（6）检验申请者姓名或其他唯一标识。

（7）标本采集、实验室标本接收、结果确认及打印的日期和时间。

（8）检验者、审核者姓名或唯一标识，审核日期及时间。

（二）血液常规检验结果报告内容

检验报告单上对检验操作及检验结果的描述应尽可能使用专业术语。应在检验结果报告上注明检验项目的结果、单位、生物学参考区间、检验方法，应提供结果解释等备注。必要时注明"重复测定结果一致""细胞分类已复核"等信息。可按临床要求提供检出限。应有结果异常和危急值提示。报告结果的解释原则上主要由检验科医疗咨询小组提供。

三、血液常规检验报告的发布

（一）血液常规检验报告的发布形式和方法

（1）报告以纸质形式发布，也可以根据各医院信息化情况采用电子化报告发布。门诊患者凭相关凭证领取报告单；病房报告以电子与纸质形式发布，医生可以通过医院信息系统（HIS）查阅电子报告单，纸质报告单则由病区自行打印；急诊报告单由患者凭相关凭证自行打印。

（2）传染病相关项目检验结果阳性时应按相关规定立即上报感控科，并注意适当保密。同时填写传染病实验室检查结果阳性报告表。

（3）急诊标本的检验报告应优先进行处理，必要时通知临床医护人员阅读或领取报告。

（4）若因不可抗拒因素等突发情况，在规定的时间内不能完成检验工作，不能发出报告时，部分紧急报告应以临时报告形式发出。紧急或突发情况解除后，应将临时报告更换为正式打印报告。

（5）检验报告发布周期：临床血液体液实验室在咨询临床医生后，同时根据本实验室检测技术现状，确定血液常规的检验周期。严格按照相关操作规程的基础上，应尽可能地缩短检验周期，满足临床需要。

（6）报告的迟发：当检验工作遇到意外情况不能及时发出报告时，不能按照检验周期规定的时间报告检验结果，且延迟报告有可能影响患者诊治的情况下，可以电话或书面的方式通知相关人员，说明延迟报告的原因及可能发出报告的时间。若在短时间内延迟报告的原因不能解除，应送至权威实验室检验，检验完成后及时通知申请者。若某一项目经常发生延迟报告，应对检验周期进行重新评审。

（7）报告的查询和补发：为了确保结果的保密性，在查询或补发报告时，需要查询者提供取单凭证或病历。应根据患者的唯一标识、接收标本日期、姓名、性别、年龄、检验项目等信息查询。补发的报告不得对原始结果做任何修改。

（8）报告的保存：所有报告保存期限通常不少于6年，具体时间由各实验室根据相关规定执行，保存媒介可以为纸质或电子形式。

（二）血液常规危急值报告

危急值是指检验结果极度异常，如不及时处理会危及患者生命的检验值。实验室应与临床医生商讨，确定重要指标的危急值范围。检验中发现危急值，应按如下程序进行处理：

（1）立即检查室内质控是否在控，操作是否正确，仪器传输是否有误，确认标本信息及采集是否符合要求，检验结果是否在危急值范围内。在核对以上信息准确无误后，应立刻对该标本进行复检。

（2）血液常规危急检验项目和规定的临界值（具体应以各实验室的标准而定）举例如下：白细胞$<1.5\times10^9$/L或$>30\times10^9$/L；血小板$<50\times10^9$/L或$>600\times10^9$/L；血红蛋白<70g/L或>250g/L等。

（3）危急值报告：危急检测结果经审核后，应立即通知相关人员，告知危急值患者的姓名、门诊/住院号（科室及床号）、检测项目及结果、日期、报告时间等信息和检验结果，并做好交接记录。

（4）危急值报告流程完成后，应在LIS登记，若通知相关人员遇到困难，亦应记录在医院临床血液体液实验室危急值报告登记表并及时跟进。

（5）血液常规所做的危急值项目仅初次为危急值时需要通知临床医生或患者（或家属）；短时间内出现与历史结果相差太大的检验结果，亦应按照危急值处理。

（6）危急值报告应及时、准确，便于临床医生及时抢救患者。

（三）血液常规检验报告的修改

所有检验报告的结果一经审核确认，原则上不能进行任何更改。如遇特殊情况必须修改时，各实验室应制定相应的制度和流程，执行并记录，记录的内容至少应包括修改内容、修改原因、修改者、修改日期及时间。各种原因引起的患者信息（仅限患者姓名、性别和年龄三项）需要补充或修改时，必须由申请者自行到医务处领取《报告资料纠正/补发申请表》并填写，经所在科室同意且医务处批准后，凭《报告资料纠正/补发申请表》到临床血液体液实验室由LIS管理员进行资料修改确认，修改后重新发出检验报告，临床血液体液实验室回收旧的检验报告及《报告资料纠正/补发申请表》，由文件控制小组统一处理。

（关　平）

第五章

血细胞形态学检验过程质量管理

第一节 检验前质量管理

一、血细胞形态学检查的标本要求

血细胞形态学检查的方法有仪器法和镜检法，标本多采用EDTA抗凝的静脉血，少数静脉取血有困难的患者如婴儿、大面积烧伤或需频繁采血进行检查者可采集末梢血，标本采集参考《中国末梢采血操作共识》。

镜下血细胞形态学检查步骤分为采血、涂片、染色、镜检，满意的血涂片应呈头体尾分布，镜下细胞分布均匀，细胞核和胞质的结构清楚。

二、血细胞形态学检查不合格标本

（一）不合格标本的界定

合格的血液标本是血涂片形态学结果报告准确性的保证。以下情况会影响显微镜下对血细胞形态的检查，可视为不满意或不合格标本：①血液标本或送检玻片标识不清或标识错误，无法判断患者及临床信息；②抗凝标本凝集，影响涂片效果；③血涂片时标本量不足；④标本放置时间过长，血细胞退化，影响对细胞形态的判定；⑤严重溶血，影响对红细胞数量及形态的观察；⑥血涂片制片不满意，如涂片过厚或过薄，影响形态学观察、不合格等；⑦血涂片染色不满意，细胞核、细胞质及颗粒结构不清楚，影响对细胞的界定。

（二）不合格标本的管理

（1）应有文件化的不合格标本处理规定（如血细胞形态学标本处理流程）。

（2）按照不合格标本处理规定填写不合格标本记录表。

（3）定期（每月）统计并动态观察不合格标本的数量，可绘制柱状图，对由临床原因引起的不合格标本应与临床科室共同进行分析，对由实验室本身原因引起的不满意制片应加强培训，并采取相应措施改进质量。

（4）应针对不合格标本的类型计算每种不合格原因所占的比例（如有凝块、采集量不足、肉眼观察有溶血的标本等），可绘制饼状图，分析出现的原因并有针对性地采取措施以降低不合格率。

（三）不合格率的统计

合格标本是形态学检验结果准确的前提，国家卫生和计划生育委员会2015年发布的《临床检验专业医疗质量控制指标》（国卫办医函〔2015〕252号）中，包含的不合格标本率如下：

1. 标本类型错误率

定义：类型不符合要求的标本数占同期标本总数的比例。

计算公式：$标本类型错误率=\dfrac{类型不符合要求的标本数}{同期标本总数}\times100\%$

2. 标本容器错误率

定义：采集容器不符合要求的标本数占同期标本总数的比例。

计算公式：$标本容器错误率=\dfrac{采集容器不符合要求的标本数}{同期标本总数}\times100\%$

3. 标本采集量错误率

定义：采集量不符合要求的标本数占同期标本总数的比例。

计算公式：$标本采集量错误率=\dfrac{采集量不符合要求的标本数}{同期标本总数}\times100\%$

4. 抗凝标本凝集率

定义：凝集的标本数占同期需抗凝的标本总数的比例。

计算公式：$抗凝标本凝集率=\dfrac{凝集的标本数}{同期需抗凝的标本总数}\times100\%$

形态学检查的不满意或不合格标本可参照以上计算方式进行。

（续　薇　曲林琳）

第二节　检验中质量管理

一、骨髓涂片及免疫细胞化学染色

骨髓涂片满意的判断通常包括取材、涂片、染色、镜下检查四个方面。①在选择骨髓穿刺部位后抽取骨髓的量多为0.2ml，大于0.5ml会引起骨髓稀释，判断骨髓穿刺抽取成功的标志是涂片的末端和周边有骨髓小粒；②涂片与血细胞涂片相同，应注意涂片的速度和角度，涂片具有头、体、尾三部分；③骨髓细胞染色多采用瑞-吉染色或瑞氏染色，染色的时间取决于细胞的数量、细胞种类及温度，以镜下所见核的结构清晰为标准；④镜下判断骨髓成分的依据是中性粒细胞杆状核大于分叶核，可见骨髓中特有的细胞如成骨细胞、破骨细胞等；具备以上条件的骨髓涂片判断为取材、涂片、染色满意，或称为优片。优片

率通常是实验室的质量指标之一。根据检查项目，优片率还包括免疫组化染色的优片率、HE染色的优片率等。计算公式为

$$骨髓涂片染色优片率 = \frac{优片数}{同期涂片总数} \times 100\%$$

$$免疫组化染色优片率 = \frac{免疫组化染色优片数}{同期免疫组化染色总数} \times 100\%$$

为提高优片率，提倡基质液要现用现配；染液更换前后应进行比对。应有优片率的记录（表5-2-1），不断提高优片率是质量持续改进的体现。

表5-2-1　骨髓细胞学及免疫组化染色制片、优片率质量控制表

月份：_____　　　　　　　　年：_____　　　　　　　　流水号：_____

| 日期 | 细胞质受色 | | | 细胞核结构 | | | 核仁显示 | | 阴性质控（空白片） | | 优片率 | | | 质控医生 |
	鲜艳	尚可	不鲜艳	清晰	尚可	不清晰	清楚	不清	有异常细胞	无异常细胞	重取材	重制片	总数	
1	☐	☐	☐	☐	☐	☐	☐	☐	☐	☐	☐	☐	☐	
2	☐	☐	☐	☐	☐	☐	☐	☐	☐	☐	☐	☐	☐	
3	☐	☐	☐	☐	☐	☐	☐	☐	☐	☐	☐	☐	☐	
4	☐	☐	☐	☐	☐	☐	☐	☐	☐	☐	☐	☐	☐	
5	☐	☐	☐	☐	☐	☐	☐	☐	☐	☐	☐	☐	☐	
6	☐	☐	☐	☐	☐	☐	☐	☐	☐	☐	☐	☐	☐	
7	☐	☐	☐	☐	☐	☐	☐	☐	☐	☐	☐	☐	☐	
8	☐	☐	☐	☐	☐	☐	☐	☐	☐	☐	☐	☐	☐	
9	☐	☐	☐	☐	☐	☐	☐	☐	☐	☐	☐	☐	☐	
10	☐	☐	☐	☐	☐	☐	☐	☐	☐	☐	☐	☐	☐	
11	☐	☐	☐	☐	☐	☐	☐	☐	☐	☐	☐	☐	☐	
12	☐	☐	☐	☐	☐	☐	☐	☐	☐	☐	☐	☐	☐	
13	☐	☐	☐	☐	☐	☐	☐	☐	☐	☐	☐	☐	☐	
14	☐	☐	☐	☐	☐	☐	☐	☐	☐	☐	☐	☐	☐	
15	☐	☐	☐	☐	☐	☐	☐	☐	☐	☐	☐	☐	☐	

二、细胞化学染色的阳性率与积分值

细胞化学染色以形态为基础，结合化学或生物化学反应对血细胞内各种化学成分进行定位、定性及半定量分析，为某些血液病的诊断、鉴别诊断、疗效观察、预后监测提供重要依据。

1. 阳性率　为细胞化学染色呈现阳性反应细胞的百分率。POX染色、NAS-DCE染色、α-NBE染色、PAS染色需计数100个原始细胞或原始细胞的等同细胞，中性粒细胞碱性磷酸酶（NAP）染色需计数100个成熟中性粒细胞，细胞化学染色阳性率是胞质出现呈色反应细胞占所计数细胞的百分比。

2. 积分值　是依据胞质是否出现呈色反应及呈色颗粒的大小与多少判断阳性反应程

度、分级及得分，之后进行积分值计算，不同反应程度细胞个数×得分，再将得分相加即得积分值。

（1）阳性反应程度、分级及得分：用细胞化学染色后细胞质内出现呈色反应颗粒的多少表示阳性程度。阳性一般分为四个级别，每个级别按阳性反应程度得分。

（－）细胞质不呈色，无呈色反应颗粒，不得分。

（＋）颗粒细、呈色颗粒占细胞面积的1/4，得1分。

（＋＋）颗粒粗、点状，呈色颗粒占细胞面积的2/4，得2分。

（＋＋＋）颗粒点状、块状，呈色颗粒占细胞面积的3/4，得3分。

（＋＋＋＋）颗粒点状、块状、团状，呈色颗粒占细胞面积的4/4，得4分。

（2）积分值计算：选择鉴别白血病的细胞化学染色时，计算100个白血病细胞或白血病细胞的等同细胞的积分值，如原始粒细胞、早幼粒细胞、异常中幼粒细胞、原始及幼稚单核细胞、原始及幼稚淋巴细胞、原始巨核细胞等；NAP染色时计数100个成熟中性粒细胞。积分值的计数是累计100个不同阳性反应程度细胞的得分，所得之和即为积分值。以NAP积分值计算为例，若100个细胞中：

（－）阴性细胞10个则10×0＝0分

（＋）阳性细胞20个则20×1＝20分

（＋＋）阳性细胞40个则40×2＝80分

（＋＋＋）阳性细胞20个则20×3＝60分

（＋＋＋＋）阳性细胞10个则10×4＝40分

从而得出，NAP阳性率为（20+40+20+10）/100 ＝90%

积分值为0分+20分+80分+60分+40分＝200分

结果报告：NAP染色阳性率90%，积分值200分。

三、血液分析的显微镜细胞形态复检规则建立

血液在血管内流动并分布于全身各组织器官，器官的病变会引起血细胞数量与形态的改变。血液检验报告可直观地显示数量异常，触及复检规则进行的镜下检查可以发现形态异常，异常细胞数量变化的多少及质量变化的程度对于疾病发生与发展、临床诊治与预后有重要意义。

（一）建立复检规则的标本要求

建立血细胞复检规则：标本随机抽取、数量一般不少于1000份，其中包括800份首次检测标本，200份再次检测标本。要求标本中含有一定数量的幼稚细胞。

（二）复检规则的参数内容

复检规则设置依据《国际血液学复检专家组推荐的41条自动CBC和DC复检规则》，应涵盖仪器的所有参数及形态学特征，如仪器不显示WBC、RBC、HGB、PLT检测数据，无WBC分类信息，仪器报警提示白细胞异常散点图，未成熟粒细胞、异常淋巴细胞/原始淋巴细胞、原始细胞、有核红细胞、双峰红细胞、血小板凝集列入复检规则中，并结合实

验室血细胞危急值来设定 WBC、RBC、HGB、PLT 复检标准。

（三）建立复检规则的血涂片制备及显微镜检查

每份标本制备两张血涂片，由有血细胞形态学检验资质的检验人员（至少两人）按照标准操作程序进行镜检。

每人计数 200 个白细胞，共计 400 个；以人工镜检为金标准，双盲法对比仪器检测和人工镜检的结果，得出复检百分率、假阴性率和假阳性率等，也可应用血细胞分析仪筛选软件，对触及复检规则的标本自动筛查、自动涂片并计算上述比率。

（四）复检的关键指标

假阴性（＜5%）是最关键的指标，特别是具有诊断意义的指标不能出现假阴性，对所有诊断不明确的贫血、白血病或临床有医嘱的标本应做显微镜细胞形态学检查，保证血液病细胞无漏诊。

（五）注意事项

仪器对细胞形态的识别能力决定复检标准的宽严程度，不同型号仪器建立的复检参数不同，同一型号仪器因实验室要求不同，标准也可不同，复检参数也不同。在保证结果准确性的基础上，适当降低复检率。

（六）复检的人员配置

血细胞分析复检标本的数量在每日 100 份以下时，至少配备 2 人；复检标本量在每日 100～200 份时，至少配备 3～4 人；若采用自动化仪器进行形态学筛检，可适当减少人员数量。

（七）复检的涂片记录

实验室应记录显微镜复检结果，复检涂片至少保留 2 周。

四、血液分析的显微镜细胞形态学复检规则的验证

复检规则建立后应对其进行验证，根据 WS/T 806—2022《临床血液与体液检验基本技术标准》，验证结果的假阴性率≤5%，具有诊断意义的重要参数不宜出现假阴性。更换检测系统后应对复检程序重新进行评估；每年评审复检规则至少 1 次。

验证方法如下：

（1）将实验室建立的复检规则设置在血细胞分析仪的筛选软件中。

（2）验证所用血常规标本一般不低于 300 份。

（3）仪器检测结果只要触及复检规则中的任何一条或同时触及多条的标本为仪器检测阳性。涂片染色后待镜检。

（4）仪器检测结果未触及复检规则的为仪器检测阴性。收集全部仪器检测阴性标本，每份标本涂片、染色 2 张，待镜检。

（5）进行显微镜血涂片镜检：首先，制定镜检结果正常与异常标准。其次，由有形态学经验的专业技术人员按照标准操作程序双盲法分别做仪器和人工镜检。分别记录镜检结果。

（6）比对仪器和人工镜检结果。以显微镜检查结果为"金标准"：若仪器检验时触及规则为阳性，血涂片镜检也为阳性为真阳性，镜检未发现异常则仪器结果为假阳性；若仪器检验时没有触及规则为阴性，镜检也为阴性为真阴性，镜检发现了异常则仪器结果为假阴性。

（7）根据公式计算复检率、假阳性率、假阴性率、真阳性率、真阴性率。

（8）根据验证结果调整复检规则。假阴性率是关键参数，假阴性与漏诊密切相关，应至少低于5%。当假阴性率偏高时，应调整规则使其更为严格。

（9）假阳性率根据触及假阳性规则所占的百分比进行分析。在低假阴性率确保无漏诊的前提下，调整标准降低假阳性率（＜20%）。

（10）对调整后制定的复检规则重新进行统计分析，满足各项质量指标，最终确定本实验室的复检规则。

五、检验报告中常用的血细胞名称

血细胞形态学检验包括对红细胞、白细胞及血小板大小、形状、染色、结构及其他异常的细胞和某些病原体的检查。血液分析仪先进的检测技术可发现形态学异常并给予提示，骨髓及外周血显微镜形态学检验技术可确认异常并给予临床诊断性报告。因此，对异常细胞的界定标准能形成共识，对异常细胞的命名能达成统一，对形态异常细胞的报告方式能量化分级，有利于临床对疾病的诊治和疗效判断，有利于国内外学术交流和检验结果的互认。

2015年6月，国际血液学标准委员会（ICSH）发布的《国际血液学标准委员会对外周血细胞形态特征的命名和分级标准的建议》，对外周血细胞形态进行了命名，对阳性细胞的分级提出了报告标准，反映了ICSH成员达成的共识，被认为是外周血细胞命名、分级、报告异常细胞或形态异常的全球性可应用的指南（表5-2-2）。

表 5-2-2　检验报告中常用的外周血细胞形态学名称

红细胞	球形红细胞
大红细胞	口形红细胞
小红细胞	靶形红细胞
红细胞大小不等	泪滴状红细胞
低色素性红细胞	嗜碱性点彩
多色素性红细胞	豪-乔小体
棘形红细胞	帕彭海姆小体
咬痕细胞	白细胞
泡细胞	杜勒小体
椭圆形红细胞	空泡形成的中性粒细胞
不规则皱缩细胞	颗粒增多的中性粒细胞
卵圆形红细胞	颗粒减少的中性粒细胞
破碎红细胞	血小板
镰状红细胞	巨大血小板

六、血细胞形态学检验结果的报告规范

2020年6月，中华医学会检验医学分会血液学与体液学学组在《中华检验医学杂志》发表了《血细胞分析报告规范化指南》，指南主要内容包括血细胞分析报告内容（数值报告和描述性报告）；异常标本的识别处理及报告（标本存在血细胞分析干扰因素、需要进行特殊处理时的报告方式）；异常红细胞、白细胞、血小板形态报告（血细胞分析发现异常细胞或病原生物等情况时的报告方式）；检验与临床沟通。以白细胞报告为例，指南报告的建议如下：

1. 白细胞计数及白细胞分类计数的数值报告　至少报告白细胞计数（WBC）及成熟白细胞分类计数的绝对值和百分比，如中性粒细胞（NEUT）、淋巴细胞（LYMPH）、单核细胞（MONO）、嗜酸性粒细胞（EOS）、嗜碱性粒细胞（BASO）。

2. 对白细胞分类报告的建议　在进行血涂片白细胞形态学分类时，通常计数100个白细胞，当见到原始细胞等异常细胞时建议计数200个白细胞。

3. 成熟中性粒细胞的报告　①中性杆状核粒细胞作为成熟中性粒细胞，在分类计数时与中性分叶核粒细胞一并以"中性粒细胞"进行分类计数报告。②报告核象变化。当中性杆状核粒细胞＞5%时，提示存在核左移现象，应给予适当描述说明。③报告其他可能需要描述的异常（中毒性变化、遗传学变化、病态造血）。

4. 形态学白细胞分类报告内容　形态学白细胞分类计数时，如见到有核红细胞（NRBC），应以"NRBC：××个/100WBC"的格式报告，必要时报告分化阶段；如见到小巨核细胞或裸核巨核细胞，应予以提示，均不纳入白细胞分类计数。

5. 对白细胞形态异常的描述性报告　描述性报告多集中于细胞的形态异常及外周血中出现幼稚细胞、原始细胞等情况。

6. 异常血细胞形态报告　宜采用分级报告模式，应着重报告有临床诊断和鉴别诊断意义的形态学信息，分级报告可采用双层报告，即程度和（或）百分比。

7. 成熟粒细胞异常形态及报告建议

（1）中毒颗粒/颗粒增多：①可见中性粒细胞胞质内中毒颗粒/颗粒增多，并分级报告。②结合临床，感染、炎症、糖皮质激素或粒细胞集落刺激因子/粒细胞-巨噬细胞集落刺激因子（G-CSF/GM-CSF）治疗等反应性改变待除外。

（2）颗粒减少：由于颗粒减少或缺如导致胞质呈现清澈灰蓝色、浅粉色或无色。①可见中性粒细胞胞质少颗粒现象，并分级报告。②结合临床及其他细胞异常，可考虑骨髓增生异常综合征（MDS）、骨髓增生异常/骨髓增殖性肿瘤（MDS/MPN）等疾病或放化疗后改变等。③必要时进一步完善形态学、免疫学、细胞遗传学及分子生物学（MICM）检查。

（3）空泡形成（胞质中出现散在、细小或略大的空泡，可呈"针孔样"）：①可见中性粒细胞胞质内空泡形成，并分级报告。②结合临床，考虑感染、炎症、酒精中毒或抗凝管内储存时间过长等反应性改变。

（4）杜勒小体（胞质中近胞膜区出现1个或多个淡蓝色或灰蓝色云雾状包涵体）：①中性粒细胞胞质内可见杜勒小体，并分级报告。②结合临床，考虑感染、炎症、大面积烧伤或G-CSF/GM-CSF治疗等反应性改变；亦可见于MDS粒系发育不良时。

（5）类杜勒小体（浅蓝色大包涵体合并巨血小板性血小板减少）：①中性粒细胞胞质内可见类杜勒小体，同时血涂片中见巨大血小板。②结合临床，May-Hegglin异常待除外。③建议结合临床行*MYH9*基因等检测以除外May-Hegglin异常可能。

（6）Chédiak-Higashi异常颗粒（胞质中巨大的灰色或紫红色颗粒样包涵体）：①可见细胞质内Chédiak-Higashi异常颗粒。②结合临床，考虑可能为先天性白细胞异常色素减退综合征（Chédiak-Higashi syndrome，CHS）。③建议结合临床进一步完善溶酶体转运调节基因（*LYST*）检测以除外CHS。

（7）分叶过多（外周血中5叶或5叶以上中性粒细胞超过3%）：①可见中性粒细胞核分叶过多。②结合是否合并大红细胞贫血考虑巨幼细胞贫血等；亦可见于抗代谢药物治疗后。③建议结合临床进一步完善骨髓细胞形态学、维生素B_{12}和叶酸等项目检测。

（8）分叶不良（核染色质固缩且分叶过少，需与中、晚幼粒细胞及杆状核粒细胞相鉴别）：①可见核分叶不良（应作为成熟分叶核粒细胞进行分类计数）。②结合是否合并其他系细胞形态异常，考虑MDS、MDS/MPN、放化疗后改变或Pelger-Huët异常等疾病。③建议结合临床进一步完善MICM检查。

8. 幼稚粒细胞的异常形态及报告建议　建议详细分类计数早、中、晚幼粒细胞，在描述性报告中分层报告：

层次1，需对血涂片中出现幼稚粒细胞进行描述说明，必要时对伴有的其他异常进行描述；怀疑有血液系统肿瘤时如慢性髓系白血病（CML）、慢性粒-单核细胞白血病（CMML）等；

层次2，应给予相应提示；

层次3，对进一步诊断需要做的检查提出建议，如骨髓细胞学、细胞遗传学检查等。

（续　薇　曲林琳　单洪丽）

第三节　检验后质量管理

血细胞形态检验结果质量保证中还应重视对检验后的质量管理，如对检验结果的复核，血细胞分析仪检测结果触发自动审核规则被拦截时的镜检，骨髓细胞学检查报告与骨髓病理或临床诊断符合性，骨髓细胞学诊断疑难病例会诊。

一、阴性报告的结果复核

为保证形态学检查结果准确，细胞形态学质量控制宜参照《医学实验室质量和能力认可准则在细胞病理学检查领域的应用说明》要求，建立阴性检查报告的结果复核、细胞和组织学病理检查结果对照的统计制度，阴性涂片进行复核的制度，如明显不符，应记录并分析原因。建立细胞学结果统计制度，应执行细胞病理学复核制度和疑难病例讨论制度，并有相应记录。

二、检验结果的自动审核

自动审核是指由实验室人员建立、记录和测试标准及逻辑，并将其输入计算机系统以执行检验结果临床发布的自动化动作。血液分析自动审核是检验后过程中在发送血常规检验报告前的环节之一，包括对数量异常及对形态异常结果报告的拦截，对数量及形态正常结果报告的自动通过。2023年6月中国合格评定国家认可委员会（CNAS）发布的《医学实验室质量和能力认可准则》（CNAS-CL02：2023）检验结果的自动选择和报告中，指出应对可能影响功能的系统变化进行验证。2018年8月我国国家卫生健康委员会发布的WS/T 616-2018《临床实验室定量检验结果的自动审核》对自动审核进行了流程描述。2019年9月CLSI发布的AUTO15《特定学科医学实验室结果的自动审核》指出，应在AUTO10-A《临床实验室检验结果的自动审核指南》的基础上，对血液分析自动审核规则设计的检验前、中、后决策点考虑要素、算法验证及应用流程等内容进行扩展细化，并强调自动审核的周期性验证及优化调整的重要性。此外，在AUTO15中对特定专业如化学、血栓与止血、血液学、免疫学、传染病学、毒理学、尿液分析进行了自动审核设计及详细说明。随着我国医学实验室自动化程度及智能化水平的不断提高，越来越多的实验室开始了检验结果自动审核的设计、建立、验证及应用。

1. 自动审核设计流程 见图5-3-1。

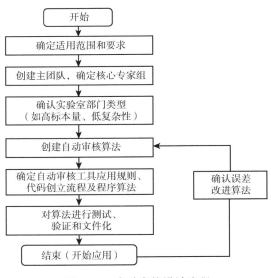

图5-3-1 自动审核设计流程

2. 一般考虑因素 包括干扰物质，如仪器检测到的物质（如可检测到的血清指标），这些相关提示可来自检测系统相关说明书、用户使用经验或临床文献报告（如检测到溶血标本中的钾）；特定实验室进行标本处理所使用的检验前算法（如收到标本后立即在冰浴试管检测氨）；实验室进行实验确认后建立的实验检测限值（如称作"线性"或"分析测量范围"）；患者相关信息统计资料（如报告新生儿检测结果时提示年龄）；差值检验（delta check）。

3. 算法设计 包括检验前、中、后的要素，如检验前因素、质量控制、测试、标本或分析。

内容包括物组、用户定义的数值审核区间、数字和单位、采用大于号或等于号的结果、小数和结果舍入、特定仪器结果报告、规则的顺序、仪器信息、标识、错误代码和警告、阻止结果显示、无限循环、空白值、不可能出现值和负值、字母数字混合结果、反射性测试、重新检测（执行相同测试）、计算结果、标本问题或完整性、干扰、患者信息参数、先前结果、差值检验、功能灵敏度、稳定性极限、交叉分析比较、跨学科结果、不同批次范围值、高/低分析测量范围、风险临界结果、操作说明、多规则情况、图表化和非图表化注释和标识、用于结果审查的标准化视觉或听觉提示、暂停自动审核、基本规则的表格信息。

4. 率的计算公式

$$假阴性率（漏检率）= \frac{未触发审核规则标本中假阴性例数}{标本总例数} \times 100\%$$

$$真阳性率 = \frac{阳性符合标本数}{标本总例数} \times 100\%$$

$$假阳性率 = \frac{假阳性标本数}{标本总例数} \times 100\%$$

$$真阴性率 = \frac{未触发审核规则例数}{标本总例数} \times 100\%$$

$$通过率 = \frac{未触发审核规则例数}{自动审核标本总例数}$$

$$通过正确率 = \frac{未触发审核规则标本显微镜检查阴性例数}{未触发审核规则标本总例数}$$

5. 自动审核规则　见表 5-3-1。

表 5-3-1　自动审核规则（以 Sysmex XN 系列全自动血液分析仪为例）

项	条	条件	规则解释	规则关联处理
（1）原始细胞	1	Q-Flag（Blasts/Abn Lympho?）> 165	报警值大于该值，出现原始细胞的概率较高	DI60 或显微镜检查异常细胞
	2	Q-Flag（Blasts?）> 100	报警值大于该值，出现原始细胞的概率较高	
	3	Q-Flag（Abn Lympho?）> 100	报警值大于该值，出现原始细胞的概率较高	
	4	IG% > 5%	IG%大于该值，出现原始细胞的概率较高	
（2）原始细胞	5	Q-Flag（Blasts/Abn Lympho?）> 100	本项规则与第1项规则名称同为"原始细胞"，但内涵不同，触发本项规则后，仪器自动执行 Reflex WPC 通道检测，若 WPC 通道检测结果触发第1条自动审核规则相关条件，自动审核拦截，否则放行。Blasts/Abn Lympho? 在 100～165 之间可能会有假阳性，因此通过 WPC 通道确认是否有异常细胞	自动进入 WPC 通道复测必要时镜下确认
（3）异常淋巴细胞	6	Q-Flag（Blasts/Abn Lympho?）> 165	报警值大于该值，出现异常淋巴细胞概率较高	DI60 或显微镜检查异常细胞
	7	Lymph% > 70%	Lymph%大于该值，出现异常淋巴细胞概率较高	
	8	IG# > 0.755×10^9/L	IG#大于该值，出现异常淋巴细胞的概率较高	

续表

项	条	条件	规则解释	规则关联处理
（4）幼稚粒细胞	9	IG# > 0.2×10⁹/L	IG#大于该值，出现幼稚粒细胞的概率较高	DI60或显微镜检查异常细胞
	10	IG% > 2.0%	IG%大于该值，出现幼稚粒细胞的概率较高	
（5）反应性淋巴细胞	11	Q-Flag（Atypical Lympho?） > 195	报警值大于该值，出现异型淋巴细胞的概率较高	DI60或显微镜检查异常细胞
	12	HFLC% > 1.5%	HFLC%大于该值，出现异型淋巴细胞的概率较高	
（6）中毒颗粒	13	NEWX > 390.5	中毒颗粒会导致NEWX（散射光强度）偏大	DI60或显微镜检查异常细胞
	14	NESFL > 58	中毒颗粒会导致NESFL（荧光强度）偏大	
（7）空泡变性	15	LYWX > 766	空泡变性会导致LYWX（散射光强度）偏大	DI60或显微镜检查异常细胞
	16	NEWX > 450	空泡变性会导致NEWX（散射光强度）偏大	
	17	MONO# > 2.69×10⁹/L	可能是空泡的淋巴细胞干扰了单核细胞	
	18	LYZ > 65	可能是空泡的淋巴细胞体积变大导致LYZ升高	
（8）白细胞分类错误	19	NEUT-SSC ≥ 155 或 NEUT-WX ≥ 340 或 NEUT-WY ≥ 650 或 NEUT-WZ ≥ 850	散点图异常导致白细胞分类不准确	DI60或显微镜检查
	20	用其他方法确认嗜酸性粒细胞和中性粒细胞计数	散点图异常导致白细胞分类不准确	DI60或显微镜检查
（9）仪器 ΔWBC超限	21	WNR或WDF结果差异	白细胞溶解和聚集会导致WNR通道和WDF通道的WBC结果差异较大，LW模式检测时，换了另一种方法——WDF通道检测WBC	需进行LW（低值白细胞）模式复测，并查找分析通道间存在差异的原因，考虑是否需采用其他方法进行WBC计数的确认，如手工显微镜计数
（10）有核红细胞	22	NRBC# > 0.045×10⁹/L	低于该值可能镜检无法看到有核红细胞	确认WNR散点图是否异常，WNR散点图无异常可不镜检，以仪器的NRBC发报告，如果WNR散点图异常，则需推荐镜检分类NRBC，对于没有自动除红功能的仪器，需考虑白细胞计数结果的准确性，必要时需人工校正
	23	NRBC% > 0.45%	低于该值可能镜检无法看到有核红细胞	

续表

项	条	条件	规则解释	规则关联处理
（11）红细胞形态	24	RDW-SD＞70fl	有红细胞形态异常	DI60或显微镜检查
	25	RDW-CV＞22%	有红细胞形态异常	
	26	Q-Flag（Fragments?）＞99	可能存在红细胞碎片	
	27	MicroR＞35%	可能存在红细胞碎片或小红细胞干扰PLT	
	28	RET Abn Scattergram＞0	可能有疟原虫的干扰	
	29	FRC%＞1%	可能存在红细胞碎片	
（12）delta检验（1～7天内前后两次结果差异）	37	RBC＞20%	正常情况下，红细胞生存周期为120天，因此红细胞参数在短期内不应该变化很大，如果变化太大，一般有5个原因：①标本标识与患者不符；②标本凝固；③分析前混匀不充分；④患者近期输过血；⑤患者近期用过促进骨髓造血或抑制骨髓造血的药物	确认标本身份，确认标本有无凝块，重新混匀检测，确认患者是否输血，确认患者用药情况，必要时重新采血
	38	HGB＞20%		
	39	HCT＞20%		
	40	MCV＞5%		
	41	MCH＞5%		
	42	MCHC＞5%		
	43	RDW-SD＞20%		
	44	RDW-CV＞15%		
（13）血小板聚集	30	Q-Flag（PLT Clumps?）＞195	可能有血小板聚集	对于PLT低的标本应首先仔细查看标本状态，是否有肉眼不易发现的微小血液凝块或凝丝后进行DI60或显微镜检查
	31	PLT＜60×10⁹/L	PLT低值可能结果不准，易出现血小板聚集引起的假性减少	
（14）大血小板	32	Q-Flag（PLT Clumps?）＞195	可能存在大血小板导致PLT结果不准	DI60或显微镜检查或PLT-F复测确认
	33	PDW＞24.45fl	可能存在大血小板导致PLT结果不准	
	34	PDW="----"	可能存在大血小板导致PLT结果不准	
（15）血小板结果错误	35	PLT＜50×10⁹/L 和 Q-Flag（PLT Clumps?）＜100	血小板低值的时候可能结果不准确	PLT-F/RET通道复测或镜下确认
	36	PDW="----" 和 MicroR＞10% 和PLT＜300×10⁹/L	可能存在小红细胞或细胞碎片的干扰，导致PLT不准确	
（16）乳糜干扰/红细胞聚集/溶血	45	MCHC＞380g/L	乳糜干扰HGB，红细胞聚集和溶血导致RBC/HCT偏低，三种情况均会引起MCHC偏高	标本性状确认
（17）仪器出现错误	46	Error（Result）报警	可能存在无法抽吸血液、血量不足、计数值低等错误	确认仪器和标本的状态，查找问题，问题纠正后重测或换其他仪器重新检测
	47	Error（Func.）报警	发生了（Result）以外的错误：如通道错误（空泡或血液黏稠引起的每秒通过flowcell颗粒多少不均匀），仪器硬件报警和条形码读取错误等	确认仪器和标本的状态，查找问题，问题纠正后重测或换其他仪器重新检测

RBC

续表

项	条	条件	规则解释	规则关联处理
（18）质控失控	48	所有报告参数、研究参数、灵敏度参数触发失控规则	因为自动审核规则中用了研究参数和灵敏度参数设置审核规则，因此研究参数和灵敏度参数也需要质控在控，自动审核规则方可实施使用	自动审核不通过，对所有标本均不进行自动审核判断；确认仪器状态，查找失控原因并纠正后，重新进行标本检测

注：Q-Flag代表仪器报警参数；Blasts/Abn Lympho？代表可疑原始细胞/异常淋巴细胞；Blasts？代表可疑原始细胞；Abn Lympho？代表可疑异常淋巴细胞；IG%代表未成熟粒细胞百分比；Lymph%代表淋巴细胞百分比；IG#代表未成熟粒细胞绝对计数；Atypical Lympho?代表可疑异型淋巴细胞；HFLC%代表高荧光强度淋巴细胞百分比；NEWX代表中性粒细胞的分布宽度；NESFL代表中性粒细胞的荧光强度；LYWX代表淋巴细胞的分布宽度；LYZ代表淋巴细胞Z轴长度；MONO#代表单核细胞绝对计数；NEUT-SSC代表中性粒细胞-侧向散射光；NEUT-WX代表中性粒细胞X轴宽度；NEUT-WY代表中性粒细胞Y轴宽度；NEUT-WZ代表中性粒细胞Z轴宽度；NRBC#代表有核红细胞绝对计数；NRBC%代表有核红细胞百分比；RET Abn Scattergram代表网织红细胞散点图异常；FRC%代表红细胞碎片百分比；PLT Clumps代表血小板聚集；MicroR代表小红细胞。

自动审核规则建立后应进行规则的验证，包括一期验证（模拟验证）、二期验证及周期性验证。周期性验证是规则不断优化调整的过程，自动审核的实现不是一个一次性的过程，而应被视为实验室自动审核不断优化调整的过程，定期调整自动审核规则是自动审核维护的重要部分，应根据适用法规或实验室政策定期进行验证。AUTO15指出周期性验证可将初始验证和周期性验证的结果进行比较，以确定差异，也可追踪涵盖自动审核涉及的可能发生的所有审核情况结果的报告，对应被自动审核拦截的标本是否被拦截进行人工审核，并指出如果未发生软件或审核规则改变等必须对规则进行重新验证的情况时，这种回顾性自动审核周期性验证方式是可接受的，这为进行自动审核周期性验证提供了思路和依据。

在自动审核质量管理中值得指出的是，自动审核应注意文件化，包括自动审核建立与验证的SOP，应用过程中拦截率、通过率的记录（以便于统计分析），自动审核出现的假阳性与假阴性的记录及原因分析，并注意应用过程中与临床的沟通。

三、骨髓细胞学检查报告与骨髓病理或临床诊断符合性

将骨髓细胞学检查阳性报告与骨髓病理对照、与临床诊断对照（表5-3-2），符合率反映了骨髓细胞学检查报告的准确性。

表5-3-2 检验结果与临床诊断符合性记录表

专业组名称：_____ 年份：_____ 流水号：_____

标本	骨髓报告结果	病理结果	临床诊断	符合性	
1				□是	□否
2				□是	□否
3				□是	□否
4				□是	□否
5				□是	□否

评价结果：

评价人： 专业组长： 日期：

四、骨髓细胞学诊断疑难病例会诊

参照《医学实验室质量和能力认可准则的应用要求》（CNAS-CL02-A001：2021），对骨髓细胞形态学检查结果，应组织科内疑难病例讨论，每月至少1次，或参加省市或地区的读片会，并记录。对于骨髓细胞学疑难病例的讨论和结论，应有疑难病例会诊记录。

（续 薇 曲林琳 李映潼）

第六章

血栓与止血检验过程质量管理

第一节　检验前质量管理

一、标本采集

（一）采集器具

1. 采集针　根据采血量、患者年龄及静脉粗细程度选用不同型号的采集针头。19～21号针头较为合适。16号及更粗的针头、25号及更细的针头则可能会导致标本溶血。

2. 真空采血系统　该系统由三个部分组成：无菌采血针、持针器及加入抗凝剂的真空采血管。如这些组成部分由不同制造商提供，应检查并评价配套使用的效果。

3. 注射器　要求使用一次性塑料注射器，推荐使用注射器的体积应≤20ml。

4. 采集管　应具有非激活表面。

（二）抗凝剂要求

1. 抗凝剂种类　105～109mmol/L（3.13%～3.2%，通常定为3.2%）枸橼酸三钠的水合物（$Na_3C_6H_5O_7 \cdot 2H_2O$）。若采集管抗凝剂浓度为129mmol/L（通常为3.8%），需对检验结果和参考值范围进行验证。

2. 抗凝剂/标本比例　抗凝剂与标本体积比为1：9。推荐标本采集量不低于要求的90%。

3. 红细胞压积（HCT）＞55%　HCT＞55%时，需要对患者血液中枸橼酸盐的终浓度进行调节。按下面的公式进行调节：

$$抗凝剂体积 = 0.00185 \times 采血量（ml）\times（100 - HCT）$$

注：对于HCT≤20%的标本，目前还没有足够的数据用于确定枸橼酸盐浓度的调节。

（三）采集顺序

根据CLSI H3-A6文件，直针采血时，凝血酶原时间（PT）、活化部分凝血活酶时间（APTT）等筛查项目可以不必弃掉第一管标本；进行其他血栓与止血项目检测的标本，仍需弃掉第一管标本。蝶翼针采血时，应弃掉第一管标本。

注：针对血栓与止血标本采集顺序，请参照WS/T 661—2020《静脉血液标本采集指南》。

（四）治疗通路采血

特定条件下，必须使用血管通路装置（vascular access device，VAD）采集血栓与止血项目血液标本时，应检查VAD、连接设备、注射器、针和采集设备的匹配性，以避免由漏气可能导致的溶血和采血量不准确。标本采集时应以5ml盐水冲洗管路，最初采集的5ml血液或者6倍VAD无效腔容积的血量应弃去，以减少肝素污染和标本稀释对检测结果产生的影响。如从生理盐水封管中采集标本，需弃掉导管及延伸装置2倍体积的标本。

（五）采集过程注意事项

标本采集时，止血带使用时间应小于1min。使用注射器采血时，应拔下针头，缓慢沿管壁注入采集管合适刻度处。轻轻颠倒混匀，避免剧烈振荡造成溶血或血小板激活，影响检测结果。

二、标本运送、处理及保存

（一）标本运送温度

未离心的血栓与止血检测标本需常温送检，标本冷藏送检时可因凝血因子冷激活及血小板破坏等原因影响检测结果。

（二）标本离心条件

1. 乏血小板血浆（PPP）制备　将装有标本的带盖试管在实验室规定的速度和时间条件下（室温、1500g不少于15min）离心，以得到乏血小板血浆（血小板计数 < 10×10^9/L）。每6个月或在离心机维修、校准后，应验证离心力和离心时间，以确保离心后血浆血小板的数量在可接受范围内。

2. 乏血小板血浆验证报告示例

（1）方法：收集50例同时进行全血细胞分析和血栓与止血检测的标本，枸橼酸盐抗凝标本按照实验室SOP要求离心后，血浆采用全自动血细胞分析仪进行血小板计数。

（2）结果：50例标本全血血小板计数为 16×10^9/L～1114×10^9/L，离心后制备的乏血小板血浆中的血小板计数为0～9×10^9/L，均小于 10×10^9/L，见表6-1-1。

（三）标本保存时间

理想状态下，血栓与止血标本宜在1h内离心并分离血浆，不同检测项目在不同条件下保存时间详见表6-1-2。

表6-1-1　乏血小板血浆（PPP）血小板计数原始数据　　　（单位：×10⁹/L）

序号	全血	PPP	序号	全血	PPP	序号	全血	PPP	序号	全血	PPP
1	287	8	14	192	6	27	246	1	40	80	4
2	16	0	15	754	1	28	186	0	41	74	3
3	117	2	16	636	1	29	203	1	42	27	2
4	164	0	17	353	0	30	240	1	43	19	1
5	226	7	18	431	0	31	160	1	44	65	1
6	539	3	19	482	0	32	281	5	45	147	2
7	584	1	20	386	1	33	297	0	46	158	4
8	603	1	21	449	2	34	95	1	47	310	9
9	960	2	22	223	1	35	180	1	48	376	8
10	799	5	23	323	1	36	46	0	49	379	5
11	1114	7	24	551	7	37	657	5	50	540	7
12	461	8	25	407	4	38	411	5			
13	342	5	26	311	3	39	461	3			

表6-1-2　不同检测项目保存条件及保存时间

项目	全血			离心后			
	室温	冷藏	冷冻	室温	冷藏	冷冻−20℃	冷冻−70℃
PT	24h	不可	不可	24h	不可	2周	12个月
APTT	4h	未知	不可	4h	4h	2周	12个月
APTTᵃ	1h	未知	不可	4h	4h	2周（乏血小板）	未知
APTTᵇ	4h	不可	不可	4h	4h	2周（混匀）	6个月（混匀）
其他	4h	未知	不可	4h	4h		

a　APTT用于普通肝素治疗监测。

b　APTT用于血管性血友病因子（vWF）和凝血因子Ⅷ（FⅧ）检测。

三、标本质量

以下情况标本应拒收：

1. 标本接收时　①标本无有效标识；②抗凝剂种类错误；③空管；④治疗通路采血；⑤输液同侧采血；⑥标本采集量不足，注意不同规格采集管（成人管与儿童管，有无套管等）的标志线刻度位置；⑦肉眼可见凝块/凝丝；⑧冷藏或者冰浴送检，标本运送温度不满足要求；⑨通过LIS核查标本采集送检分析前TAT超出允许范围。

2. 标本离心后　①溶血标本；②严重乳糜标本；③红细胞与血浆分离层表面不平整，疑似凝块标本，可在检测后查看是否有凝块/凝丝。

3. 结果审核时　通过检测结果分析，或与既往结果比较，发现标本不合格情况。

标本不合格时应及时告知临床医生，完整记录不合格信息，并妥善保管不合格标本。

第二节　检验中质量管理

一、检测系统性能验证

性能验证内容包括但不限于准确度评价、校准验证、精密度、携带污染、线性范围、方法学比对、参考值范围验证、分析干扰及稀释验证等。性能验证内容及要求参见 WS/T 406—2012《临床血液学检验常规项目分析质量要求》。

性能验证频次：

（1）实验室首次使用新的分析仪器时，建议完成上述各项性能验证试验。

（2）定期性能验证主要包括校准验证、方法学比对及参考值范围验证。校准验证和方法学比对每6个月1次；参考值范围验证每年1次。

（3）仪器进行重大维护保养、测试协议或试剂成分发生变更时应完成性能验证，性能验证内容依据项目而定。

各种性能验证试验结果应由实验室负责人审核批准后仪器方能使用。性能验证原始结果及分析记录应按要求妥善保存。

二、室内质控

（一）质控品的选择、定值及质控频次

（1）质控品的选择：宜使用配套质控品，使用非配套质控品时应评价其质量和适用性。

（2）质控品的浓度水平：至少使用2个浓度水平（正常和异常水平）的质控品。

（3）质控频度：根据检验标本量和检验程序的稳定性及错误结果对患者危害的风险定期实施，检测当天至少1次。

（二）质控结果的确认、失控后的处理

（1）实验室需绘制质控图并选用合适的质控规则。

（2）更换新试剂批号时，需要定标的项目，如PT/INR、纤维蛋白原（Fbg）、D-二聚体、纤维蛋白降解产物（FDP），应先完成校准及校准验证，无须定标的项目须先完成批号间比对。校准或比对通过后，方可重新确定质控靶值。

（3）临时质控靶值和标准差的建立：在旧批号质控品使用结束前，将新批号质控品与旧批号质控品同时进行测定，获得至少20个新质控品的测定结果，剔除超过3s的数据后计算出平均值，作为临时靶值。对于标准差的建立，依据GB/T 20468—2006指南相关条款说明：①若在相当长时间内操作稳定，有大量质控数据，则由此确定的标准差估计值可应用于新批号，但对标准差估计值应定期重新评估。②若无较好的资料，则应重新作评估，最好是在20天得到至少20个数据。在以后能有较长时间的稳定操作数据时，计算的估计值更好，用其替代前者。当检测系统（仪器、试剂、校准品）未发生变化，质控品水平未发生明显变化（实验室根据所使用质控品及其水平确定变化范围，如±7.5%）时，可参考上批号质控品CV或使用前一年加权CV设定本次的标准差。

（4）质控靶值和标准差的进一步处理：待1个月结束后，将该月的在控质控结果与前20个质控测定结果汇集在一起，计算累积均值和标准差，以此作为接下来一个月质控图的靶值和标准差，重复上述操作过程。例如，连续累积6个月质控数据，计算的累积均值和标准差作为该质控品在有效期内的常规靶值和标准差。

（5）结合实验室具体情况，可通过六西格玛等评估确定质控规则。

（6）失控应立即处理，处理完毕后方可用于常规标本的检测。

（7）失控报告：应包括失控情况的描述、原因分析、纠正措施及纠正效果的评价等内容。

（三）质控总结

每月或每批次对质控数据进行总结，以确定分析的不精密度。

（1）实验室应监测不精密度的允许范围。

（2）当不精密度结果超出允许范围或与先前数据有明显差异时，实验室应采取相应的措施。例如，实验室正常水平质控品的每月Fbg的CV通常为4%，但最近一个月显示的CV结果为7%，则必然有某种因素导致不精密度增高，须进行原因调查并记录。

（3）实验室负责人或指定人员应至少每月对室内质控记录进行审查并签字。

三、室内比对

如果实验室使用了一种以上的非豁免仪器/方法检测标本，需要进行室内比对，评估使用不同方法、仪器或不同检验地点所得的检验结果之间的可比性。此要求适用于在相同或不同模式/型号的仪器上进行的检验或采用不同方法进行的检验。

实验室需要建立比对方案（每6个月1次，每次20份标本），包括判断标准（可采用WS/T 406—2012标准要求，实验室也可根据自身情况采用1/2或1/3等标准要求，应有≥80%的结果符合要求）。

为避免可能的基质效应，推荐采用人源标本，也可以使用混合标本，比对标本检测值应覆盖报告范围，如实验室APTT可报告范围为15～150s，标本检测值应尽量覆盖15～150s范围。

四、室间质量评价

（1）实验室需要参加相应的能力验证/室间质量评价，室间质量评价标本应与常规标本一起检测，由日常负责患者标本检验的人员，使用分析患者标本的主要方法或系统检测室间质量评价标本。

（2）应保留室间质量评价标本检测结果的原始记录（LIS结果不被认可，可采取直接打印或者拷屏或者照相等方式保存原始记录），并由操作人员签字。

（3）应及时对室间质量评价回报结果进行评估，针对不合格结果及时采取纠正措施，填写不合格结果调查记录表。

（4）在提交的截止日期前，禁止实验室间交流标本检测结果。

（5）对于无法参加室间质量评价的检测项目，需要采用替代方法进行评估。

五、干扰排除

1. 溶血

（1）红细胞溶解后细胞内残留物及膜成分可引起凝血因子激活，影响检测结果，标本应拒收。

（2）对于由血红蛋白疾病导致溶血的患者，标本不应拒收，此时推荐使用机械法原理的检测系统，避免血浆颜色对光学法的影响。

2. 乳糜标本 严重乳糜样外观标本可因血浆本底颜色影响光学法检测系统的检测结果，此时可对标本进行高速离心，吸取清亮层标本进行检测，并在报告备注中加以说明；或者更换为机械法原理的检测系统。

3. 黄疸 严重黄疸患者的标本可因血浆本底颜色影响光学法检测系统的检测结果，此时可更换为机械法原理的检测系统。

4. HCT > 55%

（1）HCT增高时，血浆量相对减少，抗凝剂相对过剩并随离心后血浆一同进入反应体系，与反应试剂钙离子发生螯合，形成枸橼酸钙，反应体系内钙离子减少，导致PT、APTT等检测结果假性延长。

（2）按照公式所需抗凝剂（ml）=采血量×0.00 185×（100−HCT）计算所需抗凝剂剂量后，从采血管中取出多余的抗凝剂，并联系临床使用调整好抗凝剂的采血管重新采血。

（3）实验室回报危急值时应详细告知临床，在调整抗凝剂过程中，枸橼酸盐采血管的负压已被破坏，需用注射器采血，采血完毕后拔掉针尖，缓慢注入采血管并摇匀，避免溶血、凝血等二次标本不合格的发生。必要时可将纸质说明书随调整好抗凝剂比例的采血管返回临床。

（4）示例

1）标本初次检测结果见表6-2-1。

表6-2-1　标本初次检测结果

	PT	APTT	Fbg	TT
调整前	14.9s	50.6s	2.69g/L	18.8s

注：TT，凝血酶时间。

2）查找患者当日全血细胞分析结果，该标本HCT为69.3%，按照公式进行计算，所需抗凝剂（ml）=采血量×0.00 185×（100−HCT）=2.7×0.00 185×（100−69.3）≈0.153ml，

需取出抗凝剂量 =0.3ml－0.153ml=0.147ml。

3）联系临床，使用调整过抗凝剂的采血管重新采血。可制作纸质说明书："该标本 HCT＞55%，抗凝剂与标本比例不合适，需调整抗凝剂含量后重新采血。请用注射器采集标本 2.7ml，拔下针头后沿管壁缓慢注入，混匀后立即送检。"纸质说明书随采血管一起送至临床。

4）调整抗凝剂比例后结果见表 6-2-2，报告单应备注："该标本 HCT＞55%，该结果为调整抗凝剂比例后结果。"

表 6-2-2　调整抗凝剂比例后结果

	PT	APTT	Fbg	TT
调整后	11.7s	26.7s	2.99g/L	15.2s

第三节　检验后质量管理

一、报告单格式及报告审核

（一）报告单格式

抗凝治疗监测时，PT 的报告方式使用国际标准化比值（INR）。

（二）报告审核

遵照实验室的 SOP 规定。

（1）必要时对标本状态进行描述。对于来自婴幼儿、高龄患者及血管采血条件不佳患者，轻微溶血的标本与临床沟通后，在报告单上进行备注。示例："轻微溶血标本，该结果仅供参考，必要时请复查。"

（2）对所操作过程进行描述，包括但不限于以下内容：①已重复；②已核实既往结果；③HCT＞55% 调整抗凝剂后检测结果备注示例，如"该标本 HCT＞55%，该结果为调整抗凝剂比例后结果"。④对于光学法检测系统，乳糜标本经高速离心处理后检验结果备注示例，如"该标本呈乳糜样外观，高速离心后检测结果，仅供参考"。

二、危急值报告

（一）危急值的确定

血栓与止血的检测项目均应根据实验室检测系统及所使用试剂类型制定危急值，包括危急值数值及同样危急值回报间隔周期。必要时按照临床科室需求设置个性化危急值。

实验室应定期与临床进行沟通，评估危急值项目及数值适用性。

（二）危急值回报

（1）回报危急值前应重新评估标本质量，核查分析过程。

（2）回报危急值必要时应与临床沟通，应询问采血过程是否顺利，是否输液同侧采血，是否留置导管等治疗通道采血等，评估是否存在分析前误差。

（3）及时回报，实验室应设置危急值回报时限，并有效监督。使用实验室信息系统进行回报时，应设置对方如未及时阅读提示，更换通知方式。

（4）实验室应完整记录回报信息，并妥善保存相关记录。

（5）管理层定期评估危急值回报率及回报及时率。

（崔　巍　吴　卫　寿玮龄）

第七章

尿液检验过程质量管理

实验室检验过程质量管理是指从临床医生开出检验医嘱开始至实验室检测完成，并将检验结果发至临床的整个过程，根据ISO 15189中的相关内容将其分为检验前、检验中、检验后三个方面。

第一节　检验前质量管理

一、尿液标本采集指导

（一）尿液标本采集与处理规程

尿液标本采集与处理规程是尿液常规检查的标本采集指导书（见下篇），包括采集前准备、标本采集、标本运送与保存等。在《医学实验室质量和能力认可准则》（CNAS-CL02：2023）中增加的内容包括4个方面。①通用要求：应明确记录任何与既定采集程序的偏离，应评估接收或拒收该标本对患者的潜在风险和影响，记录并通知适当人员。②标本接收特殊情况：标本因以下情况受影响时，实验室应制定考虑患者医疗最佳获益的过程，例如患者或标本识别不正确、标本不稳定（如运送延迟等原因导致）、不正确的储存或处理温度、不适当的容器和标本量不足；在考虑到对患者安全的风险后，接受了对临床很重要或不可替代的不合格标本，应在最终报告中说明问题的性质（适用时），在解释可能受影响的结果时给出建议提示。③附加检验申请标准：实验室程序应规定对同一标本申请附加检验的时限。④标本稳定性：考虑到原始标本中分析物的稳定性，应规定和监控从标本采集到检验之间的时间（相关时）。

尿液标本采集与处理规程可参考WS/T 348—2023《尿液标本的收集及处理标准》、CLSI GP16-A3《尿液分析操作指南》（第3版）和GB/T 38735—2020《人类尿液样本采集与处理》。尿液标本采集与处理规程至少包括检验申请单、患者准备、标本采集容器和采集量、采集方法、采集时段、尿液标本采集的注意事项、采样物品使用后的安全处置、尿液标本的运送与保存、尿液标本接收、生物参考区间及临床意义、尿液标本附加检验项目和时间限制、已检标本存放与处理等内容。

（二）尿液标本类型

选择尿液标本的类型和采集方式取决于尿液检查目的和患者状况，常见的类型如下：

1. 晨尿液标本 ①晨尿：指清晨起床后，未进早餐和做运动之前第一次排出的尿液。晨尿为较浓缩和酸化的标本，适用于细胞、管型等有形成分检查和肾浓缩功能评价。②第二次晨尿：指清晨起床后，未进早餐和做运动之前第二次排出的尿液，要求患者从前一天晚上起到采集此次尿液标本时，饮水量在200ml以内，以提高细菌培养和有形成分检查的敏感度。

2. 随时尿液标本 即留取任何时间的尿液，适用于门诊、急诊患者的尿液筛查，留取尿液方便，但易受饮食、运动、用药等影响，可能造成低浓度或病理临界浓度的物质和有形成分的漏检，也可能出现饮食性糖尿或药物干扰。

3. 计时尿液标本 ①餐后尿：通常于午餐后2h收集患者尿液，此标本对病理性尿胆原、尿糖和尿蛋白的检查更为敏感。②3h尿：收集上午3h尿液，多用于尿液有形成分检查，如细胞排出率等。③12h尿：晚8时排空膀胱并弃去此次的尿液后，留取至次日晨8时夜尿，用于12h尿有形成分计数和微量白蛋白排泄率测定。④24h尿：收集24h全部尿液，适用于尿液肌酐、蛋白、电解质及儿茶酚胺等定量测定。

（三）尿液标本采集指导与培训

尿液标本采集与处理规程制定后，不仅要分发到与采集人员相关的工作场所，还要对其内容进行有效培训，以达到患者正确采集和护理人员帮助患者正确采集的目的。

二、尿液标本采集

（一）尿液标本采集的准备

标本采集前的准备环节最易被忽视，要做好三项工作：①制定标本采集前质量管理流程；②实验室与临床医护人员共同制定标本采集与处理规程；③建立并实施标本采集前患者告知程序。

1. 告知患者 尿液标本采集前应告知患者关于尿液检验目的、正确采集方法及注意事项。

2. 收集标本的器具 ①用于收集尿液标本的容器应保证清洁、无渗漏、无颗粒，其制备材料与尿液成分不发生反应。②采集尿液容器的容积≥50ml，收集24h尿液标本容器的容积应为3L左右；用于尿液标本运送的容器应安全、易于开启且密封性良好（现多采用12ml或15ml带盖的塑料试管）。③采集尿液容器的开口为圆形，直径≥4cm；容器具有较宽大的底部，适于稳定放置。④推荐使用一次性容器。⑤收集微生物检查标本的容器应干燥、无菌。

3. 明确标记 在送检尿液标本申请上，应准确标记患者姓名、门诊号或病历号、性别、年龄、检验项目、标本类型、临床诊断等信息；标本管建议粘贴条码，覆盖检验申请信息。

（二）尿液标本采集方法

实验室应制定并实施正确收集和处理尿液标本的规程，并使负责收集尿液标本的人员方便获得这些资料或告知患者收集要求。

1. 患者自己收集的尿液标本 患者留取标本前，医务人员应对患者进行指导，向患者介绍留取标本的正确方法及有关注意事项，如不采用语言交流，应给予书面指导，指导内容如下：①患者留取标本前要洗手，以及实施必要的清洁措施；②交给患者的尿液收集容器应贴有标签，并要核对姓名；③告知患者留取所需实验的最小标本量；④指导患者留取标本时避免污染；⑤指导患者留取标本后将容器盖好，防止尿液外溢，并记录标本留取时间。

临床最常采用中段尿法，以早晨的第一次尿液最好。收集前以清水或消毒液清洗尿道口周围，收集时先排弃前段尿液，留取中段尿液于一次性容器内。

标本收集的注意事项：①尿液标本采集前应洗手，以清水或消毒液清洗尿道口及其周围皮肤。避免月经血或阴道分泌物、精液或前列腺液、粪便、清洁剂等污染；不能从尿布或便池内采集尿液标本。②收集计时尿液标本时，应告知患者该时段的起始和截止时间；留取前应将尿液排空，然后收集该时段内（含截止时间点）排出的所有尿液，收集到的尿液应保存于2～8℃条件下。③如防腐剂有生物危害性，应建议患者先将防腐剂加入干净容器内，然后小心地将尿液倒入实验室提供的含有防腐剂的收集容器中。④对尿液标本进行多项检测时，不同种类的防腐剂可能对检测结果有干扰。当多种防腐剂对尿液检测结果有影响时，应针对不同检测项目分别留取尿液标本（可分次留取，也可一次留取分装至不同容器中）。

2. 医务人员收集的尿液标本 ①导管尿液标本的收集：导管尿是采用无菌技术，将导管通过尿道插入膀胱后收集的尿液，从导出的尿液中取一部分作为标本。②耻骨上穿刺抽取尿液标本的收集：由医务人员采用无菌技术进行耻骨上穿刺，直接从膀胱抽取尿液标本。

3. 需要医务人员参与或指导收集的尿液标本 主要指清洁尿液标本的收集。标本收集步骤如下：①收集标本前患者应先用肥皂洗手或消毒湿巾擦手；②指导未行包皮环切术的男性患者退上包皮露出尿道口；③用消毒湿巾或类似消毒物清洁尿道口及周围皮肤；④患者将开始部分的尿液排出，收集中段尿于适当且无污染的容器中；⑤如患者自己不能采用所推荐的收集方法，医务人员应给予帮助，操作时应戴无菌手套。

4. 儿科尿液标本的收集 使用儿科和新生儿尿液标本收集袋进行尿液收集，此收集袋上附有对皮肤过敏性低的胶条，适用于不能自行留取尿液标本的婴幼儿。

收集儿童随时尿液标本，临床医护人员应按如下步骤操作：①分开儿童双腿，保持耻骨会阴部清洁、干燥，无黏液、粉末、油和护肤品等物质污染。②采用儿科尿液收集装置，移去胶条表面的隔离纸。③对于女性儿童，拉紧会阴部皮肤，将胶条紧压于外生殖器四周的皮肤上，固定收集袋于直肠与阴道之间，避免来自肛门区域的污染；对于男性儿童，将收集袋套于阴茎上，将胶条压紧于会阴部皮肤上。④确保胶条牢固地粘于皮肤，胶条的粘贴应无皱褶。⑤定时察看收集袋（如每隔15min）。⑥从患者处取回收集的标本，注明标识。⑦将标本从收集袋倒入送检容器，在容器上贴标签，然后送往实验室检查。

（三）采样物品使用后的安全处置

1. 废弃物 患者在留取尿液标本过程中产生的废弃物按一般性废弃物处理（装入黑色袋）；由医护人员进行导尿所产生的废弃物和实验室尿液检验过程产生的废弃物应按医疗废弃物处理（装入黄色袋）。

2. 意外情况 实验室意外情况如尿液标本的溅落及留尿容器导致患者刺伤、切割伤或擦伤等，实验室应立即采取安全措施，其处理详见《实验室突发事件应急预案》。

三、尿液标本运送及保存

（一）尿液标本运送

尿液标本留取完成后应立即送检，门诊患者的尿液标本由患者或患者家属运送，住院患者的尿液标本由临床专职运送人员运送。

尿液标本必须保证运送过程中的安全，防止溢出。对于住院患者尿液标本的运送，首先，对专职运送人员必须进行相应的培训，运送人员必须熟知标本运送的一般知识和处置标本的安全保护；其次，运送尿液标本的容器必须封闭，保证运送过程的安全，采用双层试管架使尿液试管直立，防止尿液溢出，必要时在下层加装吸液装置预防尿液溢出后影响其他标本。

尿液标本在运送过程中，如遇尿液溢出，应立即对环境进行消毒处理，以确保有传染性的尿液标本运送不污染环境。

（二）尿液标本保存

尿液标本收集后应及时送检及检查，以免发生细菌繁殖、蛋白变性、细胞溶解等。尿液标本也应避免强光照射，以免尿胆原等物质因光照分解或氧化而减少。标本收集后应于2h内完成检查，室温久置后（尤其是夏季）尿液标本中磷酸盐等可析出结晶而干扰显微镜检查。如不能及时检查，可采用以下方法保存：

1. 冷藏 尿液置4℃冰箱中，冷藏可防止一般细菌生长及维持较恒定的弱酸性。但有些标本冷藏后，由于盐类结晶的析出与沉淀，会妨碍有形成分的观察。

2. 防腐 大多数化学防腐剂的作用是抑制细菌生长和维持成分稳定，常用的有5种。①甲醛（福尔马林400g/L）：每升尿液中加入5ml，用于尿液细胞、管型检查，但注意甲醛过量时可与尿素产生沉淀物，干扰镜检。②甲苯：每升尿液中加入5ml，用于尿糖、尿蛋白等定量检查。③麝香草酚：每升尿液中小于1g，既能抑制细菌生长，又能较好地保存尿液中有形成分，可用于化学成分检查，但过量可使尿蛋白试验加热乙酸法出现假阳性，并且干扰尿胆色素的检查。④浓盐酸：每升尿液中加入10ml，用于尿17-酮类固醇、17-羟皮质类固醇、儿茶酚胺等定量测定。⑤冰乙酸：5～10ml冰乙酸可用于24h尿液标本的防腐，适用于醛固酮、儿茶酚胺、雌激素等定量测定。

四、尿液标本接收及处理

（一）尿液标本接收

1. 接收标准

（1）申请单应清楚填写，内容必须齐全，尿液标本容器标识应与申请单内容一致。

（2）尿液标本种类和尿量符合所申请实验项目的要求。

（3）尿液标本采集容器、采集方法、保存方式和送检时间应符合实验室规定。若添加防腐剂，也应符合实验室的要求。

2. 标本接收　尿液标本接收时，实验室应首先对标本与申请单信息进行核查，检查尿液标本状态与申请内容是否一致，验收合格后方可接收。

接收门诊患者尿液标本时，检验接收员应在信息系统登记，并打印标本接收信息、报告时限、取化验单方式及地址（交给患者）；接收住院患者尿液标本时，临床专职运送人员应先在信息系统登记，检验接收员再对标本进行核对。

（二）尿液标本处理

1. 拒收标本的处理　处理原则是"当场拒收，协商处理"。检验接收员应当场对标本进行拒收，并形成拒收记录。

如果接收标本时发现其属于拒收标本，但患者处于急救情况下，临床仍要求出报告，实验室应立即与临床医生、患者联系，在临床医生、患者以书面形式同意使用此标本进行检测，并明确责任后，实验室可进行检测，但须在结果报告单中加以说明，并注明"结果仅供参考"等。

2. 不合格标本的处理　处理原则是"谁发现，谁负责，谁联系，谁追溯，谁记录"。实验室在检测过程中发现不合格标本，应立即与临床医生联系，商榷标本的处置，如果是重要标本还应监控反馈处理信息，并形成记录。

3. 优先标本的处理　实验室在接收标本时，应优先处理急诊标本，优先检测急诊标本，优先审核急诊检测结果，优先发布急诊报告。

第二节　检验中质量管理

一、尿液检验程序选择与建立

（一）尿液检验程序选择

尿液常规分析主要的仪器设备是尿液干化学分析仪和尿液有形成分分析仪两类仪器及由这两类仪器组成的一体机。

1. 尿液分析仪的选购　目前尿液干化学分析仪和尿液有形成分分析仪种类繁多，性能指标不一，因此选购仪器设备前需对其性能指标进行评价，使之符合质量管理的要求和满足实验室实际工作的需求。选购仪器设备应遵循以下原则：

（1）可行性：根据实验室的规模、特色、任务、财力及开展的检验项目、工作量，选购适当的尿液干化学分析仪和尿液有形成分分析仪。

（2）适用性：根据所属医院总体医疗服务的特点和情况，事先进行充分的论证。既要有一定的前瞻性，又不能盲目追求高精尖设备，以免造成浪费。

（3）效用性和可靠性：选购仪器的关键是仪器的质量性能，必须详细了解仪器的性能特点。选择的仪器应具备精度和分辨率等级高、应用范围宽、稳定性和重复性好、灵敏度高、误差和噪声小、响应时间短、检测速度快、结果准确可靠和操作简便快捷等特点。

（4）售后服务：质量是产品的生命，服务是质量的保证。设备的售后服务很重要，选择的销售公司应资质好、信誉高、技术力量强。

（5）经济性：选购仪器的可维修性和仪器的保存性能好，如仪器装配合理、材料先进、用标准件及同类产品零部件的通用程度高，有国内生产的配套试剂盒供应。

2. 尿液分析仪的类型 当前按自动化程度分类，尿液分析仪可分为半自动和全自动两大类。尿液干化学分析仪检测原理都是依据反射指数原理设计，主要采用接触式图像传感器、电荷耦合器件（charge-coupled device，CCD）图像传感器。尿液有形成分分析仪按检测原理可分为鞘流、荧光染色的流式细胞计数技术和人工智能的数字图像分析技术，数字图像识别又分为流动式、静置式和离心式三类。目前市场上的所有尿液有形成分分析仪检测结果在临床上仅限于尿液标本有形成分的筛查，筛查后需进一步确认的尿液有形成分均应经过人工识别后方能报告。

（二）尿液检验程序建立

尿液常规检验主要包括尿液理学、化学及有形成分三个部分。其涉及的仪器设备主要有尿液干化学分析仪、尿液有形成分分析仪、显微镜等。尿液检验作业指导书主要包含检验方法、标本采集和设备操作三类，指导书的编写遵循WS/T 227—2002《临床检验操作规程编写要求》和ISO 15189《医学实验室质量和能力认可准则》。

1. 检验方法类 《尿液常规检验作业指导书》是尿常规检查的作业指导书，其书写要求：作业指导书内容应详尽、精准地描述尿液检验活动及作业的顺序和过程（操作步骤）；语言应易于理解，并尽量量化，简单实用；作业指导书易得，便于指导操作。

2. 标本采集类 见本章第一节。

3. 设备操作类 指导仪器设备校准、性能验证及使用操作规范如尿液分析仪性能验证规程（见下篇）、尿液干化学分析仪操作规程（见下篇）和尿液有形成分分析仪操作规程（见下篇）。

设备操作类内容越详细，操作人员在工作中越易于执行。

（三）作业指导书的培训与执行

作业指导书在执行前应由实验室管理层对工作人员进行培训。所有工作人员必须严格遵守检验程序，不得随意修改检验程序。

二、尿液分析仪性能验证

《医学实验室质量和能力认可准则》对仪器设备性能验证做出明确规定："实验室进行的独立验证，应通过获取客观证据（以性能特征形式）证实检验程序的性能与其声明相符。验证过程证实的检验程序的性能指标，应与检验结果的预期用途相关。"但众所周知，ISO 15189为总纲性的准则文件，具体该如何实施性能验证，对很多实验室而言仍不明确。

2014年，ICSH对临床体液学性能验证要求的内容包括精密度、准确度、分析特异性、分析敏感性、参考值范围、对比性、线性、检出限、携带污染和分析测量范围等10个性能参数。GB/T 22576.3《医学实验室质量和能力的要求 第3部分：尿液检验领域的要求》中提到，尿液干化学分析仪性能验证的内容至少应包括阴性和阳性符合率；尿液有形成分分析仪性能验证的内容至少应包括精密度、携带污染率和可报告范围，而国家医药行业标准YY/T 0475—2011《干化学尿液分析仪》、YY/T 0478—2011《尿液分析试纸条》及YY/T 0996—2015《尿液有形成分分析仪（数字成像自动识别）》分别对尿液干化学及有形成分的性能指标也有明确规定。

（一）尿液分析仪性能验证

尿液分析仪主要包括尿液干化学分析仪和尿液有形成分分析仪，其干化学性能验证主要参考定性试验，有形成分性能验证主要参考定量试验。

1. 尿液分析仪性能验证要求　尿液分析仪性能验证应遵循制造商操作说明书和《医学实验室质量和能力认可准则》《医学实验室质量和能力的要求 第3部分：尿液检验领域的要求》及国家医药行业标准。实验室应建立性能验证程序（参见下篇）；实验室应按计划独立完成性能评估，每份报告应有原始数据支持。

在执行验证之前，应对仪器设备状态进行核查，必要时对仪器设备进行校准；在验证过程中，每天都要实施室内质控。

2. 尿液分析仪性能验证内容

（1）尿液干化学分析仪：阳性符合率、阴性符合率和生物参考区间；适用时，验证准确度、重复性、检出限、批间差等。

（2）尿液有形成分分析仪：精密度、携带污染率、可报告范围和生物参考区间；适用时，验证检出限、单项识别率、假阴性率等。

3. 尿液分析仪性能验证频率　新仪器设备在首次使用之前应进行验证，形成性能验证报告；每年（至少每年1次）应对性能进行评估，根据评估结果确定是否重新进行性能验证，形成年度性能评估报告。

当检测系统发生变更时（如仪器设备搬动移位、影响检测性能的重要部件维修后、检测结果偏倚），实验室应对性能进行评估，形成性能评估报告。

（二）尿液干化学分析仪性能验证

1. 准确度　干化学分析的准确度参见YY/T 0475—2011《干化学尿液分析仪》、YY/T 0478—2011《尿液分析试纸条》，是指检测结果与相应参考溶液标示值符合程度。

（1）验证方法：按制造商操作说明书规定的各量级标示值配制参考溶液（或厂家提供的标准参考液），在规定的时间内每份参考溶液重复测定3次，观察其符合程度。

（2）结果判定：检测结果与参考溶液标示值的量级差，其准确性结果应满足阴性与阳性不交叉，阳性结果相差不超过1个量级的要求。

2. 精密度　干化学分析的精密度可参考YY/T 0478—2011《尿液分析试纸条》和YY/T 0475—2011《干化学尿液分析仪》，是指同一份标本连续检测的一致性，只检测重复性。

（1）验证方法：取高、低浓度尿液质控液或正常、异常尿液标本各1份，连续检测10次，观察每份标本检测结果的一致性。

（2）结果判定：同一标本检测结果的一致性不低于90%（或反射率测试结果的CV≤1.0%）。

3. 阳性符合率、阴性符合率 干化学试验的阳性符合率、阴性符合率可参考CLSI EP12-A2《定性测试性能评估的用户协议》。阳性符合率，也称真阳性率或敏感性，是指干化学试验发现阳性的能力；阴性符合率，也称真阴性率或特异性，是指干化学试验检出阴性的能力。

（1）验证方法：取一定数量的尿液标本（首次使用阳性标本数应不少于200份），分别用尿液干化学分析仪和参考方法（金标准）进行对比，以参考方法（金标准）为标准，计算仪器检测的阴性符合率、阳性符合率，必要时还可计算总符合率、假阴性率等。尿液干化学分析参考方法：葡萄糖氧化酶法（葡萄糖测定）；加热醋酸法（蛋白测定）；镜检法（红细胞、白细胞检查）等。

（2）计算方式：以金标准法（或参考方法）为标准，将验证方法结果和参考方法结果做成四方表格，按公式进行计算，即

$$阳性符合率 = \frac{真阳性例数}{真阳性例数 + 假阴性例数} \times 100\%$$

$$阴性符合率 = \frac{真阴性例数}{真阴性例数 + 假阳性例数} \times 100\%$$

干化学试验在阳性符合率、阴性符合率验证时，还可将此结果做一致性检验（κ）分析和其他非定量参数统计如总符合率、阳性预示值、阴性预示值、假阳性率、假阴性率等。

κ即内部一致性系数，是作为评价判断一致性程度的重要指标，取值为0～1。$\kappa \geq 0.75$时表示两者一致性较好；κ在0.4～0.75时表示两者一致性一般；$\kappa < 0.4$表示两者一致性较差。干化学试验检测尿液隐血（红细胞）、中性粒细胞酯酶（白细胞）时，由于该法与镜检法的差异，检查的是细胞中内含物的多少，而显微镜检查的是完整细胞，两者可能一致性不理想。因此，验证过程当κ在0.4～0.75时，并不代表干化学试验质量不好。

4. 检出限 可参考YY/T 0478—2011《尿液分析试纸条》，是指除比重和pH外的其他各检测项目的第一个非阴性量级的检出能力（一般情况下为弱阳性结果的半定量标示值）。

（1）验证方法：按照尿液分析试带说明书提供的性能指标，配制除比重和pH外各检测项目的第一个非阴性量级检出的浓度，重复测定20次，观察其检测结果的检出限。

（2）结果判定：非阴性标本阳性检出限不低于90%。

在选择检出限浓度时要遵循制造商说明书提供的浓度范围，选择适合的最低测量浓度，这是评价干化学检出限的关键所在。

5. 批间差 可参考YY/T 0478—2011《尿液分析试纸条》，是指干化学试带批号之间检测结果的一致性。

（1）验证方法：随机抽取不同批号（至少3个批号）的试带，每批20条，分别对同一份阳性结果进行检测，观察各项检测结果的批间值。

（2）结果判定：检测阳性结果之间相差不超过一个数量级。

干化学试剂盒生产厂家很多、种类繁杂，常采用仪器法检测，往往忽略批间差的验证，其实干化学试剂盒的准确性作为检测结果的首要条件，是评价试剂盒的重要指标。

6. 生物参考区间

（1）验证方法：可参考WS/T 402—2012《临床实验室检验项目参考区间的制定》和C28-A3《临床实验室参考区间的定义、建立与验证——批准指南》，每个参考区间应选用20份随机健康人尿液标本，用尿液干化学分析仪检测。

（2）结果确认：验证结果以95%置信区间满足生物参考区间为合适；当95%置信区间超过生物参考区间时，应扩大人数进行验证，否则应重新建立生物参考区间。

（三）尿液有形成分分析仪性能验证

尿液有形成分分析仪主要分两类：一类是采用鞘流、荧光染色的流式细胞计数技术，另一类采用人工智能（AI）的数字图像分析技术。对于这两类仪器，性能验证内容可能相同，但检测结果的判定标准可能有所差异（遵循国家标准和制造商说明书）。

1. 精密度

（1）批内精密度：可参考YY/T 0996—2015《尿液有形成分分析仪（数字成像自动识别）》，采用多个水平（至少高低两个水平）的新鲜尿液标本对同一台有形成分分析仪连续测定20次，分别计算均值（$\bar{x}$）、标准差（s）、变异系数（CV）。

（2）批间精密度：采用多个水平（至少高低两个水平）的尿液质控品对同一台尿液有形成分分析仪连续测定20天，每天1次，分别计算$\bar{x}$、s、CV。

（3）注意事项：包括4个方面。①验证方法的选择：批内精密度和批间精密度的方法有简易法（见上文）、EP10-A3、EP15-A3和EP5-A3方案。EP10-A3方案描述了一个同时进行线性、偏倚、精密度和标本携带污染的初步评价程序；EP5-A3主要用于确认测量程序的精密度性能，当然也可用来验证厂家声明的精密度性能；EP15-A3仅用来验证实验室的正确度和精密度。EP10-A3最初主要应用于评价自动分析仪的性能，但也适用于试剂盒、其他体外诊断仪器或手工操作程序的评价。EP5-A3是目前评价测量方法精密度最全面和最具统计学效能的方法，可同时评价批内、批间、日间和实验室内不精密度，但过程烦琐，统计方法复杂，在许多情况下实用性不强。EP15-A3精密度验证过程简单，每个标本只需用5天共25个数据即可进行精密度验证，可在不同规模实验室应用；且其提供的统计学计算方法简便，所得结论也足够严谨，易被实验室接受。②试验标本的选择：进行批间精密度验证标本必须具有很好的稳定性和唯一性。校准液、质控品、患者标本均可用于精密度评价，视其用途而定。校准液简便易得，可制成不同浓度，干扰因素少，可作为评价随机误差的最佳标本。质控品稳定、使用方便，适于进行批间精密度试验，但应注意质控品与患者标本不同，加入的稳定剂、防腐剂可干扰某些成分测定。③验证物浓度的选择：进行精密度验证的被测物宜选择医学决定水平的浓度，同一指标常常可有不止一个医学决定水平，通常选择2～3个不同水平。如3个水平显示一致的精密度，那么3个水平的浓度就足够；如结果不同或者在3个水平精密度评价存在差异，则需检测更多个水平来描述方法的性能。④试验标本数量：在试验周期内至少做20个标本的检测。增加标本量有利于更好地评价随机误差，但同时会增加成本和试验时间。最佳方案是在成本和试验周期允许的范围内尽可能多地增加标本量。

（4）结果判断：包括3个方面。①与厂家声明的精密度进行比较：如根据实验数据得到的精密度小于厂家声明的精密度，则表明厂家声明的精密度得到验证；如根据实验数据得到的精密度大于厂家声明的精密度，说明厂家声明的精密度有问题，此时应进行显著性比较，在EP5-A3和EP15-A3中有详细介绍。②与权威机构规定的总允许误差进行比较：将计算精密度与权威机构规定的总允许误差（TEa）进行比较，判断其精密度是否可接受。一般情况下，批内精密度≤1/4TEa、批间精密度≤1/3TEa和复现精密度≤1/2TEa为可接受。③YY/T 0996—2015《尿液有形成分分析仪（数字成像自动识别）》规定，细胞浓度为200/μl时，CV≤15%；细胞浓度为50/μl时，CV≤25%。

2. 可报告范围（线性） 可报告范围（线性）的验证可参考EP6-A2《定量分析方法的线性评价》和WS/T 408—2012《临床化学设备线性评价指南》。可报告范围（reportable range）指测量方法可以报告的所有结果范围，即在这个检测范围内，由测量方法得到的结果是可靠的，包括分析测量范围（即线性）和临床可报告范围。分析测量范围指患者标本没有进行任何预处理（稀释或浓缩等），检测方法能够直接测定待测物的范围；而临床可报告范围是指对临床诊断、治疗有意义的待测物浓度范围，可将标本通过稀释、浓缩等预处理使待测物浓度处于分析测量范围内，最后结果乘以稀释或浓缩倍数。在尿液有形成分分析中，由于仪器还是采用筛选试验，其超过参考值范围的检测结果对临床诊断意义未见明显差异，因此尿液分析可报告范围的验证一般只进行分析测量范围（即线性）的验证。

（1）标本浓度：①高浓度标本，选取待检项目的高浓度标本，建议浓度高于说明书给定上限。②低浓度标本，可用稀释液或低值标本。

（2）标本数量：5个测量点是多项式回归方法评价分析测量范围时的最低要求。实验室欲对已知线性范围进行验证，只需在已知线性范围内选择5～7个浓度水平。

（3）标本配制：可将低浓度和高浓度标本按比例混合，即按4∶0、3∶1、2∶2、1∶3、0∶4的比例混合，可得到5份线性试验标本；若按5∶0、4∶1、3∶2、2∶3、1∶4、0∶5的比例混合，则可以得到6份线性试验标本。

（4）标本测定：全部试验在同一工作日内完成，检测序列应为随机排列，有显著携带污染时，应用空白隔开标本。每份标本测定3～4次，计算其平均值。

（5）离群点检查：观察结果有无明显的数据错误，有明显异常时，应判断是否为离群点。全部数据中的离群点如果有2点或以上，则应放弃全部数据或重新进行实验。

（6）统计学处理：以分析物浓度（已知）为Y轴，测定均值为X轴，绘制X-Y线性图，目测分析测量范围。若所有实验点在坐标纸上呈明显直线趋势，用直线回归统计学方法对数据进行处理，得直线回归方程$Y = bX + a$，并计算相关系数r。

（7）临床可接受性能判断：在理想状态下，预期值和实测值间呈通过原点、斜率为1的回归线，即b为1，a为0。若b在0.95～1.05范围内，a接近于0，则可直接判断测定方法可报告范围在实验所涉及浓度。若b不在0.95～1.05范围内，a较大，试着舍去最大一组数据，另做回归统计，缩小分析范围后，回归式可有明显改善。若b接近于1，a趋于0，此时，缩小的分析范围可作为真实的可报告范围。

3. 携带污染　可参考 YY/T 0996—2015《尿液有形成分分析仪（数字成像自动识别）》，是指检测系统标本之间的污染，用携带污染率表示污染程度。

（1）验证方法：取高浓度（约为 5000/μl）的尿液标本和低浓度（参考区间内）的尿液标本，先对高浓度的尿液标本连续检测 3 次，检测结果分别为 i_1、i_2、i_3；紧接着对低浓度的尿液标本连续检测 3 次，检测结果分别为 j_1、j_2、j_3。

（2）计算公式：

$$携带污染率 = \frac{j_1 - j_3}{i_3 - j_3} \times 100\%$$

（3）结果判定：携带污染率应小于制造商规定的范围（数字图像的细胞的携带污染率应 ≤ 0.05%）。

4. 符合率　可参考 YY/T 0996—2015《尿液有形成分分析仪（数字成像自动识别）》，单项符合率是指某一自动化仪器识别与镜检结果符合程度。

（1）验证方法：取一定数量的尿液标本（至少 150 份临床尿液标本，其中要求红细胞至少有 90 份为红细胞病理标本，白细胞至少有 90 份为白细胞病理标本，管型至少有 30 份为管型病理标本），分别用尿液分析仪和人工镜检法（显微镜检查均由 2 位有经验的专业技师采用盲法独立完成，取 2 人计数结果的均值）进行测定，计算红细胞、白细胞和管型仪器检测阴/阳性结果与镜检阴/阳性结果的符合率。

（2）计算方法：

$$符合率 = \frac{t_1 + t_2}{t_总} \times 100\%$$

式中，t_1 为镜检阳性结果同时待检仪器测试阳性结果的标本数量；t_2 为镜检阴性结果同时待检仪器测试阴性结果的标本数量；$t_总$ 为总标本数量。

（3）结果判定：红细胞、白细胞和管型的单项符合率应分别 ≥ 70%、≥ 80% 和 ≥ 50%。

（4）注意事项：①选择必须具有一定阳性率的标本，否则检测结果无临床价值。②尿液分析仪和人工镜检法都必须在规定时间内完成（一般应在标本留取后 2h 内完成），以免细胞破坏导致实验误差。③人工镜检必须选择有高度责任心，并具有形态学检验资质的人员，采用双盲法取平均报告。两者结果不一致时应立即审核，否则应删除数据。④实验过程应实施质量控制措施，确保检测结果的准确性。

5. 假阴性率　可参考 YY/T 0996—2015《尿液有形成分分析仪（数字成像自动识别）》，假阴性率是指某一自动化仪器识别与镜检结果符合程度。

（1）验证方法：取一定数量的尿液标本（至少 200 份），分别用尿液有形成分分析仪和人工镜检（金标准）方法进行对比，以参考方法为基础，计算尿液有形成分分析仪检测结果的假阴性率。

（2）计算方法：

$$假阴性率 = \frac{t_{假阴性数}}{t_总} \times 100\%$$

式中，$t_{假阴性数}$为红细胞、白细胞和管型镜检阳性结果而待检仪器测试阴性结果的标本数量；$t_总$为总标本数量。

（3）判定结果：假阴性率应≤5%。

（4）注意事项：同上。

6. 生物参考区间

（1）验证方法：可参考 WS/T 402—2012《临床实验室检验项目参考区间的制定》和 C28-A3《临床实验室参考区间的定义、建立与验证——批准指南》，每个参考区间应选用 20 份随机健康人尿液标本，用尿液有形成分分析仪检测。

（2）结果确认：验证结果以 95% 置信区间满足生物参考区间为合适；当 95% 置信区间超过生物参考区间时，应扩大人数进行验证，否则应重新建立生物参考区间。

三、检验中的质量控制

实验室质量控制包括室内质量控制、室间质量控制、设备期间核查及人员比对等质量控制，才能保证检验结果的准确性和可靠性，才能保证检验质量。

（一）室内质量控制

实验室内部质量控制（internal quality control，IQC）简称室内质量控制、室内质控，是为了确保检测和控制本实验室常规工作的精密度，并检测其准确度的改变，以提高本实验室常规工作中批间和日间标本检测的一致性。

1. 尿液分析总要求

（1）室内质控策略：依据 ISO 15189《医学实验室 质量和能力的要求》，应建立室内质控程序，以验证其达到预期的结果质量。室内质控策略的制定原则：①确认质量要求，即实验室"用户"对实验室"产品"的需求，也就是说确认此项检测的结果对于临床有多大的价值，对于尿液分析来说，大多试验的结果仅用于某种常见疾病的辅助诊断或筛查，其质控策略相对简单。②检测方法或过程的稳定性，即质控的难度。在试验本身不稳定、控制难度较高、环境影响因素较多、对温度湿度有较高的要求、试剂稳定性不佳和结果判读解释困难的情况下，就需要制定较严格、高标准的质控策略；反之，对于质控难度较低的试验，如床旁试验，就可以制定较为简易的质控策略。③质控的目标，基于综合质量的需求及质控的难度，制定质控的目标，并且据此选择适当的质控策略。对于尿液分析，既要遵照国家行业标准，又要遵循制造商说明书。

（2）质控品：尿液分析质控品的选择应遵循 YY/T 0501—2014《尿液干化学分析质控物》和 YY/T 1530—2017《尿液有形成分分析仪用控制物质》。检测的目的在于监控检测分析的全程，并且能够在可能产生有误结果时向检测者发出警告。基于这个目的，选择质控品时应考虑分析物浓度、稳定性和瓶间变异等因素。

（3）质控品浓度：尿液有形成分分析仪仪器检查试验至少选择 2 个浓度（质控品的浓度应选择医学决定水平或与其值接近的浓度，以保证决定值的有效性。如果是两个浓度水平，通常是一个具有生理意义，另一个具有病理意义）的质控品；定性试验至少选择阴性、阳性2个水平（宜推荐采用弱阳性）质控对照。

（4）质控频率：在ISO 15189《医学实验室质量和能力认可准则》中，只提及质控频率要基于检验程序的稳定性和错误结果对患者危害的风险而设置。换言之，《医学实验室质量和能力认可准则》并未对质控频率做出硬性规定，让所有的项目运用同样的质控规则。但是在设定质控频率的时候，通常至少要考虑项目的稳定性、项目本身的风险程度、两次质控间隔的时间（分析批）和两次质控间隔的标本数量（分析批长度）四个因素。

稳定性差的项目，其要求的质控频率要超过稳定性好的项目。项目检测结果的风险程度越高，其要求的质控频率也越高。分析批和分析批长度的选择应遵循制造商或行业标准。当然，根据实验室的具体情况在制造商或行业标准的基础上缩短分析批长度，增加质控频率是推荐的，如单位时间内患者标本过多，检测系统状态不佳或老化等是常见的分析批长度缩短的原因。

一般来说，尿液分析依据GB/T 22576.3《医学实验室质量和能力的要求 第3部分：尿液检验领域的要求》，室内质控每个工作日至少检测1次。为了保证检测结果准确，尿液分析的最佳方案：常规检验，开机后、关机前各测定1次质控；急诊检验，每8h（每班次）进行1次质控；标本高峰期（用电高峰）、接近分析批长度数量标本及仪器故障修复后增加1次质控。

（5）质控图：对质控品检测结果的评价主要是依靠质控图来实现的。尿液有形成分分析仪红细胞、白细胞计数检验项目，应绘制室内质控图，可使用Levey-Jennings质控图或Z分数图。

1）中心线的设定：质控图中心线和控制限必须遵循《临床检验定量测定项目室内质量控制》要求，根据本实验室的特点和现行测定方法进行确定。①暂定靶值的建立：根据20个或更多次质控测定结果，对数据进行离群值检验（剔除3s外的数据），计算出均值和标准差（首次）作为室内质控图的暂定靶值。以此暂定靶值和标准差作为下个月室内质控图靶值进行室内质控；一个月结束后，将该月与上一个月的质控测定结果汇集在一起，计算累积平均数，此累积均值作为下一个月质控图的靶值。常用靶值的设立：以最初20个质控数据和3～5个月在控数据汇集的所有数据计算的累积平均数作为质控品有效期内的靶值，并以此作为以后室内质控图的靶值。②质控品批号更换：拟更换新批号的质控品时，应在"旧"批号质控品使用结束前与"新"批号质控品一起进行新旧批号质控品的平等同时测定，设立新的靶值。每个检测系统应建立自己的靶值，相同检测系统不同仪器设备的靶值设置应相近。当仪器设备进行重大维修影响检测性能时，实验室应评价质控品靶值的适应性。

2）控制限的设定。①暂定控制限：适用于检测系统的初次使用，设定方法同中心线的建立。②累积控制限：控制限一般以标准差的倍数来表示，关于标准差，检测数据量越大其估计值越接近真值。有学者做过统计，由20个检测数估计标准差，其和标准差真值间的差异可达30%；100个检测数估计标准差，估计值和真值的差异大于10%，故只有通过一定数量质控数据的累积才会尽可能地接近真值。累积控制限采用文献推荐的方法，先计算某一浓度质控品3～6个月加权平均CV%：

$$加权平均CV\% = \frac{CV_1 \times n_1 + CV_2 \times n_2 + \cdots + CV_n \times n_n}{n_1 + n_2 + \cdots + n_n}$$

式中，CV_1、CV_2和CV_n代表同一水平每次质控品的CV，n_1、n_2和n_n代表每次质控测量的数量。

再用下列公式计算新质控品的控制限（即标准差）：

$$s = \bar{x} \times 加权平均CV\%$$

式中，s代表新批号质控品将来采用的标准差；$\bar{x}$代表新批号质控品检测的均值。

值得注意的是某一浓度质控品3～6个月的检测数据均值没有持续上升或下降才能进行统计学处理。

（6）室内质控方法

1）操作方法：专业实验室指定相关人员每天按检验项目的作业指导书及专业实验室质量控制规程进行室内质控（在标本检测之前或建议随同患者标本一起测定），并将当天室内质控操作日期、检测结果和操作者姓名记录或显示在质控图上（定性方法除外），将质控结果在图上标明，用直线将标明的点与前一天的点连接，同时分析当天质控情况，确认合格后，才能发出当天患者检测结果的报告。

2）绘制质控图：一般采用LIS进行。在质控图纵坐标上标出$\bar{x}$、$\bar{x} \pm s$、$\bar{x} \pm 2s$、$\bar{x} \pm 3s$和$\bar{x} \pm 4s$数值，用红线标出$\bar{x} \pm 2s$，用蓝线标出$\bar{x} \pm 3s$。未做测定的节假日、周末应在图上留出空格，因为这样可以真实反映客观情况，便于分析误差原因。

（7）质控总结：实验室月末应总结当月室内质控数据，计算出$\bar{x}$、s及CV值，并进行图形分析（包括趋势变化）和总结后，交相关人员（科主任和技术主管审阅及签字）。

室内质控是确保实验室检测结果可靠的重要手段，是评价检测结果能否发出的依据，因此每月室内质控的总结报告是保证实验室检测结果准确的关键。总结的内容主要包括基于统计数据（当月质控的$\bar{x}$、s及CV值与累积$\bar{x}$、s及CV值之间有无差异）及质控图数据分布资料（有无趋势变化）的总体评价；当月质控失控情况（如失控多少、失控原因分析、失控处理情况及失控后检测结果的影响评估等）；相关试剂、仪器运转情况（如有无更换试剂批次、仪器设备是否维修）；当月质控存在的主要问题及持续改进的建议。

（8）室内质控失控：室内质控用于患者标本测定结果稳定情况的监测，精密度评价，理想的情况是天天在控，但实际情况中失控常见。失控后应立即停发检验报告，通知专业实验室负责人，采用纠正和预防措施进行处理。

1）处理流程：一旦发生室内质控失控，实验室应该按照本实验室制定的室内质控失控处理流程进行处理。一般的处理流程：①立即停止标本的检测和本分析批临床报告的审核及发布；②分析查找失控的原因，评估可能受到分析误差影响的临床报告范围及有无必要追回已经发放的临床报告；③根据质控失控的原因分析、制定针对性纠正和预防措施并实施；④通过失控措施处理后质控品复测、仪器间比对、失控前后患者比对等方式评估失控处理的有效性，确认失控情况处置完成；⑤根据失控处理后验证的情况，判断是否可以进行标本检测及临床报告发放；⑥失控项目、触发规则、失控时间、失控原因分析、处理后验证、患者报告评估等所有内容均需要进行记录，并由有资质及授权的相关负责人员签字确认。

2）室内质控失控的原因分析：建议综合分析失控点之前的所有质控数据，鉴别失控为系统误差还是随机误差。通常 1_{3s} 和 R_{4s} 规则指示随机误差增大造成的失控，2_{2s}、4_{1s} 指示系统误差造成的失控。系统误差通常与试剂或校准问题有关，可能是由于试剂或校准品批号更换、试剂或校准品变质等原因。随机误差可能是由于试剂中出现气泡、温度或电力不稳定、操作者移液差异等造成。单项目和单水平失控可考虑质控品；单项目和多水平失控可考虑试剂；多项目和多水平失控首先考虑质控品质量，然后考虑仪器状态和校准问题。查找室内质控失控的原因并无固定模式，在实践工作中失控原因多为质控品、试剂、仪器、人为和环境五大因素。

3）室内质控失控的纠正措施：在分析失控原因的基础上，需要采取相应的纠正处理措施。①人员操作处理措施：加强实验室工作人员专业知识及岗位技能培训，提升员工的责任心和素质，提高员工质量意识，严格按照操作规程，统一标准进行试验；实验室负责人定期召开质量分析会，质量监督员加强日常试验的室内质控监测。②质控品因素处理措施：每次试验前检查质控品的种类、规格、外观、批号、浓度及效期，防止不符合要求的质控品误用；质控品不能反复冻融；质控品使用完后立即盖好盖子，放入 $2\sim8\,^{\circ}\mathrm{C}$ 冰箱保存，1 周更换 1 次质控品。③仪器因素处理措施：严格按照标准操作规程操作及做好仪器设备日常维护；尿液分析仪在经过维修后要对仪器进行维修后的确认，检查仪器是否运行正常，保障仪器达到预期要求。④试剂因素处理措施：应严格按照要求保存试剂，对保存环境进行监控，防止试剂变质；更换或添加试剂时，检查有效期，注意试剂的批号是否一致，消除试剂的批间差异；试剂槽内的试剂不宜过满；定期清洗或更换试剂槽，防止试剂被污染；严格按照试剂使用说明操作。⑤环境因素处理措施：增加实验室空调、加湿器和除湿机使用，使温湿度达到试验要求，防止由于室温及湿度过高或过低影响试验反应强度。

4）室内质控失控的预防措施：实验室发生室内质控失控常见，但采用合理的方式对失控进行预防是实验室质量管理的关键。一般性预防措施：①界定合理的控制限及选择适合的质控组合规则，减少假失控率。②严格遵照制造商说明文件的要求进行仪器日常及预防性维护保养。③严格参照制造商及行业标准的要求进行检测项目的定标及校准。④严格按照制造商规定的安装运行条件，安装摆放仪器，控制包括环境温度、湿度、电压稳定性及仪器间距等条件，减少局部环境对检测系统稳定性的影响。⑤严格按照制造商推荐的保存条件保存试剂及质控品，不使用超出保存效期及开瓶效期的质控品和试剂。⑥对检测人员进行定期培训及考核；实现仪器自动化，减少人工读数、计算、转录数据等步骤，控制人为误差造成的失控。⑦在检测系统变更之后，如试剂批次更换、定标、校准、维修、更换检测部件、大的维护保养、软件升级等，以患者标本比对、设备比对、质控等方式验证变更不会对检测系统的稳定性造成影响。⑧定期评估质控数据，早期发现系统的漂移或趋势性改变，发现准确度或者精密度的不良变化，并提前进行干预。

（9）室内质控失控后检验结果及报告处理：失控信号一旦出现就意味着与测定质控品相关的那批患者标本报告可能作废。实验室首先要尽量查明原因，判断真失控或假失控。如果失控信号被判断为假失控时，尿液测定报告可以按原先测定结果发出，不必验证。对判断为真失控的情况，纠正质控结果确保在控后，对相应的所有失控患者标本（至最后一次成功室内质控）重新进行评审验证。评审验证方式：①已检测标本，但报告未发，实验室暂停发布，通过重新测定或其他评审方式验证其合格后方可发出报告。②已经被患者取走或临床使用，立即与患者或临床联系，说明原因取回检验结果，并采取必要的措施。例如，重新检测标本，重新补发检验结果；与临床医生协商，共同评价检验结果对临床诊断和治疗的影响，采取补救措施，使影响程度降到最低。

（10）室内质控的记录：依据《医学实验室质量和能力认可准则》，实验室室内质控至少有内部质控图、室内质控月总结报告、室内质控失控报告及失控后检测结果的评估报告等。

2. 尿液干化学分析

（1）质控品的选择：尿液干化学质控品推荐使用配套质控品。质控品满足以下要求：①检测项目应覆盖干化学检测的全部内容；②质控品基质应与患者标本相同或接近；③质控品性质稳定，瓶间差尽量小，有一定的保质期。使用非配套质控品和自制质控品时应评价其质量和适用性。

（2）质控品的水平：尿液干化学分析至少使用阴性、阳性质控品，适宜时可采用弱阳性质控品。

（3）失控规则：阴性不可为阳性；阳性不能为阴性，且阳性结果不超过1个数量级，否则为失控。

（4）使用注意事项：①严格按质控品说明书要求准备质控液和仪器操作说明书进行操作。②严格按试剂使用说明书规定的方法保存，必须遵守试剂效期，即使未发现试带变质也不能使用。③干化学质控品从冰箱取出，必须恢复至室温后方可进行检测，否则温度过低易导致检测结果偏低。④试剂槽内的试剂不宜过多，如果是开放式，当天未使用试带应及时回收。试带开瓶6个月后必须丢弃，不管是否到期。⑤在使用过程中，应定期清洗或更换试剂槽，防止试剂被污染。

3. 尿液有形成分分析

（1）质控品的选择：尿液有形成分质控品推荐使用配套质控品。质控品满足以下要求：①检测项目至少包括红细胞、白细胞等；②质控品成分应与患者标本相同或接近；③质控品稳定期长、重复性好和同源性强。使用非配套质控品和自制质控品时应评价其质量和适用性。

（2）质控品的水平：至少使用2个浓度（正常和异常）水平，宜覆盖临床决定值水平。

（3）失控规则：①警告规则（1_{2s}规则），1次质控结果超过$2s$，为报警；②$1_{3s}$规则，1次质控结果超过$3s$，为失控；③$2_{2s}$规则，同天2个质控结果同方向超过$2s$为失控或同一质控结果连续2次超出$2s$为失控；④Westgard其他规则。

（4）靶值和控制限：质控品靶值和控制限必须遵循《医学实验室质量和能力认可准则在体液学检验领域的应用说明》和《临床检验定量测定项目室内质量控制》要求，根据本实验室的特点和现行测定方法进行确定（见前文）。

（5）使用注意事项：①质控品应选择与患者标本相同的基质状态，具有良好的稳定性；②在做好仪器维护保养以确保仪器各部件及整体运行状态良好的前提下，按照质控液制造商要求，在测试前将未分装及分装后的质控液复融至室温。③检测前，将质控液重复颠倒混匀多次，混匀后立刻倒入尿液有形成分分析仪专用试管中，实验室应统一尿液检查操作程序和方法。

4. 尿液形态学检查　显微镜检查是尿液有形成分分析的金标准，如有可能，尿液标本应全部进行显微镜有形成分检查。由于此项检查无合适的质控品，检验人员的专业素质直接决定检验结果的准确程度，因此加强人员管理至关重要。

（1）加强规范化培训：形态学检验质量易受标本操作、人员技术水平的影响，培训是做好形态学检查工作的前提和基础。

（2）实施规范化操作：实验室应建立形态学检查标准操作规程并要求全部人员按此执行。实验室应提供尿液形态学图谱，以备工作人员查阅和参考。

（3）形态学能力评估：实验室应定期（每年至少1次）对镜检人员进行形态学能力评估，确保检测人员检测结果的准确性。考核推荐使用一定数量（50幅图片）常用的红细胞、白细胞、管型等异常成分的临床标本，也可采用室间质量评价或参考资料中的图片。人员能力评估应覆盖所有检测人员和有形成分所有检测范围。

（4）定期比对：实验室应定期（每半年度次）对不同的检验人员采用相同临床标本（至少5份，覆盖临床决定水平范围）进行实验室内人员比对，观察报告结果的一致性。

（二）实验室间比对

实验室间比对包括能力验证、外部质量评价和无实验室间比对替代方案。在我国，能力验证和外部质量评价统称为室间质量评价，由实验室自己组织为无实验室间比对替代方案；在ISO 15189认可中，将通过ISO/IEC 17043认可的组织的能力验证计划称为能力验证，其他均为实验室间比对。

1. 室间质量评价计划　实验室每年应按照CNAS-RL02：2018《能力验证规则》实施能力验证和外部质量评价计划，参加国家卫生健康委临床检验中心、省市临床检验中心能力验证和外部质量评价活动。

2. 室间质量评价实施

（1）接收与保存：实验室收到室间质量评价物时须进行登记，并检查其外观和建议检测日期，如发现室间质量评价物异常，应及时与质量评价组织机构联系，更换室间质量评价物。检查合格后将室间质量评价物分发给检测实验室并妥善保存（如2～8℃冰箱）。

（2）检测与上报：检验人员应在规定时间内进行室间质量评价物的测定，测定方法同患者标本（相同的操作人员、相同的仪器、相同的试剂和相同的检测次数进行检测），保存原始数据填写室间质量评价报告表（以备日后质量评价结果追溯），对室间质量评价报告表的完整性、正确性进行仔细审核。室间质量评价结果应在规定时限内上报，网报时应核对无误后再上传结果。

（3）结果与总结：室间质量评价结果发布后，认真对照检查，形成《室间质量评价总结报告》，交科主任审阅并签字。评估内容：①室间质量评价的基本信息，如达标情况、偏移程度和存在潜在不符合的趋势分析及预防措施；②室间质量评价存在的问题及工作建议。当室间质量评价结果未达到控制标准时，实验室应查找原因，制定纠正措施，组织实施，实施后监督纠正措施的有效性，最终形成《室间质量评价纠正报告》。如涉及人员操作，应重新培训并考评。如显示出存在潜在不符合的趋势，应采取预防措施。

（4）注意事项：质量评价物标本需用常规方法由日常工作人员与患者标本一同测定。不得将质量评价物标本转送其他实验室检测，也不得就检测结果与其他实验室进行交流。对剩余的室间质量评价物标本必须尽可能保存，以便收到反馈结果后，对不合格的项目进行重新测定（在不影响检测结果的情况下）。

3. 尿液分析室间质量评价替代方案 若无实验室间比对计划（如尿液有形成分仪器和尿沉渣镜检结果）可利用，本实验室通过与其他实验室（如使用相同检测方法的同级别或高级别实验室）比对的方式确定检验结果的可接受性时，应满足如下要求：①规定比对实验室的选择原则；②标本数量至少5份，包括正常和异常水平；③频率至少每年2次；④判定标准，应有≥80%的结果符合要求；⑤比对结果由实验室负责人审核后，至少保留2年。

（三）实验室内部比对

检测结果质量是医学实验室始终关注的重点，而检测设备的检测准确性和检测人员的检测水平则是影响试验检测结果质量的关键因素。作为评价检测设备检测准确性和检测人员检测水平及检测结果质量控制的重要措施之一，实验室内部比对试验对医学实验室的内部质量监控起着至关重要的作用。

1. 尿液分析内部比对

（1）尿液干化学分析：对于尿液干化学分析仪，应至少6个月进行1次结果的比对。在确认分析系统的有效性及其性能指标符合要求后，至少使用5份临床标本（至少含3份异常水平标本）进行比对；判断标准：定性检测结果偏差应不超过1个等级，且阴性不可为阳性，阳性不可为阴性。

（2）尿液有形成分分析：对于尿液有形成分分析仪，应至少6个月进行1次结果的比对。在确认分析系统的有效性及其性能指标符合要求后，至少使用5份临床标本（至少含3份异常水平的标本，包含高、中、低浓度）进行比对，评价检测结果的符合性。

（3）尿液形态学检查：对于尿液形态显微镜检查，应至少每6个月进行1次形态学检验人员的结果比对，每次至少使用5份临床标本，且至少应含3份阳性标本，阳性标本应包括细胞、管型、结晶、真菌等不同类型的有形成分，评价检测结果的符合性。

2. 尿液干化学分析 尿液干化学分析仪是尿常规检查的常见仪器，其类型较多、数量较大，同一单位往往有多台尿液分析仪，要进行仪器之间的比对，若仪器为同类型，则容易操作；若仪器为不同类型就十分困难。对于尿液干化学分析仪，主要有两类统计方式：一类是简易符合率法；另一类为加权 κ 系数法。

（1）简易符合率法：适用于同类型的尿液干化学分析仪比对，方法简单、实用。

1）方法设计：至少5份（至少含3份异常水平标本，尽可能覆盖各检测量程）临床标本，对多台尿液干化学分析仪进行检测。

2）结果统计：以参加室间质量评价仪器为靶值，其他仪器与其进行符合率统计。

3）计算方法：

$$符合率 = 完全一致率 + 一般一致率$$

式中，完全一致率等于该靶值的结果个数占总检测次数的百分率；一般一致率等于与检测项目靶值相差在一个量级之内的结果个数占总检测次数的百分率。

4）判定标准：当标本数为小标本时（$n=5$），符合率≥80%为合格；当标本数为大标本时（$n \geq 20$），符合率≥90%为合格。

（2）加权系数法：由Cohen等在1960年提出，可根据κ大小衡量两种诊断结果的一致程度，κ越大说明两种结果的一致性越高。针对资料类型的不同，常用的κ包括简单κ和加权κ。简单κ的算法比较简单，适用于只有阴性、阳性的四格表的定性资料；而加权κ的算法采用C×C的列联表，适用于不同类型尿液干化学分析仪初次使用性能比对分析。

1）方法设计：至少20份（尽可能覆盖各检测量程）临床标本，对多台尿液干化学分析仪进行检测，用两种方法分别对n个观察对象逐一判断其属于C类别中的哪一类，其判断结果常以C×C列联表的形式表示，见表7-2-1。

表7-2-1　两种尿液干化学分析某项检测结果

方法1	方法2					
	1（－）	2（±）	3（＋）	4（2+）	5（3+）	6（4+）
1（－）	A11	A12	A13	A14	A15	A16
2（±）	A21	A22	A23	A24	A25	A26
3（＋）	A31	A32	A33	A34	A35	A36
4（2+）	A41	A42	A43	A44	A45	A46
5（3+）	A51	A52	A53	A54	A55	A56
6（4+）	A61	A62	A63	A64	A65	A66

2）计算公式：

$$K_w = \frac{P_o(w) - P_e(w)}{1 - P_e(w)}$$

式中，$P_o(w) = \frac{1}{N} \sum_i \sum_j W_{ij} A_{ij}$，$P_e(w) = \frac{1}{N^2} \sum_i \sum_j W_{ij} A_i A_j$，$N$为总例数；$A_{ij}$为方法1第$i$个水平，方法2第$j$个水平对应的频数；$W_{ij}$为方法1第$i$个水平，方法2第$j$个水平对应频数的权重，$0 \leq W_{ij} = W_{ji} < 1$，$i \neq j$，$W_{ii} = 1$；$A_i$为方法1第$i$个水平的所有频数（第$i$行合计）；$A_j$为方法2第$j$个水平的所有频数（第$j$列合计）。

3）判定标准：$\kappa < 0.4$表示一致性较差，κ为$0.40 \sim 0.75$表示一致性良好，$\kappa \geq 0.75$表示一致性较好。

（3）注意事项：由于干化学仪器灵敏度、试带反应的原理及设置的量程标准不同及干扰因素差异，会出现检测结果不完全一致，因此在干化学比对时应注意：

1）必须严格按操作规程操作，熟悉检测原理及干扰因素对干化学检测的影响。

2）干化学比对的标本数量应根据评估需要进行选定，仪器设备性能验证（初次应用之前）应选择大标本，而仪器定期和不定期比对可采用小标本。对于尿液干化学，重点关注阴性、弱阳性标本。

3）干化学法尿液比重的比对，对于不同的检测原理采用不同的方法。尿液试带法可采用符合率法和加权系数法，而尿液折射指数法采用定量比对法（绝对偏倚≤0.002）。

3. 尿液有形成分分析　尿液有形成分分析仪其检测结果因检测原理不同和同一类型仪器厂家不同其检测的灵敏度不同而导致结果不一致,因此尿液有形成分的比对也不能采用相同的形式,在实际工件中可采用可比性比对和符合性比对。

（1）可比性比对:实验方案可参考CLSI EP9-A3和WS/T 407—2012《医疗机构内定量检验结果的可比性验证指南》。可比性比对适用相同厂家（参考值范围相同）的仪器,可用定量数据进行统计学处理。

1）方法设计:选定一定数量的尿液标本（包含高、中、低浓度）,对多台尿液有形成分分析仪进行检测。

2）结果统计:以某一尿液有形成分分析仪为靶值,其他仪器与其进行符合率统计。

3）计算方法:

$$偏倚 CV（\%）=\frac{X_{测定}-X_{靶值}}{X_{靶值}}\times100\%$$

4）判定标准:尿液有形成分分析仪测定的红细胞、白细胞、上皮细胞和管型的偏倚小于制造商规定的数值。当使用小标本（$n=5$）时,符合率≥80%为合格;当为大标本（$n≥20$）时,符合率≥90%为合格。

（2）符合性比对:不同厂家的尿液有形成分分析仪原理不同,其定量检测结果不可比时,ISO 15189要求对检测结果的医疗风险进行评估,因此需寻找妥善的方法如采用符合性比对来评估不同仪器（参考值范围不同）。

1）方法设计:选定一定数量的尿液标本（包含高、中、低浓度,重点选择参考值范围周围的标本）,对多台尿液有形成分分析仪进行检测。

2）结果统计:以同一尿液标本检测结果为对象,以各参考值范围为基础,观察两种有形成分分析仪检测结果的阴性和阳性符合程度。

3）判定标准:同一尿液标本,两种方法测定结果都正常为一致,都异常也为一致;反之为不一致。当使用小标本（$n=5$）时,符合率≥80%为合格;当为大标本（$n≥20$）时,符合率≥90%为合格。

4. 形态学人员比对　根据GB/T 22576.3—2021《医学实验室质量和能力的要求 第3部分:尿液检验领域的要求》,不仅同一项目的不同检验方法、不同分析系统、不同仪器都需定期（至少6个月）进行结果的比对,而且在尿液形态学检查人员之间还需定期进行标本的形态学比对。尿液形态学比对分为准确性考核（50幅图片）和一致性比对（5份临床标本）。

（1）准确性考核

1）人员的选择与频率:实验室所有可能涉及尿液有形成分形态学检验的工作人员,每年进行1次比对能力考核。

2）考核方法与内容:人员考核50幅尿液有形成分形态学细胞显微摄影照片,每幅图片播放时间设定为20s（每张PPT放4幅图片,设定80s）。尿液有形成分识别内容:细胞,如红细胞、白细胞、鳞状上皮细胞、肾小管上皮细胞、移行上皮细胞、吞噬细胞等;管型,如宽管型、肾小管上皮细胞管型、脂肪管型、颗粒管型、透明管型、红细胞管型、蜡样管型、白细胞管型、血液管型等;生物,如细菌、寄生虫、真菌等;结晶,如无定形盐类结晶、草酸钙结晶、胆固醇结晶、胱氨酸结晶、磷酸铵镁结晶、尿酸结晶、胆红素结晶、酪氨酸结晶、尿酸铵结晶、磷酸钙结晶、尿酸钠结晶、药物性结晶等；其他，如污染物、黏液丝、精子等。

3）结果评判：90分以上者为优秀，80分以上者为合格，低于80分者进行一轮形态学培训后重新考试，直至合格。

（2）一致性比对

1）人员的选择与频率：实验室所有可能涉及尿液有形成分形态学检验的工作人员，每半年进行1次人员比对。

2）考核方法与内容：每次至少使用5份临床标本，且至少应含3份阳性标本，阳性标本应包括细胞、管型、结晶、真菌等不同类型的有形成分。考核人员使用5份新鲜尿液标本完成离心、涂片的制备，独立完成镜检。

3）结果计算：由于尿液镜检结果是一个半定量的范围，无法用定量的方法进行统计学处理，为便于计算，实验室应建立标准评价人员比对的符合性。一般推荐采用镜检结果的中位数作为尿液镜检衡量值，以此值95%置信区间为判定标准，在此范围内可以接受，否则为不接受。尿液镜检结果的参考标准一般以经验丰富的检验者的观察值为靶值，其他人员与其比较。

4）结果判定：5份临床考核尿液标本有形成分识别符合率≥80%为合格。

第三节　检验后质量管理

一、尿液检验结果的审核

（一）尿液检验审核规则

自动审核是在遵循操作规程的前提下，计算机系统按照临床实验室设置的已通过验证的规则、标准和逻辑，自动对检测结果进行审核并发布检验报告成为医疗记录的行为。在此过程中，与实验室预设的可接受标准相符的结果自动输入规定格式的患者报告，无须任何干预。

1. 自动审核的建立　自动审核通常由实验室信息系统（LIS）单独或由LIS和中间件系统共同实现。在自动审核程序中有很多环节要将检验结果与预设的规则进行比较，这些规则的设置是应用自动审核程序的关键步骤。其规则设置是否合理直接决定了自动审核的安全性和通过率。尿液检验自动审核建立、验证可参考WS/T 616—2018《临床实验室定量检验结果的自动审核》。

2011年郑善銮对不同商家的全自动尿液分析仪建立了自动审核规则；2019年Palmieri等建立了SediMAX尿液工作站的自动审核规则（表7-3-1）。

尿液检验自动审核规则的建立要根据实验室的质量要求与临床需要，按照人工审核报告的原则，设置自定义检测项目及项目间的审核规则，形成智能化自动审核规则：

一级审核规则（即范围确认规则）：根据检测项目的不同特点，考虑检测项目参考区间、医学决定水平及与临床诊断不相符的检测结果。当检测结果超出设置确认范围时，该检测结果不能自动审核通过。

二级审核规则（即历史结果比对确认规则）：结合临床诊疗周期建立，对同一患者的历史数据进行回顾，自动将患者本次测定结果与既往结果对比，如对数据库中同一患者所有的累计测定资料进行统计，设定允许变异值，若超过此值，即出现提示信息，审核不通过。

三级审核规则（即交叉、联合判断规则）：检验项目逻辑（干化学与有形成分分析仪间交叉校验的允许值、项目间的相关性和逻辑性、检验结果与疾病关联等联合判断的阈值）分析，对相关的检验项目自动进行比较审核，包括同一张检验报告单内不同项目的比较与关联，若不符合这种关系则说明结果有误，审核不通过。

表 7-3-1　自动审核规则

审核规则		复检项目
交叉检查规则	HGB > 0.06mg/dl 和 RBC < 1/HPF	复检红细胞
	HGB < 0.03mg/dl 和 RBC > 5/HPF	复检红细胞
	LE > 25/μl 和 WBC < 1/HPF	复检白细胞
	LE < 25/μl 和 WBC > 7/HPF	复检白细胞
	Alb < 30mg/dl 和（HYA ≥ 1.36/HPF 或 PAT ≥ 1.36/HPF）	复检管型及误判
	（Alb > 30mg/dl 和 pH < 7）和（HYA > 0.5/HPF）	复检管型及误判
	pH ≥ 7 和（CaOxd ≥ 1.36/HPF 或 CaOxm ≥ 1.36/HPF）	复检草酸钙结晶及误判
	pH ≤ 8 和 TRI ≥ 1.36/HPF	复检磷酸钙镁结晶及误判
	RBC > 5/HPF 和 YEA > 0.68/HPF	复检酵母菌及误判
	Nit（−）和（BAC ≥ 10/HPF 和 WBC < 5/HPF）	复检细菌和碎片
	Nit（+）和 BAC < 10/HPF	复检细菌
自动化有形成分结果	NEC 检测*	复检非鳞状上皮细胞及误判
	管型检测	复检管型及误判
	YEA 检测	复检酵母菌及误判
干化学分析结果	HGB > 1mg/dl	复检红细胞
	Alb > 500mg/dl	复检管型及误判
	Alb > 30mg/dl 和 pH > 8	复检蛋白

注：HGB. 血红蛋白；RBC. 红细胞；HPF. 高倍视野；LE. 白细胞酯酶；Alb. 白蛋白；HYA. 透明管型；PAT. 病理管型；CaOxd. 二水草酸钙结晶；CaOxm. 一水草酸钙结晶；TRI. 酪氨酸结晶；YEA. 酵母菌；Nit. 亚硝酸盐；WBC. 白细胞；BAC. 细菌；NEC. 非鳞状上皮细胞。

* cut-off 值为 1/HPF。

2. 自动审核的验证

（1）要求：对自动审核程序进行验证以认定其性能满足实验室审核检验报告的要求是

应用自动审核程序的必要前提。建议由在相关专业工作不少于5年、具有丰富临床实验室工作经验的中级及以上职称人员完成验证工作，鼓励检验医生和临床医生参与验证过程。

（2）验证内容和方法：①无论是自行开发还是引进带有自动审核程序的软件，实验室在正式实施自动审核前，都应对程序的功能、参数、规则进行验证，确认其符合实验室的要求。②应对自动审核程序涉及的所有功能、规则及参数进行验证，保证该程序的性能符合实验室对结果审核的要求。③建议验证时间不少于3个月和（或）报告数量不少于50 000份。

（二）人工审核

人工审核是指当实验室自动审核程序判断结果不符合预设规则时，程序对该标本进行标记，报告将被保留，由人工进行必要的信息核对，对需要复检或复查的标本进行处理后再签发检测报告；实验室无自动审核程序，将根据制定的筛选规则，决定标本是否需要复检或复查，然后对检验报告进行人工确认。

1. 筛选规则制定原则

（1）根据实际情况建立筛选标准：仪器的识别能力决定筛选规则的尺度。实验室应根据仪器设备性能，结合诊疗工作实际情况制定筛选标准。在保证检验质量的前提下，尽量降低复检率，这样可使患者在较短的时间内获得检验报告。

（2）假阴性率是筛选的关键指标：具有诊断意义的重要参数不能出现假阴性，其他参数也应假阴性率＜5%。

（3）镜检结果为诊断依据的不宜筛选：血液病患者全部实施血细胞形态涂片镜检；肾病患者全部进行尿液有形成分显微镜检。

2. 筛选规则的建立

（1）尿液分析仪校准与性能验证：实验室在制定筛选标准前，应对尿液分析仪器进行校准使其符合制造商的标准，并对分析仪器进行性能验证使其符合临床诊断的需求。

（2）制定手工复查真阳性判定标准：关于尿液分析仪评定标准目前尚无全面、统一的参考标准。尿沉渣阳性的评定标准目前认为尿液红细胞、白细胞和管型等有形成分超过生物参考值范围即可。

（3）确定标本的数量及类型：要有一定数量标本中含有异常有形成分。国际血液学复审协作组要求各研究单位完成的标本量为1000份，这些标本从日常检测中随机抽取，其中包括：①800份首次检测标本；②200份再次检测标本，用于验证delta规则。

（4）以双盲法分别做仪器分析和镜检复审：对比两者检测结果，分别计算复审率及仪器分析的真阳性率、真阴性率、假阳性率、假阴性率。

（5）调整仪器阈值或初筛标准条款：根据实验室复审指标及其他具体要求，调整仪器阈值或初筛标准条款，直到最终复审效果既能符合复审规则的制定原则和拟定的预期指标，又能适应实验室常规工作的需要。

不同的尿液分析仪器有不同的筛选规则，目前关于筛选规则的文献繁多。2015年Khejonnit等建立了UX-2000尿液分析工作站的筛选规则（表7-3-2）。

表7-3-2　尿液常规检查的筛选规则

项目	复检标准
红细胞	>28.1/μl（干化学检查阴性） 17～59/μl（干化学检查阳性）
白细胞	50～120/μl
上皮细胞	56～120/μl
小圆上皮细胞	>10/μl
透明管型	>3/μl
病理管型	>1.5/μl
结晶	>10/μl
细菌	红细胞>300/μl
酵母菌	>10/μl
精子	>3/μl
标记	电导率<3.0mS/cm或>39.0mS/cm 红细胞形态/未分类? 红细胞/结晶? 红细胞/细菌? 红细胞/酵母菌? 异常红细胞? 混合红细胞? 尿路感染（细菌>500/μl或白细胞>55.9/μl） 亚硝酸盐和细菌（亚硝酸盐阳性但细菌<100/μl）

3. 筛选规则的验证　将制定的复检规则设置在分析仪的运行程序中，选择一定数量的血标本（包括血液病、肿瘤化疗患者标本）在相应的仪器上进行检测，并与涂片镜检结果对比。假阴性率应<5%，特别是具有诊断意义的重要参数不能出现假阴性（即病理成分无漏检），以验证实验室所制定的复检规则的合理性和有效性。

（三）尿液检验结果的审核

1. 结果审核的前提　尿液分析由具备资质的本专业检验技师/医师进行审核。审核时必须满足以下条件：

（1）检测系统：应包括仪器、试剂和操作规范。①仪器状态：确认仪器运行正常，并定期进行校准和保养；②试剂质量：试剂未变质或不存在质量问题，在有效期内；③操作过程：检验人员遵守操作规程，操作正规，无其他突发干扰因素。

（2）质量控制：该批次室内质控结果必须在控，结果计算准确无误。

（3）标本质量：①标本的采集、送检和保存符合实验要求；②标本的质量满足检测要求；③标本类型符合检测要求。

2. 结果的审核内容　在尿液分析中，现在的检验报告主要采用电子形式，审核内容主要包括以下几方面：

（1）报告单基本信息：①标本类型和来源；②标本采集时间和接收标本时间。

（2）检验结果的审核

1）检测项目是否齐全：检验结果必须与临床医生申请单一致。

2）检验结果是否需要复查：实验室必须制定复查制度，保证每份检验结果准确。出现下列情况必须复查：一是检验结果出现异常，二是与以前的LIS结果不符，三是违背临床诊断。

3）检验结果报告格式是否规范：检验结果主要分两类，一类是定量报告，另一类是定性定序报告。定量报告必须符合国家法定计量单位的要求；定性定序报告必须符合行业规范化管理的要求。

4）报告时限是否相符：临床实验室应规定每个检验项目的时限，在规定时间内及时审核，延迟报告必须向临床解释。

（四）检验后尿液标本的储存、保留和处置

检验后标本的储存是指对检测完的标本进行规定期限的保留，以备医生、患者对检验结果有疑惑时进行复查核对。

1. 检验标本的储存　标本储存的条件和期限应根据标本类型和检验项目性质制定。一般来说尿液、粪便常规标本很少保存，敏感或重要标本应重点保管。在标本保存前要对标本进行密封处理，必要时采用防腐措施，确保标本安全和稳定。标本的储存要有独立的空间，有规律存放，定期清除以减少不必要的资源消耗。

2. 保存后标本的处理　医学实验室所有标本均具有生物污染潜在危害，因此处理这些标本及接触这些标本的材料，要符合国家、地区的相关法律或条例要求。尿液标本的处理方法：

（1）向下水道排放：尿液标本检验完毕，加入过氧乙酸（浓度约为10g/L）或漂白粉处理，直接向下水道内排放。

（2）由环境卫生部门处理：设立专用容器，收集弃用的尿液标本，统一集中消毒后，交由环境卫生部门处理。

（3）容器消毒：对需要重复使用的标本容器，可用70%乙醇溶液浸泡或30～50g/L漂白粉溶液消毒处理；也可用10g/L次氯酸溶液浸泡2h，或用5g/L过氧乙酸溶液浸泡30～60min，再用清水冲洗晾干后备用。

（4）消毒后销毁：适用于一次性尿杯，应先消毒后毁形，再集中烧毁。

二、尿液检验结果的报告

（一）尿液检验报告格式

2017年中国医师协会检验医师分会推出了《尿液常规检验诊断报告模式专家共识》，为临床实验室各级人员书写尿液常规检验报告提供了依据。

1. 医嘱信息

（1）患者身份信息：姓名、性别、出生日期（或年龄）、患者唯一标识（如ID号）、住院号（住院时）、床号（适用时）等。

（2）申请者信息：申请医生姓名、申请科室、申请日期等。

（3）检验申请信息：检验申请项目、原始标本的类型、原始标本采集的日期和时间等。

（4）患者临床信息：患者临床诊断、服药情况等。

2. 检测信息

（1）实验室信息：实验室名称和地址。

（2）标本信息：标本唯一标识、标本接收时间。

（3）检验信息：检验项目、检验结果、报告单位、形态学图片（必要时）、异常结果提示、生物参考区间、指导性诊断意见（可能时）等。

（4）其他信息：检测时间、报告时间、检验者（签字）、审核者（签字）。

（5）备注信息：应告知患者检验结果报告的一般局限性等，可根据各医院具体情况制定。

（二）尿液检验结果报告方式

临床检验报告单常见有两种媒介形式：①纸质检验报告单，常用于门诊患者。患者凭就诊卡或检验取条码到自助查询机打印，或到检验报告取单处人工打印检验报告单。②电子检验报告单，通过院内HIS或远程互联网以电子报告单的方式将检验结果报告给临床医生。实现了检验信息的无纸化传送，保护了患者的隐私，避免了检验报告单实验室内的交叉污染。

1. 干化学尿液分析仪报告方式 干化学检测项目报告结果应使用半定量结果（如尿葡萄糖：阴性、50mg/dl、100mg/dl、300mg/dl、1000mg/dl），不宜使用符号结果（如尿葡萄糖：−、+、2+、3+、4+，因各品牌仪器设置不同），最好使用"半定量结果+符号"[如蛋白：10mg/dl（±）、20mg/dl（±）、30mg/dl（+）、50mg/dl（+）、70mg/dl（+）]，以利于各实验室之间的比对与解释。

2. 尿液有形成分分析仪报告方式 流式尿液分析仪宜采用"定量"报告，不宜采用"视野"报告[容易与显微镜高倍视野（HPF）、低倍视野（LPF）检查混淆]；图像识别尿液分析仪可采用"定量"或"视野"报告，视医院情况而定，但不能两者都用。

3. 尿液显微镜检查报告方式 尿液显微镜检查法主要分两大类：一类是离心镜检，另一类是直接镜检。染色不推荐作为尿液有形成分计数的首步操作，因为有色背景可能影响某些有形成分的观察如红细胞，但是染色有助于特殊成分的鉴别。

离心镜检宜采用"视野"报告（细胞：最低至最高数/HPF；管型：最低至最高数/LPF），不宜采用"定量"方式报告，原因是离心镜检定量结果产生误差较大。但对于结晶、原虫、寄生虫卵镜、结晶、细菌、真菌及黏液丝可采用半定量的"−、±、+、2+、3+"方式进行报告。

三、尿液检验报告的发布和修改

（一）尿液检验报告发布

检验结果报告单实行"双签字"，即除操作人员签字外，还应由另一位经验丰富、技术水平和业务能力较强的检验人员核查并签名，最好由本专业组负责人审核、签名；计算机填写的检验报告，由签发者进入审核程序，审核无误后发出报告。

1. 电子检验报告发布　授权签字人一旦确认检验报告，则检验结果报告会通过 LIS 发布，临床医生可在医生信息终端查看或打印，患者可到医院化验单领取处索取或自助终端打印。

2. 纸质检验报告发布　检验科常规检查均采用电子介质，只有特殊项目如骨髓报告单采用纸质形式。住院患者由授权发布者送到临床科室，并由接收者签字；门诊患者由患者或患者家属到医院化验单领取处领取并签字。

3. 危急值或急诊检验报告发布　当实验室出现危急值或急诊检验结果时，授权签字人可以先以口头形式发布，然后以电子介质或纸质报告为准。

4. 检验结果的隐私保护　实验室工作人员须遵守职业道德和法律法规，保护受检者和咨询者的隐私权，不得将受检者个人信息和检验结果信息向外公布或传播。

实验室检验结果储存于 HIS，设置有效的查询方式，其他人无权查看化验单记录。病房住院患者不能直接索要化验结果；门诊患者要出示医保卡方可领取报告。

（二）尿液检验结果修改

在实验室应建立实验室结果发布管理程序对尿液检验结果的修改做出详细规定，确保实验室检测结果准确无误。

1. 尿液分析仪原始检验结果的修改　原则上讲，尿液干化学法和尿液有形成分分析仪检测结果不应做修改，但是由于许多影响因素会导致干化学和自动化有形成分检测出现假性结果，因此在结果报告时，如果存在明显干扰因素且经推荐确认方法验证有明显偏差可做修改。

（1）干化学法检测血红蛋白、粒细胞酯酶时结果不应修改：由于干化学法检测的是细胞内含物，而显微镜检查的是完整细胞形态，当尿液血红蛋白存在时，这两种方法必将存在检测差异。此外，干化学法只起筛选作用，一般情况下应无参考区间。

（2）其他化学检测结果的修改：如干化学法检测尿液蛋白时，如果尿液呈强碱性，可能会导致尿蛋白出现假阳性，经磺柳酸或加热醋酸法验证为阴性时应做修改。

（3）尿液有形成分分析仪检测结果的修改：尿液标本中的一些物质如结晶、细菌、酵母菌、精子、黏液丝等，可影响分析结果的准确性，使检测结果出现假阳性，因此是否需要进一步显微镜确认而进行修改，其修改的原则应由标准的尿液镜检法决定。

2. 已发尿液检验结果的修改　检验结果已经被患者取走或临床医生使用，应立即与患者或临床医生联系，说明原因取回检验结果，采取必要的措施：①由授权报告签发人授权报告修改者对检验报告进行释放、更正，重新发出检验报告；②与临床医生协商，征求患者的同意，共同评价检验结果对临床诊断和治疗的影响，采取补救措施，使影响程度降到最低。

（马骏龙　张　慧）

第八章
粪便检验过程质量管理

第一节　检验前质量管理

一、粪便标本采集

（一）患者准备

粪便标本一般由患者亲自或在护理人员帮助下按医嘱留取。为了正确收集粪便标本，医护人员应该根据粪便检验项目的目的，口头或书面指导患者如何正确收集粪便标本及告知注意事项。

在采集标本之前应避免月经血、尿液、消毒剂及污水等各种物质污染粪便标本。医护人员应向患者交代收集粪便标本前禁止服用的食物、药物（隐血试验化学法禁服铁剂及限定素食3天后留取粪便）。

（二）标本容器

采集粪便标本的容器多种多样，留取标本最基本的要求是使用清洁、干燥、方便的加盖容器，且应满足下列要求：①容器上应有患者姓名、性别、床号、采集标本的时间及唯一标识；②宜用一次性、无添加剂的塑料便盒。

（三）采集方法

取少量粪便（蚕豆大小）放于塑料容器内加盖。常规检验选取有黏液、脓血等病变成分的粪便；外观无异常标本须从表面、深处的粪便多处取材。

隐血试验化学法应于试验前3天禁食肉类、动物血和某些含有过氧化酶的新鲜果蔬，并禁服铁剂及维生素C等干扰试验的药物。标本建议连续送检3天。

寄生虫虫体及虫卵检验应收集24h粪便。检查虫体时应仔细搜查或筛检，检查虫卵时应混匀标本后检验。未查到寄生虫和虫卵时，应连续送检3天，即"三送三检"以避免因某些寄生原虫或蠕虫的周期性排卵现象而漏检。

检查阿米巴滋养体，应于排便后立即从脓血性或稀软部分取样涂片进行镜检。室温低于20℃时，载玻片应预先加温（以不烫手为佳）。

二、粪便标本运送及保存

（一）标本运送

门诊患者的粪便标本应由患者本人或家属运送，住院患者的标本由临床护工进行运送。标本留取后应在规定时间内送检，时间过长可因pH及消化酶等影响导致有形成分被破坏。检查溶组织内阿米巴病原体标本应立即送检。

粪便标本必须保证运送过程中的安全，防止溢出；如果溢出，应立即对环境进行消毒处理。对有传染性的粪便标本的运送以确保不污染环境和保护人员的安全为原则。

（二）标本保存

粪便标本采集后应尽快送检，建议在规定时间内完成检验。如不能及时送检或分析，必须采取保存措施（如隐血试验标本保存于2～8℃，但不能超过24h；幽门螺杆菌试验标本保存于–20℃，但不能超过1h）；常规检验标本可用汞碘醛或邵氏固定液固定后保存。

三、粪便标本接收及处理

（一）标本接收

实验室在进行粪便常规检验前须确保接收的标本合格，其接收标准如下：

（1）检验申请单应涵盖下列内容：患者姓名、性别、年龄、科别、床号、住院号、申请单号、标本类型、临床诊断或主要症状、应用的药物、收集标本时间、实验室接收时间及申请检查的实验项目。

（2）采集粪便标本的容器应符合实验要求，容器标识内容应与检验申请单的内容完全一致。

（3）标本的采集过程、标本类型、标本量符合所申请实验的要求。

（4）标本及时送检并实施了相应的正确防腐措施。

（5）合格的粪便常规标本接收时，应对所接收的标本进行登记，包括患者姓名、科室、标本的类型、检验项目及标本接收的日期和时间等信息。

（二）不合格标本的拒收

对于不合格的粪便常规标本实验室应拒收并做相应记录，其拒收标准如下：

（1）检验申请单填写的内容与粪便标本容器标识不完全一致。

（2）标本量过少或混有月经血或尿液。

（3）粪便常规检查标本未在规定时间内送检。

（4）申请溶组织内阿米巴病原体的检查，采集后未立即送检。

（5）送检的申请单和容器被污染，溅有标本。

（三）检验后标本的处理

检验后的粪便标本不需要保存，收集于医疗废物垃圾袋内，由卫生员运送后统一处理。

第二节　检验中质量管理

一、粪便分析仪性能验证

1. 性能验证内容　粪便分析仪的性能验证参照 WS/T 662—2020《临床体液检验技术要求》，至少应包括仪器精密度验证、携带污染率验证、有形成分检出率验证、符合率验证（仪器与人工镜检有形成分比对）等内容。其隐血试纸应参考试剂盒说明上明确标示的性能参数进行验证，至少应包括检出率验证、符合率验证（采用临床诊断明确的阴性、阳性标本各20份或与其他分析方法比对），同时应明确检验项目的预期用途，如筛查、诊断、确认。

2. 适用情况　①新购置的粪便分析仪首次应用于临床标本前；②试剂组分改变、厂家或检验方法发生变更时；③粪便分析仪校准、发生故障维修后或更换主要配件后，可能对结果产生较大影响时；④能力验证结果未通过，采取纠正措施后；⑤达到文件规定的周期；⑥仪器停用后再次投入使用之前。

3. 性能验证时需满足的实验条件　①粪便分析仪维护保养良好；②粪便分析仪校准合格；③室内质控合格；④试剂在有效期内；⑤进行性能验证的人员能力评估合格。

4. 结果的保存　性能验证原始结果及记录应按要求妥善保存。

二、实验室内质控

（一）粪便常规检验室内质控

1. 手工法　粪便常规检验手工法无合适的质控品，其室内质控的重点在于人员的管理。人员对标本的规范化操作及有形成分的正确辨识能力，对获取准确的检验结果至关重要。

（1）实验室应定期对人员进行培训、考核、评估，内容应包括粪便常规的制片操作、显微镜观察操作、有形成分识别等，评估合格才可上岗。新进人员最初6个月应至少进行2次能力评估。

（2）操作者应严格按照《全国临床检验操作规程》要求进行标本的制片、显微镜观察，以保证检验结果准确可靠。

（3）对于寄生虫卵的检查，每份标本宜按制片要求做3张涂片，然后依次检查每张涂片。必要时可采用集卵法，以提高虫卵的阳性检出率。阿米巴原虫的检查要注意保温。除标本保温外，可将生理盐水及载玻片预温后涂片，并快速予以检验。

2. 仪器法

（1）质控品的选择：粪便分析仪有形成分的室内质控推荐使用商品化质控品。质控品应为液态，具有良好的均一性和稳定性。

（2）质控品的水平：质控品应包含阴性质控品、灵敏度阳性质控品、精密度阳性质控品。阴性质控品主要用于阴性对照；灵敏度阳性质控品应至少含有红细胞、白细胞及虫卵，用于仪器检出率的验证；精密度阳性质控品通常为高、低两个水平的红细胞质控品，用于仪器精密度验证。

（3）失控规则：阴性质控品不可为阳性；灵敏度阳性质控品各检测项目不可为阴性。精密度阳性质控品的警告、失控规则：①$1_{2s}$规则，1次质控结果超过$2s$为报警；②$1_{3s}$规则，1次质控结果超过$3s$为失控；③$2_{2s}$规则，同天2个水平结果同方向超过$2s$为失控或同一水平质控结果连续2次超出$2s$为失控；④Westgard其他规则。

（4）精密度阳性质控品的靶值和控制限：质控品暂定靶值、累积靶值、批号更换新靶值的确定及暂定控制限、累积控制限的设定必须遵循《临床检验定量测定项目室内质量控制》要求，根据本实验室的特点和现行测定方法进行确定。

（二）粪便隐血检验室内质控

（1）试剂保存条件必须符合说明书要求，并且在有效期内使用。

（2）实验室每天应至少一次，使用2个浓度水平（阴性和弱阳性）质控品进行室内质控。质控品可购买商品化试剂或自行配制，但自行配制的质控品应对其均一性和稳定性进行评价。阴性质控结果为阴性、弱阳性质控结果为弱阳性即表明在控，相反则为失控。

（3）失控应立即处理，失控报告应包括情况描述、原因分析、纠正措施及效果评价等内容，纠正后方可用于临床标本的检测。实验室还应评估最后一次成功质控活动之后患者标本的检验结果。必要时可引入预防措施。

（4）体液室负责人对每月或每批次质控记录进行总结，签字保存至少2年。

三、实验室间比对

实验室应按照GB/T 22576.1—2018/ISO 15189：2012《医学实验室质量和能力的要求 第1部分：通用要求》参加相应的能力验证/室间质量评价，应保留参加能力验证/室间质量评价活动的结果和证书。负责人或指定人员应监控能力验证/室间质量评价的结果，并在结果报告上签字。

（1）粪便常规检验室间质量评价目前为以图片的形式考核检验人员对粪便有形成分的识别，实验室应由常规检验临床标本的人员进行结果回报，不应指定特定人员。

（2）粪便隐血室间质量评价标本应由常规检验临床标本的人员，按日常处理患者标本的方式，用分析临床标本的相同检测方法或系统进行检测。

（3）实验室应监控室间质量评价结果，结果不合格时应分析原因，必要时采取有效的纠正措施。

（4）在提交室间质量评价之前，实验室间不应交流检测结果。

（5）对于没有能力开展室间质量评价的检验项目，应通过与其他实验室（如已获得认可的实验室或其他使用相同检测方法的同级别或高级别实验室）比对的方式确定检验结果的可接受性。

四、实验室内部比对

实验室应规定比较程序和所用设备与方法，以及建立临床适宜区间内患者标本可比性的方法。此要求适用于相同或不同的程序、设备、不同地点或所有这些情况。

（1）粪便形态学检验人员应至少每6个月进行1次比对，每次至少使用5份临床标本，其中阳性标本不少于3份。推荐采用检测结果均值的95%置信区间为判断标准，结果在此范围内可接受，反之不可接受。实验室亦可以经验丰富的质量负责人的检测结果作为靶值，其他人员与之比较，评判标准依据检验项目的性能要求合理设定，不宜过宽（不能起到比对效果）或过窄（不符合实际情况易造成比对结果不合格）。5份标本比对符合率≥80%为合格。对于寄生虫及虫卵、结晶等有形成分的比对可采用图谱的方式，评价其结果的符合性。

（2）粪便隐血检验至少选择2份阴性标本、3份阳性标本（至少含弱阳性标本2份）进行室内比对，评价比对结果的可接受性。如出现不一致，应分析原因，采取必要的纠正措施，评估纠正措施的有效性并形成相应记录。

（3）仪器比对应在确认检测系统的有效性及其性能指标符合要求后进行。需要注意的是，不同厂家的粪便分析仪因仪器检测原理和灵敏度不同，应采取不同的比对方式。

1）相同检测原理与灵敏度仪器间比对：选取至少5份临床标本，其中阳性标本不少于3份，以性能指标优良、维护保养良好的仪器作为靶机，其他仪器与之比对。结果偏倚符合厂家规定的数值为一致，反之为不一致，5份标本比对符合率≥80%为合格。

2）不同检测原理或灵敏度仪器间比对：不同检测原理或灵敏度仪器间结果不具备定量可比性，但可采用检出符合率的方法替代。选取至少5份临床标本，其中阳性标本不少于3份（应含有参考值范围周围的阳性标本），以性能指标优良、维护保养良好的仪器作为靶机，其他仪器与之比对，两台仪器结果阳性或阴性一致为符合，反之为不符合，5份标本比对符合率≥80%为合格。

第三节 检验后质量管理

一、结果复核

实验室应制定粪便检验结果的复核程序。适当时，可通过室内质控、可利用的临床信息及既往检验结果进行综合分析。同时，应加强实验室与临床医生的沟通，以获取更加完整的临床资料帮助结果的判断。

1. 结果复核时考虑的因素　①应结合临床资料综合分析检验结果；②应结合粪便检验不同项目结果的相关性进行综合分析；③应结合同一患者的所有检验结果进行综合分析；④结合既往检验结果分析；⑤结合检测方法的局限性分析。

2. 粪便分析仪的结果复核 任何原理的粪便自动化分析设备，其阳性有形成分的发现均应对仪器拍摄的实景图像进行人工审核确认后方可发出阳性报告。

二、结果报告

（1）报告内容应至少包括4个部分：一般性状检验（理学检查）、粪便隐血检验（化学检查）、显微镜镜检、检验信息（检验者签名、检验完成时间等）。

（2）报告方式、报告术语必须规范。

（3）粪便隐血检验应注明所用方法。

（4）有临床意义的成分的出现或改变应备注标明。

（韩呈武　佟小萌）

第九章
认可现场评审中形态学识别要求

第一节　外周血涂片形态学识别要求

　　血细胞形态是血液分析的重要组成部分，外周血涂片血细胞检查主要是针对红细胞、白细胞、血小板病理形态改变的检查，以及某些感染性疾病可能出现的微生物学检查。对血细胞的正确识别及报告涉及贫血、造血与淋巴系肿瘤、血小板疾病、感染性疾病、原发性与继发性疾病、遗传性疾病等全身各系统疾病的诊断与鉴别、治疗与评价预后。本节参照 2015 年 ICSH 发布的外周血细胞形态特征的命名和分级标准化建议及 2020 年中华医学会检验医学分会血液学与体液学学组发表的《血细胞分析报告规范化指南》，简要介绍外周血细胞名称、形态特点及临床意义，目的是掌握常见血细胞形态特点，发现病理形态异常，有利于疾病的发现与临床诊疗。

一、红细胞

（一）正常红细胞

　　正常红细胞平均直径约 7.5μm，呈双凹盘状，无核，有约占细胞 1/3 体积的中央淡染区（图 9-1-1）。

（二）红细胞病理形态改变

1. 大小异常

　　（1）小红细胞：直径＜7μm，平均红细胞体积（MCV）＜80fl，主要见于球形红细胞增多症、缺铁性贫血、地中海贫血、慢性失血导致的贫血及尿毒症导致的继发性贫血等疾病（图 9-1-2）。

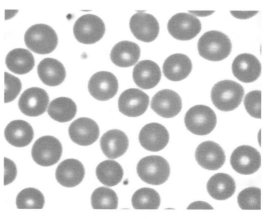

图 9-1-1　正常红细胞

　　（2）大红细胞：直径＞8.5μm，MCV＞100fl，主要见于巨幼细胞贫血、骨髓增生异常综合征、某些溶血性贫血及溶血危象、再生障碍性贫血危象、恶性贫血、化疗相关性贫血等（图 9-1-3）。

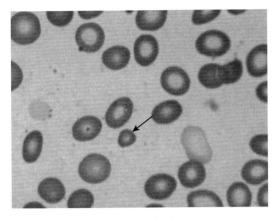

图9-1-2　小红细胞

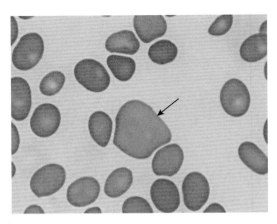

图9-1-3　大红细胞

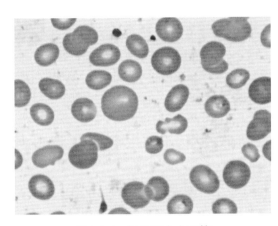

图9-1-4　红细胞大小不等

（3）红细胞大小不等：同一血涂片中红细胞直径相差一倍以上，红细胞体积分布宽度（RDW）增加，见于各种原因的贫血（图9-1-4）。

2. 形状异常

（1）球形红细胞：直径通常＜6.5μm，浓染、球形，MCV正常或降低，中央淡染区缺失。正常人球形红细胞＜5%，遗传性球形红细胞增多症临床特点为自幼发生的贫血、间歇性黄疸和脾大，多数患者外周血涂片球形红细胞＞10%。球形红细胞增多见于某些溶血性贫血、脾功能亢进等疾病（图9-1-5）。

（2）靶形红细胞：正常人占1%～2%，靶形红细胞较薄，表面积/体积比值增加，在中央淡染区有一个增强的染色区域，类似靶形。靶形红细胞见于珠蛋白生成障碍性贫血、缺铁性贫血和地中海贫血（图9-1-6）。

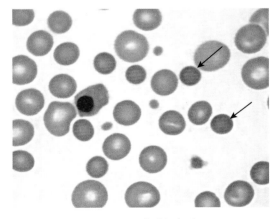

图9-1-5　球形红细胞

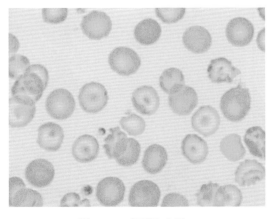

图9-1-6　靶形红细胞

（3）泪滴状红细胞：一边钝圆、一边窄尖，似梨形或泪滴状，主要见于原发性或继发性骨髓纤维化，70%的病例外周血可出现有核红细胞及幼稚粒细胞（图9-1-7）。

（4）椭圆形红细胞与卵圆形红细胞：椭圆形红细胞外观呈椭圆形，长轴是短轴的2倍以上；健康人占1%，当椭圆形红细胞＞25%时对遗传性椭圆形红细胞增多症诊断有参考价值。卵圆形红细胞外观呈卵圆形，长轴不超过短轴的2倍（图9-1-8）。

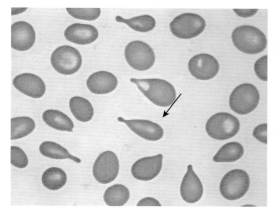
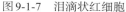

图9-1-7　泪滴状红细胞

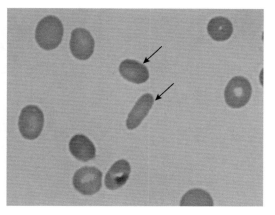

图9-1-8　椭圆形红细胞与卵圆形红细胞

（5）锯齿状红细胞：红细胞边缘有10～30个短直或相对规则的针状突起，见于尿毒症、肝脏疾病、脾切除前或后、代谢性酸中毒、低钾、胃癌、消化性溃疡等（图9-1-9）。

（6）棘形红细胞：细胞呈圆形、浓染，边缘有2～20个长短、粗细、形状不同的不规则针状体样突起，有些突起具有球棍状外观。棘形红细胞＞25%时见于棘形红细胞增多症，也见于某些肝硬化、无β脂蛋白血症、酒精性肝病、脾切除术后、吸收障碍性疾病（图9-1-10）。

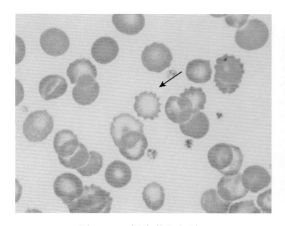

图9-1-9　锯齿状红细胞

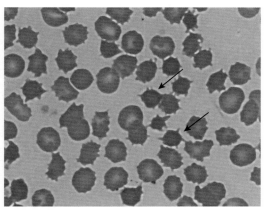

图9-1-10　棘形红细胞

（7）口形红细胞：口形红细胞中央淡染区可呈裂隙状。东南亚卵圆形红细胞症时口形红细胞可能有两个裂隙，裂隙可能为长轴的、横向的、"V"形或"Y"形。正常人偶见（＜4%），增多见于遗传性口形红细胞增多症、酒精性肝病（图9-1-11）。

（8）镰状红细胞：直径＜6.5μm，MCV正常或减低，缺乏中央淡染区，可伴有血红蛋白晶体，红细胞结构异常。镰状红细胞见于镰状细胞贫血（血红蛋白β珠蛋白链第6位谷氨酸被缬氨酸替代所致），伴有乳酸脱氢酶、间接胆红素、网织红细胞增多，结合珠蛋白水平降低（图9-1-12）。

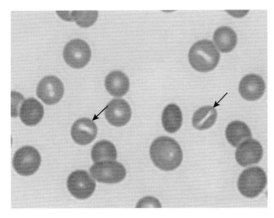

图9-1-11　口形红细胞

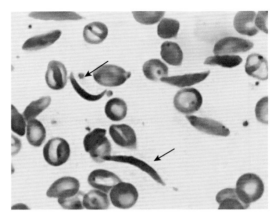

图9-1-12　镰状红细胞

（9）破碎红细胞：机械性损伤产生的循环内的红细胞碎片，通常比完整的红细胞小，具有锐利角状、边缘连续的碎片样外形，呈小新月形、盔形或角形。破碎红细胞见于溶血性尿毒综合征（HUS）、血栓性血小板减少性紫癜（TTP）、弥散性血管内凝血（DIC）、肾移植排斥反应、心脏瓣膜病、严重烧伤、行军性血红蛋白尿（图9-1-13）。

（10）红细胞凝集：红细胞不规则聚集成簇，通常在冷反应抗红细胞抗体存在时发生。可逆性抗体冷凝集素增多时可导致红细胞聚集。红细胞凝集见于支原体肺炎、传染性单核细胞增多症、恶性淋巴瘤、肝硬化等（图9-1-14）。

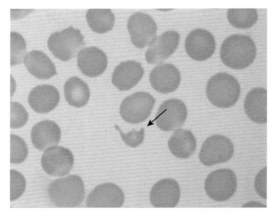

图9-1-13　破碎红细胞

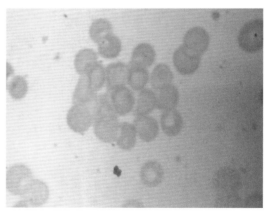

图9-1-14　红细胞凝集

（11）红细胞缗钱样形成：红细胞呈堆积的硬币状，通常在血浆蛋白浓度高的时候发生。红细胞缗钱样形成见于多发性骨髓瘤、巨球蛋白血症（图9-1-15）。

3. 血红蛋白含量异常

（1）低色素性红细胞：红细胞中心淡染区扩大，超过红细胞直径1/3，着色过浅时红细胞可呈影形、环状。低色素性红细胞平均红细胞血红蛋白含量（MCH）和平均红细胞血红蛋白浓度（MCHC）减低，低色素性红细胞常伴随小红细胞、缺铁性贫血（图9-1-16）。

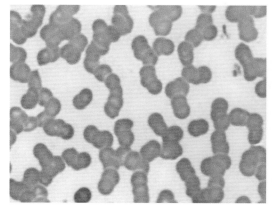

图9-1-15　红细胞缗钱样形成

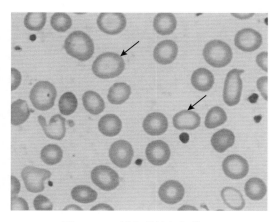

图9-1-16　低色素性红细胞

（2）高色素性红细胞：红细胞中心淡染区消失，着色过深，见于球形红细胞增多症、溶血性贫血、MDS、红白血病等（图9-1-17）。

（3）多色素性红细胞：不成熟红细胞胞质中残留有核糖体核糖核酸（rRNA）等嗜碱性物质，在瑞氏染色涂片中表现为红细胞内部分或全部为粉蓝-灰色，体积比正常成熟红细胞大。多色素性红细胞见于各种原因的增生性贫血，也见于MDS等造成的红细胞造血异常（图9-1-18）。

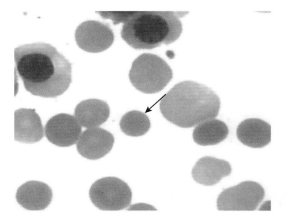

图9-1-17　高色素性红细胞

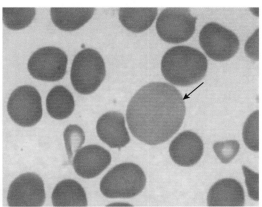

图9-1-18　多色素性红细胞

4. 结构异常

（1）多核幼红细胞：具有2个、3个或更多个核的红细胞，多见于红白血病、MDS及其他原因的贫血（图9-1-19）。

（2）嗜碱性点彩红细胞：嗜碱性点彩红细胞胞质内出现均匀分布的细小、中等或粗糙的蓝色点状颗粒，多认为是红细胞内核糖体变性聚集而形成。嗜碱性点彩红细胞见于重金属中毒、恶性贫血、MDS、地中海贫血、再生障碍性贫血等疾病（图9-1-20）。

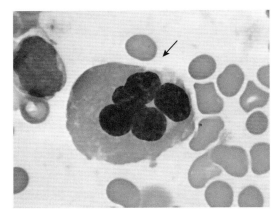

图9-1-19　多核幼红细胞

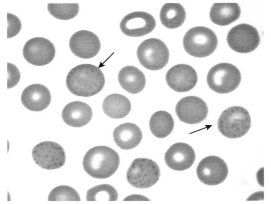

图9-1-20　嗜碱性点彩红细胞

（3）卡伯特环（Cabot ring）：红细胞内出现紫红色、"8"字形或环形的结构，多认为是核膜的残留物。卡伯特环可见于溶血性贫血、脾切除及各种原因的增生性贫血（图9-1-21）。

（4）豪-乔小体（Howell-Jolly body）：红细胞内出现浓染、圆形、紫红色的内容物，通常是单独出现，直径约为1μm，为红细胞核DNA的碎片。其见于溶血性贫血、脾切除及各种原因的增生性贫血、MDS和白血病（图9-1-22）。

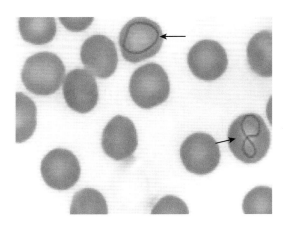

图9-1-21　卡伯特环

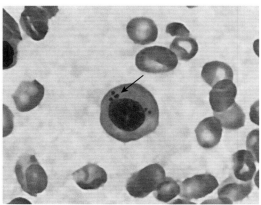

图9-1-22　豪-乔小体

（5）有核红细胞：是成熟红细胞的前体细胞，用于描述外周血中的幼红细胞，包括晚幼红细胞阶段及以前阶段的红细胞（图9-1-23）。

在正常状态时，仅见于骨髓内及出生一周内的新生儿外周血中。病理情况下，见于生理应激、缺氧状态（如充血性心衰）、严重的溶血性贫血、原发性骨髓纤维化和骨髓浸润性疾病。

（6）海因茨小体（Heinz body）：经甲紫体外活体组织染色后，红细胞内的血红蛋白氧化变性析出的沉淀物呈圆形小体；瑞氏染色下可表现为红细胞内的包涵体。其见于不稳定血红蛋白病、脾切除术后、β地中海贫血、红细胞葡萄糖-6-磷酸脱氢酶（G6PD）缺乏等。

（7）帕彭海姆小体（Pappenheimer body）：红细胞胞质内出现多个大小、形状、分布不同的嗜碱性内容物，为红细胞内的铁蛋白聚合物，含有帕彭海姆小体的红细胞属于高铁红细胞，在改良瑞氏染色的外周血涂片中可见。帕彭海姆小体多见于铁粒幼细胞贫血、MDS、恶性贫血、地中海贫血、脾切除术后（图9-1-24）。

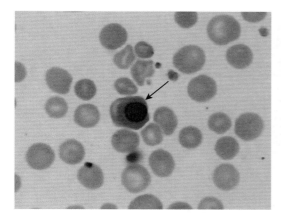

图9-1-23　有核红细胞

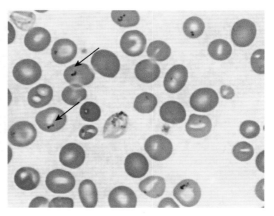

图9-1-24　帕彭海姆小体

二、白细胞

（一）正常白细胞

1. 中性杆状核粒细胞　在白细胞分类中不到5%。细胞直径10～14μm，呈圆形或卵圆形，核弯曲呈杆状，核最细部分直径大于最宽部分的1/3，核染色质呈颗粒状，无核仁，胞质丰富，含淡粉红色中性颗粒（图9-1-25）。

2. 中性分叶核粒细胞　在白细胞分类中占50%～70%。细胞直径10～14μm，呈圆形或卵圆形，核通常分3～4叶，少数为2叶或5叶，核叶以丝相连，或核最细部分直径小于最宽部分的1/3，或核扭曲折叠（图9-1-26）。

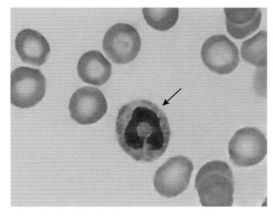

图9-1-25　中性杆状核粒细胞

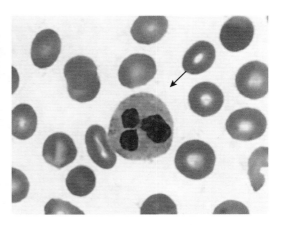

图9-1-26　中性分叶核粒细胞

3. 嗜酸性粒细胞 在白细胞分类中占0.5%～5%。外周血中多为嗜酸性分叶核粒细胞，胞体较大，直径12～17μm，呈圆形或类圆形，核分为2叶，呈镜片状，核染色质粗，胞质丰富，充满橘红色、粗大、大小较一致、圆形、紧密排列的嗜酸性颗粒（图9-1-27）。

4. 嗜碱性粒细胞 在白细胞分类中不到1%。外周血中多为嗜碱性分叶核粒细胞，胞体直径10～16μm，呈圆形，核呈分叶状，核染色质粗，呈深紫色，胞质呈浅蓝色，含数量、大小和形状不同的蓝黑色嗜碱性颗粒，颗粒可覆盖整个细胞，因而胞核及胞质通常显示不清（图9-1-28）。

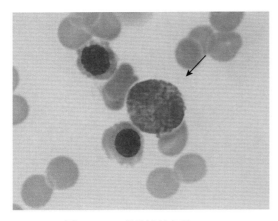
图9-1-27 嗜酸性粒细胞

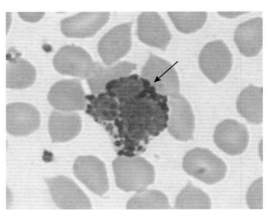
图9-1-28 嗜碱性粒细胞

5. 淋巴细胞和单核细胞 在白细胞分类中占20%～40%。小淋巴细胞体积较小，直径10～12μm，胞体、胞核均呈圆形，核边有切迹，染色质粗，呈块状凝聚，胞质少，多无颗粒；大淋巴细胞直径12～16μm，外形通常不规则，胞质丰富、天蓝色，可见少量嗜天青颗粒（图9-1-29）。单核细胞在白细胞分类中不到4%（图9-1-30）。

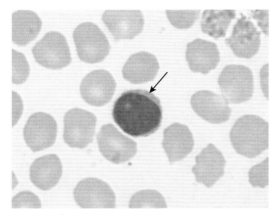
图9-1-29 淋巴细胞

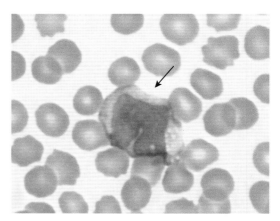
图9-1-30 单核细胞

（二）白细胞病理形态改变

1. 中性粒细胞毒性变化

（1）中毒颗粒：中性粒细胞胞质中粗大、紫色的嗜天青颗粒，呈点状分布。其常在感染和炎症的应答反应时出现，是一种非特异性反应性改变，是异常初级颗粒成熟并保留有嗜天青染色特性的结果，中性粒细胞碱性磷酸酶染色呈阳性（图9-1-31）。

（2）空泡：中性粒细胞胞质中出现大小不等的泡沫状空泡，可能是感染时吞噬泡和杀死细菌溶酶体内容物释放的颗粒融合，或是脂类变性的结果；酒精毒性和长时间暴露于EDTA抗凝（储存产物）等其他原因也可以导致中性粒细胞空泡形成（图9-1-32）。

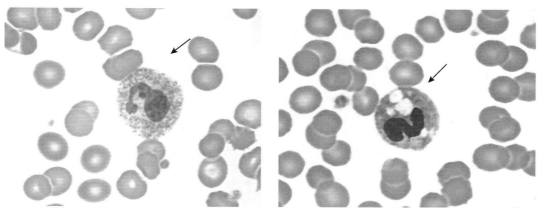

图9-1-31　中毒颗粒　　　　　　　　　　图9-1-32　空泡

（3）杜勒小体：中性粒细胞胞质内出现的单个或多个、淡蓝色或灰色、片状或云雾状内含物，多认为是核质发育失衡的结果。杜勒小体见于非特异性反应性改变，与血小板减少和巨大血小板同时存在可预示梅-黑异常，杜勒小体也可出现在应用生长因子如粒细胞集落刺激因子治疗的患者（图9-1-33）。

（4）核变性：中性粒细胞肿胀性变化是指胞体肿大、结构模糊、边缘不清晰，核肿胀和核溶解等现象；固缩性变化是指胞核致密、碎裂、变小（图9-1-34）。

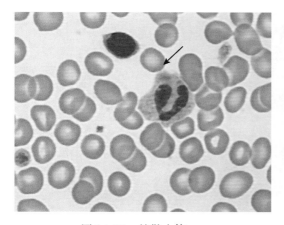
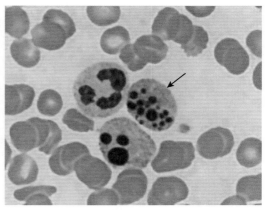

图9-1-33　杜勒小体　　　　　　　　　　图9-1-34　核变性

2. 中性粒细胞大小不等　中性粒细胞体积大小相差明显，多认为是细胞分裂不规则的结果，见于严重感染、恶性肿瘤、重金属或药物中毒、大面积烧伤等（图9-1-35）。

3. 分叶过多的中性粒细胞　中性粒细胞分4叶甚至5～6叶或以上。当5叶者超过5%

时，又称为中性粒细胞核右移，是由于造血物质缺乏，DNA合成障碍，或造血功能减退所致。其主要见于巨幼细胞贫血、恶性贫血和应用抗代谢药物治疗后，感染的恢复期也可出现一过性核右移现象（图9-1-36）。

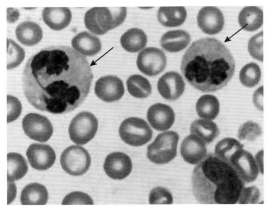

图9-1-35 中性粒细胞大小不等　　　　　　　图9-1-36 分叶过多的中性粒细胞

4. 分叶过少的中性粒细胞 成熟的中性粒细胞核少而小、核质比低、染色质粗而浓集，为分化末期正常核分叶失败所致，见于粒细胞发育异常如MDS。

5. 奥氏（Auer）小体 也称棒状小体，是边界清楚的红色杆状或针状胞质内含物，认为是由异常的嗜天青颗粒（初级颗粒）融合形成的。其主要出现在白血病性原始粒细胞或异常早幼粒细胞，髓过氧化物酶染色阳性，是髓系肿瘤的特异性标志；也可见于白血病性原始细胞或幼稚单核细胞。粒细胞性白血病时奥氏小体短而粗，常为多个，可排列成束（呈柴捆状）；单核细胞白血病时奥氏小体长而细，常为单个（图9-1-37）。

6. 中性粒细胞发育异常 包括体积不正常的大或小细胞，细胞分叶过少或过多，颗粒过少或颗粒过多，异常颗粒（大的融合颗粒和奥氏小体），异常分裂的双核中性粒细胞，环形核中性粒细胞，多见于MDS（图9-1-38）。

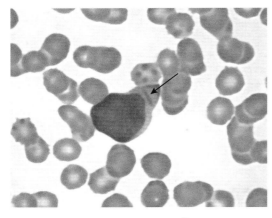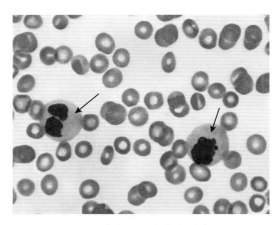

图9-1-37 奥氏小体　　　　　　　　　　图9-1-38 中性粒细胞发育异常

7. 狼疮细胞 中性粒细胞吞噬其他细胞核变性溶解的均匀体后形成狼疮细胞。见于系统性红斑狼疮、风湿性关节炎、药物性过敏、类狼疮肝炎等。狼疮细胞诊断系统性红斑狼疮的敏感性不如抗核抗体，特异性不如抗双链DNA抗体。

8. 幼稚粒细胞 包括早幼粒细胞、中幼粒细胞和晚幼粒细胞（图9-1-39）。

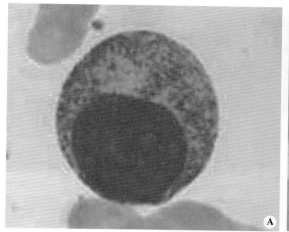
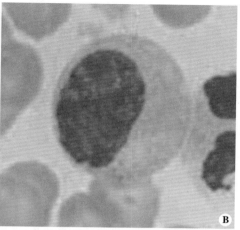
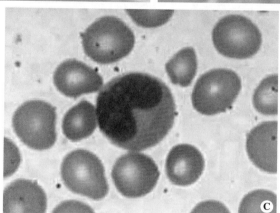

图9-1-39 幼稚粒细胞

A. 早幼粒细胞；B. 中幼粒细胞；C. 晚幼粒细胞

9. 鼓槌和假性鼓槌 鼓槌为女性中性粒细胞核端的小凸起，与核以丝相连，结构一致。假性鼓槌为男性中性粒细胞中出现的小凸起（呈小型高尔夫球棍形）。二者用于两性鉴别（图9-1-40）。

10. 与遗传因素相关的中性粒细胞畸形

（1）梅-黑（May-Hegglin）异常：多个成熟中性粒细胞胞质内出现单个或多个蓝色包涵体，大而圆，可伴有巨大血小板。其见于以家族性血小板减少为特点的常染色体显性遗传病（图9-1-41）。

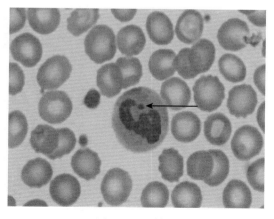

图9-1-40 鼓槌

（2）佩-许（Pelger-Huët）畸形：见图9-1-42。

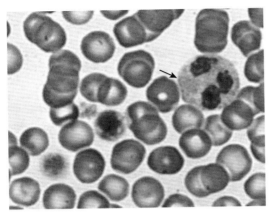

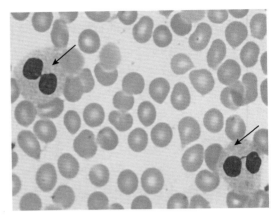

图9-1-41　梅-黑异常　　　　　　　　　　　　　图9-1-42　佩-许畸形

（3）白细胞异常色素减退综合征（Chediak-Higashi syndrome）：各阶段粒细胞的胞质中含有数个至数十个紫蓝色的较大颗粒，过氧化物酶染色颗粒呈强阳性（淋巴细胞中也可见较大颗粒），见于常染色体隐性遗传病。

（4）奥-赖（Alder-Reilly）畸形：中性粒细胞胞质中含有巨大深染嗜天青颗粒，呈深红或紫色包涵体，多见于常染色体隐性遗传病，患者常伴有脂肪软骨营养不良或遗传性黏多糖代谢障碍。

11. 淋巴细胞形态异常

（1）反应性淋巴细胞：或称为不典型淋巴细胞-怀疑反应性，通常用于描述良性病因引起的淋巴细胞变化。反应性淋巴细胞体积增大、形状不规则，核不成熟，可见核仁，核染色质疏松，核形状不规则或有核裂，胞质呈嗜碱性改变，可有空泡形成，胞质丰富，在与邻近细胞接触的位置染色可从淡蓝色到明显嗜碱性（图9-1-43）。

（2）不正常淋巴细胞：或称为不典型淋巴细胞-怀疑肿瘤性，通常用于描述怀疑恶性和单克隆性病因引起的淋巴细胞变化，见于肿瘤性疾病如白血病和淋巴瘤（图9-1-44）。

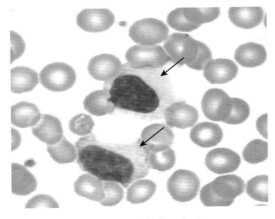

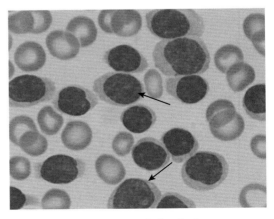

图9-1-43　反应性淋巴细胞　　　　　　　　　　　图9-1-44　不正常淋巴细胞

（3）卫星核淋巴细胞：淋巴细胞核旁出现游离于核外的小卫星核，见于接受大剂量电离辐射、核辐射之后或其他理化因素及抗癌药物等造成的细胞染色体损伤，是致畸、致突变的指标之一。

（4）幼稚淋巴细胞：具有原始细胞的部分特点，鉴别点是无核仁，见于急慢性淋巴细胞白血病、淋巴细胞型类白血病反应（图9-1-45）。

（5）毛细胞：体积比正常淋巴细胞大，核形状多变，多为圆形、卵圆形，胞质丰富，呈浅蓝灰色，有纤细的毛发样突起是毛细胞的特征，见于毛细胞白血病（图9-1-46）。

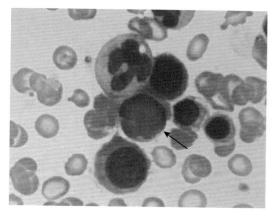

图9-1-45 幼稚淋巴细胞

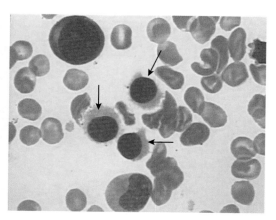

图9-1-46 毛细胞

（6）幼淋巴白血病细胞及涂抹细胞：胞体较大，无胞质，胞核形状不定，散乱，呈扫帚状，染色质结构模糊不清，呈淡紫色。涂抹细胞是在外周血涂片制备过程中损伤的白细胞，是具有无结构染色质材料的白细胞（通常是淋巴细胞）的核残余物。涂抹细胞可在正常人群中观察到，并且可在非典型淋巴细胞增多症、慢性淋巴细胞白血病、急性髓细胞性白血病、慢性髓细胞性白血病中观察到（图9-1-47）。

12. 不正常幼稚单核细胞 胞体较大，胞核缠绕或扭曲，染色质呈纤细蕾丝样，核仁明显，胞质蓝灰色，可含有少量细小的紫红色颗粒（图9-1-48）。

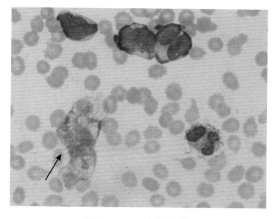

图9-1-47 涂抹细胞

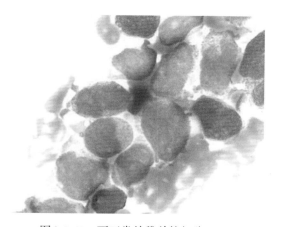

图9-1-48 不正常幼稚单核细胞

三、血小板

（一）正常血小板

正常血小板呈两面微凸的圆盘状，直径1.5～3μm。新生的幼稚血小板体积大，成熟者体积小。血小板呈小圆形，淡蓝色或淡红色，多散在或成簇分布（图9-1-49）。

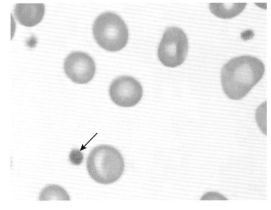

图9-1-49　正常血小板

（二）异常血小板

1. 血小板大小异常

（1）小血小板：直径＜1.5μm，主要见于缺铁性贫血、再生障碍性贫血（图9-1-50）。

（2）大血小板或巨大血小板：大血小板体积可同正常红细胞大小，直径3～7μm，巨型血小板可＞7.5μm，甚至可达10～20μm。在正常人体中，大血小板通常＜5%。在EDTA抗凝管中储存，血小板体积会逐渐增大。在病理情况下，大血小板或巨大血小板主要见于特发性血小板减少性紫癜、粒细胞白血病、巨大血小板综合征、MDS和脾切除后（图9-1-51）。

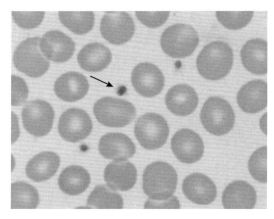

图9-1-50　小血小板

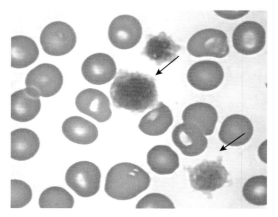

图9-1-51　大血小板或巨大血小板

2. 血小板形态异常　如少颗粒血小板，表现为血小板内嗜天青颗粒减少或无颗粒，胞质灰蓝或淡蓝色，常见于MDS（图9-1-52）。

3. 血小板卫星现象　血小板黏附、围绕于中性粒细胞或单核细胞的现象，见于EDTA抗凝血涂片中，可导致血液分析仪计数血小板假性减少（图9-1-53）。

4. 血小板聚集　静脉采血不顺利、非抗凝血涂片后可见血小板聚集现象，提示骨髓增生性疾病、血小板增多症、血小板无力症（图9-1-54）。

5. 微小巨核细胞　胞核不分叶，呈小圆形，或分叶呈双圆核及圆核，胞质呈弱嗜碱性，细胞边缘常能见到血小板，血小板可在表面呈现"出芽"。微小巨核细胞见于MDS、慢性粒细胞白血病、红白血病等（图9-1-55）。

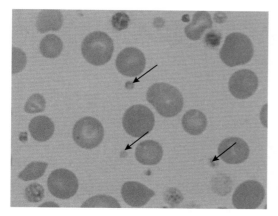

图9-1-52　少颗粒血小板

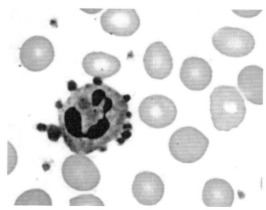

图9-1-53　血小板卫星现象

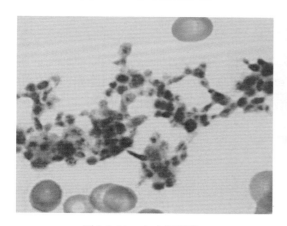

图9-1-54　血小板聚集

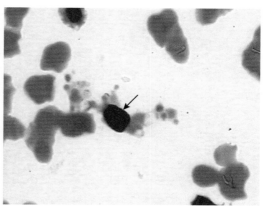

图9-1-55　微小巨核细胞（MDS）

四、寄生虫

（一）疟原虫

胀大的红细胞和薛氏点有助于诊断间日疟原虫和卵形疟原虫。恶性疟原虫感染常只有早期滋养体（"环状体"）和少量配子体，其他几种疟原虫感染常见包括晚期滋养体和裂殖体在内的各个时期。薄血膜涂片，可见恶性疟原虫雄配子体，腊肠形，两端钝圆，核大且疏松，胞质浅蓝、略带红色，与间日疟原虫相似，见于疟原虫感染。

（二）巴贝虫

巴贝虫镜下可呈现卵形、椭圆形、梨形、球拍形和纺锤形，常见细胞外虫体，见于巴贝虫病。

（三）锥虫

锥鞭毛体为锥虫的基本形态，分为细长型和粗短型，粗短型被认为是传播媒介的感染阶段。吉姆萨染色或瑞氏染色下，颗粒状细胞质呈浅蓝色，含深蓝色颗粒，可能有空泡。中央的胞核被染成淡红色。虫体后的动基体被染成淡红色，胞质内的鞭毛可能看不到。鞭毛从动基体发出，沿波动膜的外缘延伸至波动膜，在虫体前端与锥虫体融合，此处鞭毛游离延伸于虫体之外；见于锥虫感染。

（四）利什曼原虫

利什曼原虫的无鞭毛体也称利杜体，呈椭圆形，圆形虫体大小为3～5μm，吉姆萨染色可见胞膜内有一圆形核和一杆状动基体，色紫红，胞质色淡蓝，鞭毛很短，常位于人或犬的巨噬细胞内或破碎细胞附近。这个阶段可通过其形状、大小、染色特征，特别是胞质内有一个动基体识别。前鞭毛体也称鞭毛体，鞭毛体从虫体前端伸出，虫体长11.3～15.9μm，虫体前端较长，后端较细。瑞氏染色或吉姆萨染色胞质呈淡蓝色，动基体位于前端，胞核位于虫体中部，两者被染成红色或紫色，见于利什曼病。

（五）刚地弓形虫

吉姆萨染色血涂片中可以观察到速殖子单独存在或多个存在于宿主细胞如白细胞中，保存完好的速殖子呈新月形且染色较好，胞核位于虫体中央，但退化的速殖子可能呈椭圆形且染色较差，见于弓形虫病。

（六）微丝蚴

微丝蚴呈蠕虫状，染色后可见虫体内沿长径间隔排列的体核，中间分布有器官或细胞器前体细胞组成的特殊细胞。将一小滴血液标本在洁净的玻片上推开，自然风干玻片，吉姆萨染色后进行显微镜检查。班氏丝虫（Wuchereria bancrofti）的微丝蚴有鞘膜，在染色涂片中呈平滑卷曲状，长约298μm，直径7.5～10.0μm。体核分散，头间隙短，尾尖无核。鞘膜在吉姆萨染色下呈弱着色或不着色。马来布鲁格丝虫（Brugia malayi）的微丝蚴与班氏丝虫微丝蚴形态相似，都有鞘膜结构，但马来布鲁格丝虫微丝蚴通常更小（长约279μm，直径5～6μm），且可通过其尾核进行区分。马来布鲁格丝虫的鞘膜结构在吉姆萨染色下呈明亮粉红色，而班氏丝虫鞘膜结构不着色。旋盘尾丝虫（Onchocerca volvulus）微丝蚴缺乏鞘膜，长约309μm，直径5～9μm。尾部呈锥形，多卷曲或折叠，没有尾核。罗阿丝虫（Loa loa）微丝蚴有鞘膜，长约300μm，胞核延伸至尾部，沿尾部呈不规则排列，鞘膜不能被吉姆萨染色。微丝蚴见于淋巴丝虫病、盘尾丝虫病、罗阿丝虫病。

五、螺旋体

钩端螺旋体（Leptospira）是紧密盘绕的螺旋体，通常直径0.1μm，长6～20μm。钩端螺旋体尖端锐利，其一端或两端通常会弯曲成独特的钩。菌体上的双轴丝以极性方式插入壁膜间隙，血液中的钩端螺旋体可通过暗视野显微镜观察。疏螺旋体菌（*Borrelia*）分为引起回归热和莱姆病的两群病原体，相比于钩端螺旋体，长度相似，但更宽，直径为 0.2～0.5μm，血液疏螺旋体的直接显微镜检查只适用于回归热病例。螺旋体可见于吉姆萨染色的厚、薄膜涂片。钩端螺旋体见于钩端螺旋体病，疏螺旋体见于回归热和莱姆病。

六、埃立克体和无形体

埃立克体和无形体经吉姆萨染色或瑞氏染色，可见桑葚胚，其以小（直径1～3μm）而圆形至椭圆形细菌簇形式存在，在胞质液泡内呈嗜碱性或双染性点彩样。查菲埃立克体（*Ehrlichia chaffeensis*）桑葚胚主要检出自单核细胞，无形体桑葚胚主要出现在中性粒细胞或嗜酸性粒细胞中。埃立克体和无形体见于各种埃立克体病。

七、真菌

（一）荚膜组织胞浆菌

标本中经染色观察到小的（直径2～4μm）椭圆形芽生酵母，可初步诊断组织胞浆菌病。非洲组织胞浆菌病由壁厚、窄基底的芽生酵母引起，直径可达10～15μm。通常血涂片经吉姆萨染色可见酵母样孢子及周围的浅荚膜，染成红色的胞浆菌体常位于巨噬细胞内，直径2～4μm，常呈卵圆形，较小的一端出芽很细，染色时可见脱落细胞周围有一圈未被染色的空晕，为细胞壁。菌体可在吞噬细胞内，也可游离，见于组织胞浆菌病。

（二）其他真菌

血涂片镜检主要利用孢子或菌丝鉴别真菌。假丝酵母菌属革兰氏染色，镜下可见紫红色卵圆形孢子和藕节状假菌丝，偶见出芽现象；血涂片中可见马尔尼菲篮状菌，瑞氏染色镜检可见中性粒细胞、巨噬细胞内散在分布的圆形或腊肠样病原体，两端钝圆，胞质染成淡蓝色，1～2个紫红色小核，见于真菌血流感染。

八、细菌

杆菌呈杆状，球菌呈圆形或近似圆形，可结合革兰氏染色等确认，见于细菌血流感染。

（续　薇　曲林琳　许建成）

第二节　体液形态学识别要求

体液检验一般包括尿液、脑脊液、胸腔积液、腹水等各种体液及粪便的常规检验和形态学检验等。认可现场形态学评审是考核的必要环节，旨在要求检验人员重视形态学，进一步加强临床形态学检验的人才培养，不断提高检验人员的形态学诊断能力、技术和素质。可采取至少50幅显微摄影照片（包括正常和异常有形成分）或其他形式进行形态学考核；不同级别的医院现场考核的图片难易程度有所不同，通常以日常工作中常见的体液形态学考核为主，如某地区寄生虫感染较常见，该实验室进行评审时，寄生虫考核比例相应加大；考核要求检验人员正确识别率在80%以上。

体液形态学检验人员须掌握且应能识别的有形成分如下：

（1）尿液中的有形成分：①细胞，如红细胞、白细胞、鳞状上皮细胞、肾小管上皮细胞、移行上皮细胞、吞噬细胞等；②管型，如宽幅管型、细胞管型、脂肪管型、颗粒管型、透明管型、红细胞管型、蜡样管型、白细胞管型等；③微生物，如细菌、寄生虫、真菌等；④结晶，如无定形结晶、草酸钙结晶、胆固醇结晶、胱氨酸结晶、三联磷酸盐结晶、尿酸结晶、胆红素结晶、酪氨酸结晶、尿酸铵结晶等；⑤其他，如污染物、黏液丝、精子等。

（2）粪便中的有形成分包括红细胞、白细胞、细菌、真菌、寄生虫或卵等。

一、尿液细胞

（一）红细胞

1. 正常红细胞　未染色的正常红细胞直径为7～8μm，为双凹圆盘状，呈淡黄色（图9-2-1）。

2. 异常红细胞　常见的有大红细胞、小红细胞、棘形红细胞、环形红细胞、皱缩影红细胞等（图9-2-2）。其中，棘形红细胞胞质常向一侧或多侧伸出，包膜突起，如生芽状，在判断血尿来源方面意义突出。

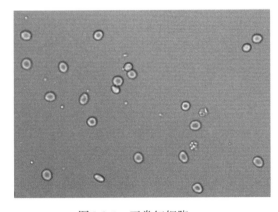

图9-2-1　正常红细胞

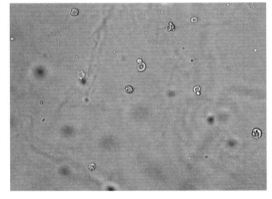

图9-2-2　异常红细胞

（二）白细胞

1. 完整白细胞　直径为10～14μm，较红细胞大，呈圆形，未染色时的胞质较模糊，胞质内颗粒清晰，外形完整，分散存在（图9-2-3）。

2. 脓细胞 外形多变，不规则，胞质内充满颗粒，胞核模糊不清，常聚集成团，边界不清。其数量多少在识别时更为重要（图9-2-4）。

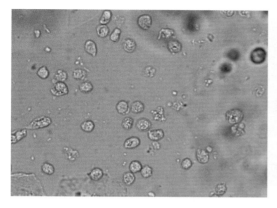

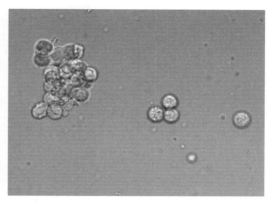

图9-2-3 完整白细胞   图9-2-4 脓细胞

（三）上皮细胞

1. 肾小管上皮细胞 形态与白细胞相似，但较白细胞大，直径约15μm，含1个较大的圆形核，核膜较厚。胞质中有小空泡、颗粒或脂肪小滴，颗粒分布不规则，数量不定。其在尿液中易变形，呈圆形、不规则或多边形（图9-2-5）。

2. 尿路上皮细胞（又称移行上皮细胞）

（1）表层尿路上皮细胞：又称大圆上皮细胞。其体积、形态随器官胀缩状态不同而变化较大。器官充盈时，脱落细胞体积为白细胞的4～5倍，多呈不规则圆形，胞核较小，常居中；器官收缩时，细胞体积较小，为白细胞的2～3倍，形态较圆（图9-2-6）。

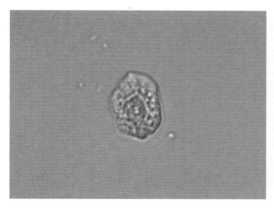

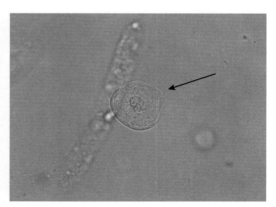

图9-2-5 肾小管上皮细胞   图9-2-6 表层尿路上皮细胞

（2）中层尿路上皮细胞：又称尾形上皮细胞或纺锤状上皮细胞。其体积大小不一，呈梨形、纺锤形或带尾形，胞核较大，呈圆形或椭圆形（图9-2-7）。

（3）底层尿路上皮细胞：又称小圆上皮细胞。其形态较圆，体积较大，胞核较小。注意与肾小管上皮细胞形态的鉴别（图9-2-8）。

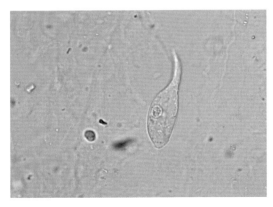

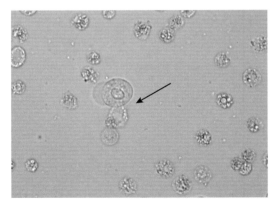

图9-2-7　中层尿路上皮细胞　　　　　　　图9-2-8　底层尿路上皮细胞

3. 鳞状上皮细胞　其形状不规则，多边多角，边缘常卷曲，胞核很小，呈圆形或卵圆形（图9-2-9）。

（四）吞噬细胞

吞噬细胞体积为白细胞的2～3倍，可分为小吞噬细胞和大吞噬细胞。小吞噬细胞来自中性粒细胞，常吞噬细菌等微小物体；大吞噬细胞来自单核细胞，边缘不整，胞核呈肾形或类圆形，结构细致，稍偏位；胞质丰富，胞质中吞入红细胞、白细胞碎片、脂肪滴、精子、颗粒物质及其他不易识别的多种成分（图9-2-10）。

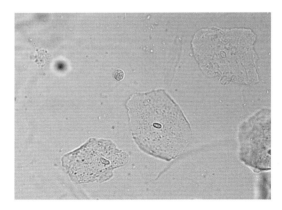

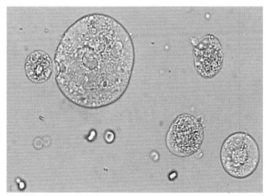

图9-2-9　鳞状上皮细胞　　　　　　　　图9-2-10　吞噬细胞

二、尿液管型

（一）非病理性管型

透明管型：呈规则的圆柱体状，大小、长短很不一致，通常两边平行，两端钝圆（一端可稍尖细，呈尾形），平直或略弯曲，甚至扭曲，质地菲薄，无色、半透明（图9-2-11）。

（二）病理性管型

1. 红细胞管型 管型基质内以红细胞为主，且在10个以上（图9-2-12）。

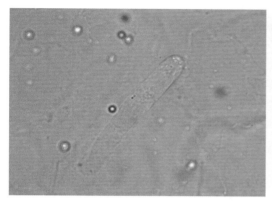

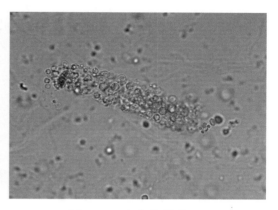

图9-2-11　透明管型　　　　　　　　　　图9-2-12　红细胞管型

2. 白细胞管型 管型基质中充满白细胞（或脓细胞）且多退化变性或坏死（图9-2-13）。

3. 颗粒管型 管型基质内含有大小不等的颗粒物，含量超过管型面积的1/3（图9-2-14）。

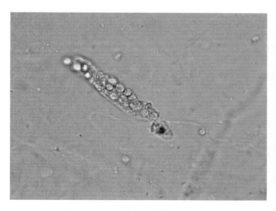

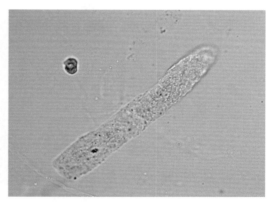

图9-2-13　白细胞管型　　　　　　　　　　图9-2-14　颗粒管型

  4. 肾小管上皮细胞管型 又称上皮细胞管型，管型内含有肾小管上皮细胞，较白细胞体积大且形态变化较白细胞复杂。细胞大小不等，胞核模糊，呈瓦片状排列，可充满管型（图9-2-15）。

  5. 脂肪管型 管型内可见大小不等的折光性很强的脂肪滴，当脂肪滴较大时，用偏振荧光显微镜检查可见马耳他十字，脂肪滴较小时可互相重叠，用苏丹Ⅲ染色染成橙红色或红色（图9-2-16）。

  6. 蜡样管型 外形似透明管型，为蜡样浅灰色或淡黄色，折光性强，质地厚，有切迹或泡沫状，易折断，一般略带弯曲，末端常不整齐（图9-2-17）。

  7. 宽大管型 其宽度可达50μm以上，体积是一般管型的2～6倍，形态不规则，易折断，有时呈扭曲状（图9-2-18）。

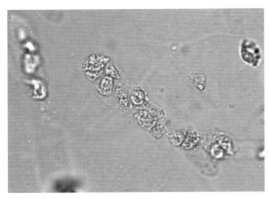

图 9-2-15　肾小管上皮细胞管型

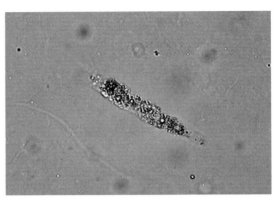

图 9-2-16　脂肪管型

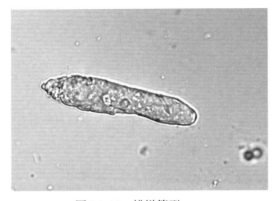

图 9-2-17　蜡样管型

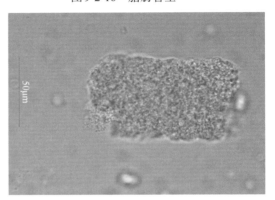

图 9-2-18　宽大管型

三、尿液结晶

（一）生理性结晶

1. 草酸钙结晶　为无色方形闪烁发光的八面体或信封样，有 2 条对角线相互交叉，也可呈菱形、哑铃形或饼形（图 9-2-19）。

2. 尿酸结晶　呈黄色、暗棕色，其形状为三棱形、哑铃形、蝴蝶形或不规则形（图 9-2-20）。

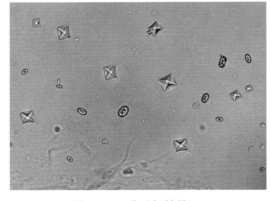

图 9-2-19　草酸钙结晶

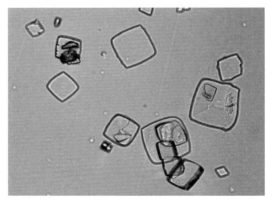

图 9-2-20　尿酸结晶

3. 非晶形尿酸盐结晶 外观呈黄色、非晶形颗粒状或小球状（图9-2-21）。

4. 非晶形磷酸盐结晶 外观呈灰白色、非晶形颗粒状（图9-2-22）。

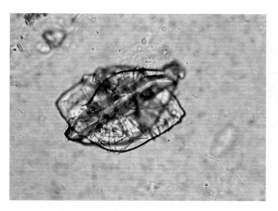

图9-2-21 非晶形尿酸盐结晶

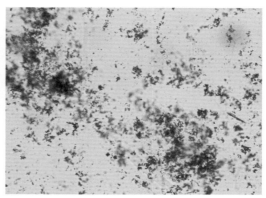

图9-2-22 非晶形磷酸盐结晶

5. 磷酸铵镁结晶 又称三联磷酸盐结晶，无色，呈方柱形、信封状或羽毛状，强折光性（图9-2-23）。

6. 磷酸钙结晶 呈非晶形、粒状、三棱形，排列成星状或束状（图9-2-24）。

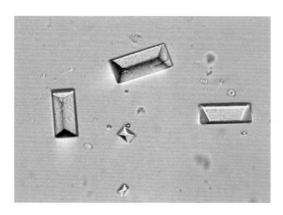

图9-2-23 磷酸铵镁结晶

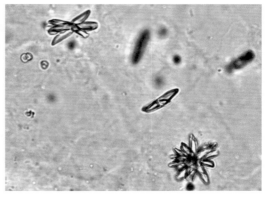

图9-2-24 磷酸钙结晶

7. 尿酸铵结晶 为黄褐色不透明的晶体，典型特征呈树根状和棘球状，也可见哑铃形（图9-2-25）。

（二）病理性结晶

1. 胆固醇结晶 外形为缺角的长方形或方形、无色透明（图9-2-26）。

2. 胱氨酸结晶 为无色、六边形、边缘清晰、折光性强的薄片状结晶（图9-2-27）。

3. 酪氨酸结晶 为略带黑色的细针状结

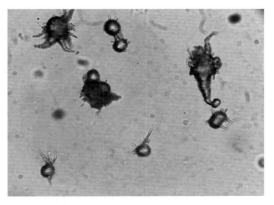

图9-2-25 尿酸铵结晶

晶，呈束状或羽毛状（图9-2-28）。

4. 亮氨酸结晶 为淡黄色或褐色小球形或油滴状，并可见密集辐射状条纹，折光性强（图9-2-29）。

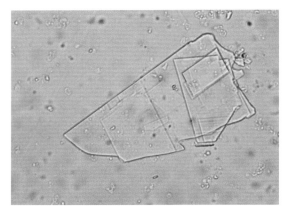

图9-2-26 胆固醇结晶

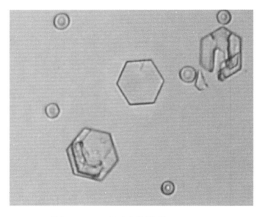

图9-2-27 胱氨酸结晶

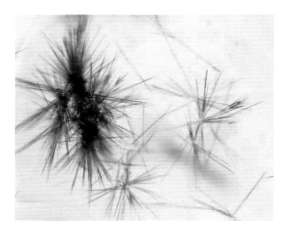

图9-2-28 酪氨酸结晶

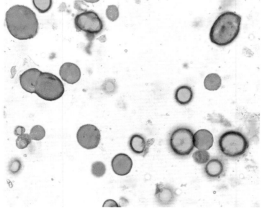

图9-2-29 亮氨酸结晶

5. 胆红素结晶 为成束的针状或小块状、橘红色结晶，可被白细胞吞噬而存在其内（图9-2-30）。

6. 药物结晶 为不对称的麦秆束状、球状，其束偏于一侧，两端不对称，有时呈贝壳状（图9-2-31）。

四、尿液其他有形成分

1. 细菌 未染色状态下无色，菌体呈球形、薄杆状或短的圆杆状，单个或呈链状存在（图9-2-32）。

2. 真菌

（1）白念珠菌：未染色状态下无色，大小为2.5～5μm，菌体呈圆形、椭圆形或短圆柱形，有时因芽生孢子而聚集（图9-2-33）。

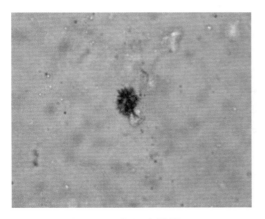

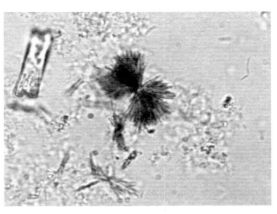

图9-2-30　胆红素结晶　　　　　　　图9-2-31　磺胺药物结晶

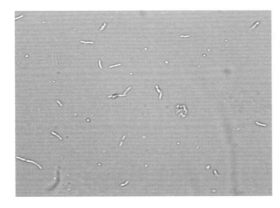

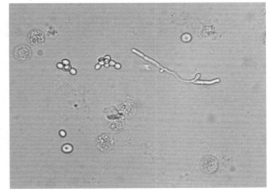

图9-2-32　细菌　　　　　　　　　　图9-2-33　白念珠菌

（2）酵母菌：菌体呈卵圆形，似红细胞，折光性较强，可见芽孢和假菌丝（图9-2-34）。

3. 黏液丝　为长条形，边缘不清，末端尖细卷曲，大小不等，常见暗淡纹（图9-2-35）。

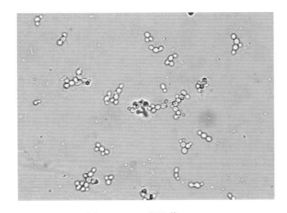

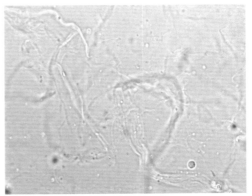

图9-2-34　酵母菌　　　　　　　　　图9-2-35　黏液丝

4. 精子　头部呈卵圆形，轮廓规则，顶体清楚（图9-2-36）。

5. 脂肪滴　大小不等，折光很强，呈圆形（图9-2-37）。

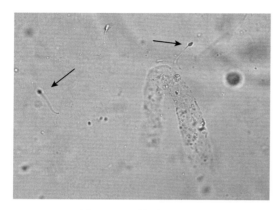

图9-2-36　精子

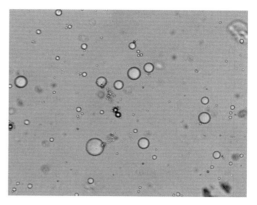

图9-2-37　脂肪滴

五、粪便标本中常见寄生虫或卵及其他有形成分

（一）粪便寄生虫卵和原虫

1. 蛔虫

（1）蛔虫成虫：呈蚯蚓状，活时为粉红色，死后为灰白色，头尖细、尾钝圆。雌虫长20～35cm，最宽处直径为3～6mm；雄虫长15～31cm，最宽处直径为2～4mm。虫体两侧可见明显的侧线，头端口周可见"品"字形的3个唇瓣，1个背唇瓣较大，2个亚腹唇瓣略小。

（2）受精蛔虫卵：呈宽椭圆形，大小为（45～75）μm×（35～50）μm。卵壳较厚，自外向内分三层，为受精膜、壳质层和蛔苷层。卵壳外凹凸不平的蛋白质膜，被宿主胆汁染成棕黄色，卵内含1个大而圆的卵细胞，卵细胞与卵壳间可见新月形空隙（图9-2-38）。

（3）未受精蛔虫卵：呈长椭圆形，大小为（88～94）μm×（39～44）μm，卵壳和蛋白质膜较薄，卵内充满大小不等的折

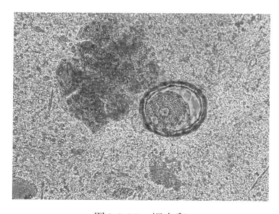

图9-2-38　蛔虫卵

光颗粒。若蛔虫卵的蛋白质膜脱落，卵壳则呈无色透明。

2. 蛲虫　虫卵大小为（50～60）μm×（20～30）μm，半椭圆形，不对称，一侧扁平、一侧稍凸，呈柿核形，卵壳厚、无色透明（图9-2-39）。

3. 钩虫　虫卵大小为（56～76）μm×（36～40）μm，椭圆形，两端钝圆或一端稍扁平，卵壳薄、光滑、无色透明，新鲜卵内含2～8个灰色颗粒细胞，以4个者最常见（图9-2-40）。

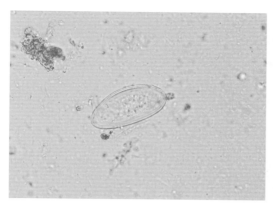

图9-2-39　蛲虫卵

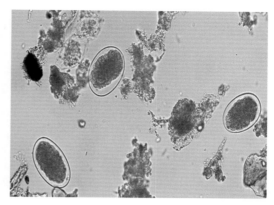

图9-2-40　钩虫卵

4. 鞭虫　虫卵大小为（50～54）μm×（22～23）μm，黄褐色，纺锤形，卵壳较厚，两端各有一个透明塞，刚排出的虫卵内可见未分裂的卵细胞（图9-2-41）。

5. 粪类圆线虫　虫卵大小为（50～58）μm×（30～34）μm，椭圆形，卵壳薄、透明，内含1个卷曲肥厚的幼虫，临床常规镜检中以杆状蚴多见（图9-2-42）。

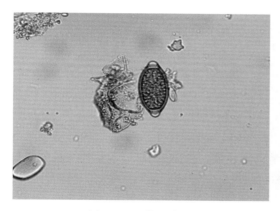

图9-2-41　鞭虫卵

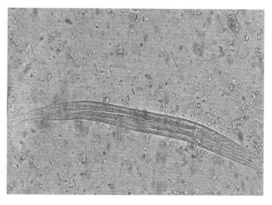

图9-2-42　粪类圆线虫杆状蚴

6. 绦虫

（1）猪带绦虫头节：近似球形，直径0.6～1mm，有4个吸盘，顶端有能伸缩的顶突，顶突上有25～50个小钩，排列成内外两圈，内圈的钩较大，外圈的钩稍小（图9-2-43）。

（2）牛带绦虫头节：略呈方形，直径1.5～2.0mm，无顶突及小钩（图9-2-44）。

（3）猪带绦虫卵：虫卵大小为31～43μm；卵壳极薄，虫卵从孕节散出后，多已脱落，通常所见的外壳为胚膜；黄褐色、圆形。胚膜有放射状条纹，内含六钩蚴。

（4）牛带绦虫卵：虫卵大小为30～40μm，形态特点同猪带绦虫卵，两者依据虫卵无法区分（图9-2-45）。

（5）细粒棘球绦虫卵：虫卵大小（以胚膜为界）为（30～38）μm×（29～34）μm，棕黄色，略呈圆形，胚膜厚，有放射状条纹，内含六钩蚴。胚膜外的卵壳排出体外时多已脱落。

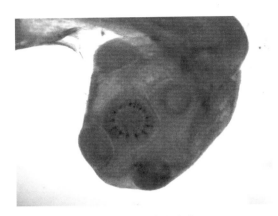

图9-2-43　猪带绦虫头节

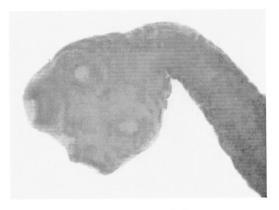

图9-2-44　牛带绦虫头节

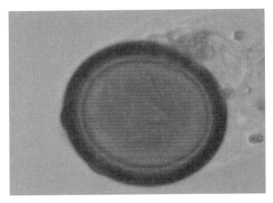

图9-2-45　带绦虫卵

（6）短膜壳绦虫卵：虫卵大小为（48～60）μm×（36～48）μm，无色透明，椭圆形或圆形，卵壳很薄。胚膜较卵壳厚，两极稍隆起，由极端发出4～8根极丝。虫卵内含六钩蚴。

7. 华支睾吸虫

（1）成虫：形似葵花籽，扁平，半透明，前端尖细、后端钝圆，大小为（10～25）mm×（3～5）mm。有口吸盘和腹吸盘，口吸盘位于前端，较大；腹吸盘位于虫体腹面的前1/5处，小于口吸盘。口在口吸盘内，咽呈球形，食管短，虫体两侧各有肠支延伸至虫体后端。虫体后1/3处前后排列2个睾丸，虫体中央分布1个分叶卵巢，子宫自虫体中央向前盘旋至腹吸盘附近，子宫内充满成熟和未成熟的虫卵（图9-2-46）。

（2）虫卵：形似芝麻粒，黄褐色，甚小，大小为（27～35）μm×（11～19）μm，平均29μm×17μm。卵一端较窄且有卵盖，稍隆起，盖周围卵壳增厚、突起，形成肩峰；另一端钝圆，有一似结节状小突起，称为小疣。从粪便排出时卵内已含有毛蚴（图9-2-47）。

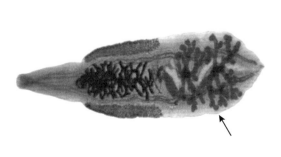

图9-2-46　华支睾吸虫（成虫）

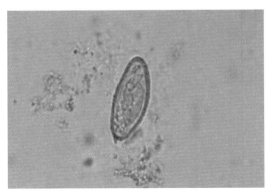

图9-2-47　华支睾吸虫卵

8. 卫氏并殖吸虫

（1）成虫：形似半片花生，虫体长7.5～12mm、宽4～6mm，长宽之比为2∶1（图9-2-48）。

（2）虫卵：大小为（80～118）μm×（48～60）μm，黄色，不对称椭圆形，近卵盖一端最宽，底部最厚。卵内含有1个卵细胞，周围有十多个卵细胞（图9-2-49）。

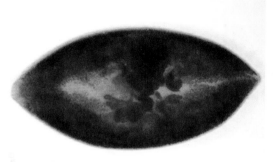

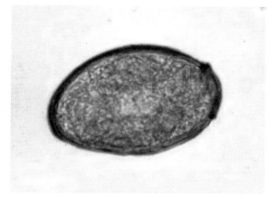

图9-2-48 卫氏并殖吸虫（成虫）

图9-2-49 卫氏并殖吸虫卵

9. 日本血吸虫 虫卵大小平均为89μm×67μm，淡黄色，椭圆形，卵壳厚薄均匀，无卵盖，侧突短小。成熟卵内含毛蚴。未成熟卵略小，内含卵胚结构（图9-2-50）。

10. 布氏姜片吸虫 虫卵大小为（130～140）μm×（80～85）μm，淡黄色，椭圆形，卵壳薄，卵盖小而不明显，卵内含有1个卵细胞和多个卵黄细胞（图9-2-51）。

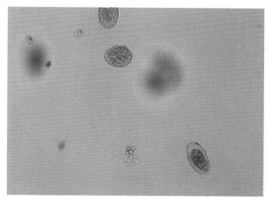

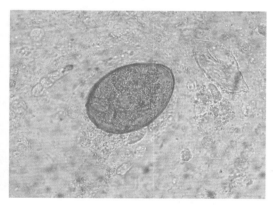

图9-2-50 日本血吸虫卵

图9-2-51 布氏姜片吸虫卵

11. 阿米巴

（1）结肠内阿米巴：包囊呈圆形，直径10～35μm；胞核1～8个，偶见8个以上，核膜厚，核仁大多偏位；胞质内有棕色未成熟包囊，可见棕色糖原泡；拟染色体两端尖细不整、碎片状，折光性强，呈白色（图9-2-52）。

（2）溶组织内阿米巴：包囊呈圆形，直径10～20μm；胞核1～4个，偶有8个，可见核仁和核膜，核仁小、多居中，核膜较薄；胞质内有棕色未成熟包囊，可见棕色糖原泡，中央着色深，边缘着色较浅而且模糊；有时可见未着色的棒状拟染色体，两端钝圆（图9-2-53，图9-2-54）。

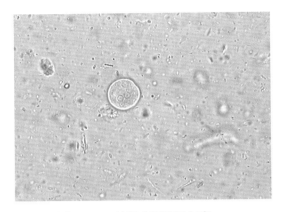

图9-2-52　结肠内阿米巴包囊

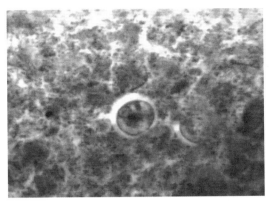

图9-2-53　溶组织内阿米巴包囊（铁苏木素染色）

除上述常见的阿米巴外，还有波列基内阿米巴、哈门内阿米巴、布氏嗜碘阿米巴、微小内蜒阿米巴，较为少见。

12. 鞭毛虫（以蓝氏贾第鞭毛虫为例）

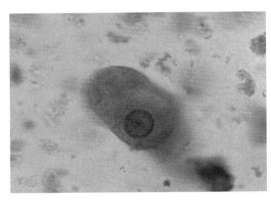

图9-2-54　溶组织内阿米巴滋养体（铁苏木素染色）

（1）滋养体：正面观呈倒梨形，两侧对称，前端钝圆、后端稍尖，大小为（9～21）μm×（5～15）μm，有4对鞭毛，分别是前侧鞭毛、后侧鞭毛、腹鞭毛和尾鞭毛。有2个细胞核，核仁大，在腹面形成吸盘（图9-2-55）。

（2）包囊：呈椭圆形，大小为（8～12）μm×（7～10）μm，囊壁较厚，胞质的收缩使之和囊壁之间出现明显间隙，未成熟包囊有2个核，成熟包囊有4个核，多偏于一侧。囊内可见鞭毛、丝状物、中央小体和轴柱等（图9-2-56，图9-2-57）。

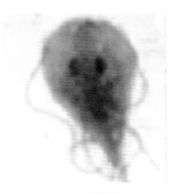

图9-2-55　滋养体

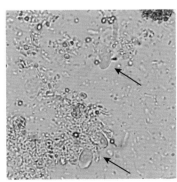

图9-2-56　包囊（湿片）

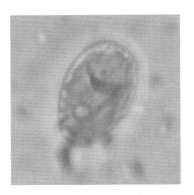

图9-2-57　包囊（碘染）

除上述介绍的蓝氏第鞭毛虫常见外，还有迈氏唇鞭毛虫、肠内滴虫、人肠滴虫、中华内滴虫等，较为少见。

13. 人芽囊原虫 呈圆形或卵圆形，大小 2～200μm，平均4～15μm，虫体有明显的壁，原虫的胞质被染成黄色或浅褐色，胞核被染成深褐色，周边有3～7个颗粒，颗粒的大小和形状有变化，并可见到核仁、染色体、糖原块等。人芽囊原虫有以下类型（图9-2-58）：

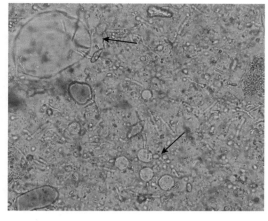

图9-2-58 人芽囊原虫

（1）空泡型：亦称中央泡型，虫体呈圆形或卵圆形，直径2～200μm，平均4～15μm；中央有一透亮的大空泡，周围胞质形成月牙状薄带，其内有2～4个胞核，核膜内聚集块状的异染色质。

（2）阿米巴型：又称变形型，虫体大小为2.6～7.8μm，形态多变，可见伪足突起；胞质内含许多小颗粒状物质，无细胞膜。

（3）颗粒型：虫体稍大于空泡型，胞质中充满颗粒状物质。

（4）包囊型：虫体呈圆形或卵圆形，直径3～8μm；囊壁厚，胞质中有1～4个胞核，含多个空泡，有糖原及脂质沉着。

（5）复分裂型：体积最大，具有增殖现象。复分裂过程：首先是胞核不断分裂成多个核，核与核之间只有少量胞质连接，其余的空间为空泡结构。当胞膜内陷时，可分裂成多个大小不等的虫体。本型不多见。

（6）无空泡型：缺乏中央空泡，细胞较小，直径5μm，无表膜。

（7）多空泡型：虫体大小为5～8μm，体内含多个内容物不一、大小不等的小泡，虫体表面具有厚的表膜。

当体外培养时，无空泡型和多空泡型虫体消失，转变成空泡型和颗粒型虫体。

14. 纤毛虫 结肠小袋纤毛虫包囊呈圆形或卵圆形，直径40～60μm；囊壁厚而透明，染色后可见胞核。人体内极少形成包囊。

15. 孢子虫 常见的有隐孢子虫卵囊、贝氏等孢球虫卵囊、环孢子虫卵囊、人肠肉孢子虫卵囊等。

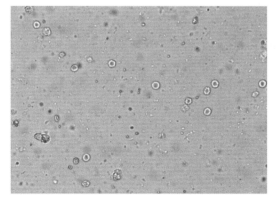

图9-2-59 红细胞

（二）粪便中的细胞

1. 红细胞 呈草绿色、略带折光性的圆盘状，有时可因粪便pH影响，呈皱缩状（图9-2-59）。

2. 白细胞 常见中性粒细胞，形态完整者与血液中的粒细胞无差别（图9-2-60）。

3. 大吞噬细胞 又称巨噬细胞，胞体大，直径在20μm以上，可为中性粒细胞体积3倍或以上，呈圆形、卵圆形或不规则形，胞核1～2个，大小不等，常偏于一侧，内外质界限不清；常含有吞噬的颗粒、细胞碎片或其他异物（图9-2-61）。

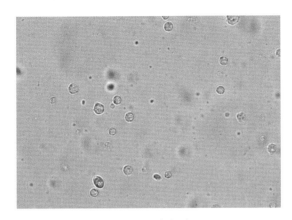

图9-2-60 白细胞

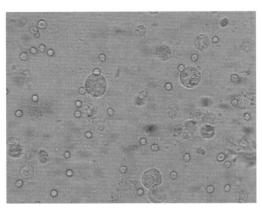

图9-2-61 吞噬细胞

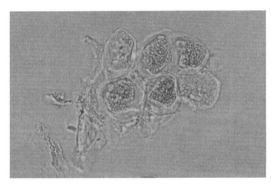

图9-2-62 植物细胞

（三）植物细胞及植物纤维

植物细胞形态繁多，呈圆形、多角形、花边形、双层细胞壁，细胞内有叶绿素小体，无色或淡黄色。植物纤维为螺旋小管或蜂窝状（图9-2-62）。

（四）淀粉颗粒

淀粉颗粒呈圆形、椭圆形或多角形，大小不等，在盐水涂片中可见同心形的折光条纹，具有一定的折光性，滴加碘液厚，呈黑蓝色。

（五）肌纤维

肌纤维为淡黄色条状、片状，有纤细的横纹。

（六）脂肪滴

中性脂肪即脂肪小滴，呈大小不等、圆形、折光性强的小球状，苏丹Ⅲ染色后呈橘红色。

（蔡力力 李 莉 马骏龙 粟绍刚）

第十章

医学实验室信息系统

第一节　医学实验室信息系统概述

实验室信息系统的主要任务是对实验室内所有事务进行综合管理，如对标本处理、数据处理、仪器试剂、文件、人力资源等进行管理。通常实验室信息系统的基本功能要求能对检验的全过程起管理作用，包括项目选择、医嘱申请、采集指导、标本识别、流程监控、质量控制、标本分析、结果报告、危急值报警、数据利用等各个方面。

一、定义

实验室信息系统（laboratory information system，LIS）是指以临床实验室科学管理理论和方法为基础，利用计算机技术、网络通信技术、数字化和智能化技术等现代化手段，实现临床实验室的信息采集、存储、处理、传输、查询，并提供分析及诊断支持，从而在整体上提高实验室综合效能的复杂的人机系统。

广义上实验室信息管理应包括对计算机及非计算机系统保存的数据和信息的管理。计算机系统可包括作为实验室设备功能组成的计算机系统和使用通用软件（如生成、核对、报告及存储患者信息和报告的软件，文字处理、电子制表和数据库软件）的独立计算机系统。

二、基本功能要求

（一）检验前过程

1. 检验项目选择及医嘱下达　LIS应该提供简洁明了，并具备在线帮助的检验项目选择功能。该模块通常与门诊及住院医生工作站相整合。检验项目名称排列方式多样，可结合各医疗机构实际情况设置，如可按病种、组织器官分组显示，也可按医学检验专业设置特点分组显示。结构上常见树形图、选项卡等。无论是哪一种方式，都应提供便捷的在线帮助及检索方式。在线帮助提供的内容：项目的临床意义、组合的细项名称、标本类别及采集容器、报告时间、注意事项等，可以通过热点提示或帮助文档的方式显示上述内容。检索方式应该支持精确查询、模糊查询、中英文查询及缩略字符查询等。

系统应允许临床医生按照意愿将经常使用的检验项目建立个人工作模板，当需要的时候能便捷调用。

2. 患者准备及标本采集　护士或标本采集人员能从LIS中获取准确的检验医嘱、试验要求、采集容器和标本采集量等信息。医生下达的检验医嘱在系统中应完整显示患者姓名、性别、年龄、科室、医生姓名、检验项目、标本类别、采集容器等信息。可以通过不同颜色区分标本状态以提示护士关注未采集标本或急诊标本。临床可直接通过LIS或LIS接口程序与护理移动系统对接来记录标本采集时间。

临床条码打印功能应通过流程时间点或打印次数加以控制，避免条形码重复使用而造成混乱。例如，标本送达实验室前，允许临床医护人员重打条码以便处理条码损坏等情况，但标本一旦送达实验室，系统应自动记录该时间，及时更新条码状态并限制该条形码的再次打印，除非因特殊情况由实验室发起回退。

将临床标本采集手册程序化、电子化、智能化，对采集人员进行相关知识培训，使其能正确采集标本量及选用采集容器、抗凝剂，告知患者标本采集前应注意的事项，注意标本采集的部位、体位、止血带、输液、药物对检验结果的影响等。

3. 标本运输　ISO 15189对标本TAT特别是检验前TAT的监控有严格要求，故LIS应具备标本全流程监控的功能，对关键时间节点完整记录。至少应包括医嘱下达时间、采集时间、收取时间（如有）、送达时间（如有）、签收时间、检验时间、审核时间和报告时间。在人工运输标本的方式中，运输人员通过逐一扫描或批量确认的方式完成与临床科室的交接，信息系统记录运输人员及收取时间。送达医学实验室时，以类似的方式记录送达及签收人员和时间信息。

4. 标本预处理　一般情况下，门诊患者就检时采取先缴费后检验的方式，LIS通过与门诊收费系统的接口程序判断费用状态，确认医嘱后下载并打印条形码，从而完成检验流程。对于住院患者建议检验信息系统采取签收时确认检验费用，以保证检验费用的准确性。

标本签收时，LIS除确认费用及显示标本检验信息外，可提示是否属于急诊标本，也可显示标本在实验室内的归属专业组信息，以便标本能得到有效及时的分拣。

（二）检验中过程

1. 资料录入　包括患者基本资料录入和编辑及手工测定结果的录入和编辑等。这个过程可以视实验室或专业组自动化程度采用多种方式实现。全自动的检测仪器，LIS应能在标本检测时经仪器自带扫描器扫描后自动提取条形码信息，在相应的仪器目录下生成基本资料。当某一检测项目所使用的检测仪器相对固定时，也可采用签收时立即生成资料的方式，便于工作人员对标本量及其状态的了解，但应制定完善的查漏程序。在一些非自动化仪器或者手工检测的情况，LIS应允许通过逐一扫描标本条形码来提取信息并生成资料，也可以由工作人员手工录入和编辑。系统界面可采用图标、颜色等标识区分检测、审核、报告等不同标本状态，或将门诊、住院、体检、外院等不同标本来源进行分区显示，便于工作人员快速识别和处理。

2. 数据采集　自动采集、接收分析仪器发出的实验数据，并与对应的患者资料相对应组成数据库。数据采集要保证唯一性和可溯源性。存储于数据库中的原始数据至少应包括仪器信息、时间信息及标本条形码信息等。

在任意工作站上可以随时对系统中任意仪器的测定结果进行实时监测，便于发现问题，及时进行处理。

3. 质量控制 可自动接收或手工录入质控数据，并根据相应的规则显示和打印质控图。具备统计学处理功能，对质控数据作一定的统计学处理，如自动计算均值、标准误、变异系数等。

4. 报告审核 系统采用不同颜色或符号标记超出参考区间或危急值的结果。

患者结果历史数据对比：在审核报告时，系统可以自动调出同一患者最近测定的结果、时间和所有历史测定结果供对比观察，引起审核者关注是否为病情变化或者其他原因导致误差。LIS甚至应提供患者连续测定结果的动态趋势图。

当工作人员执行审核步骤时，系统自动进行逻辑、标本类型、结果数据类型、危急值、性别与项目匹配极限值等条件检查及判断，并给予警告提示，拦截异常结果发放。若可能，结果录入应根据特定检验所预定的数值范围进行检查，以便最终验收和报告前检测不合理或不可能的结果。大多数LIS能提供项目报警的设置，当出现极度异常值或不合理的检测结果时，LIS会报警并阻止该报告审核，直到报警提示被审核人员确认。

对于严格要求报告实行双人双审的情况，LIS要有限制机制避免出现不符合情况。

（三）检验后过程

1. 报告生成 能按统一、固定格式生成各种检验报告单，必要时实现英文报告的中文化处理，可提供完整的患者资料、标本状态、结果、单位、参考值范围（自动套用不同性别和年龄段的参考值范围）及超出参考值范围的标记等内容。

患者资料和结果可长期保存，保存量只受硬盘容量的限制，可通过更换新硬盘或数据迁移、刻录光盘等方式保存。LIS应可以完全复现存档的检验结果及其他必要的附加信息，包括测量不确定度、生物参考区间、检验结果所附的警示、脚注或解释性备注。要求一旦报告审核完成，此份报告的所有内容就应该被锁定、存档。其后对参考值范围、项目名称，甚至报告格式等进行的任何修改都不应该在此份锁定的报告中体现。

2. 报告发放 对结果实现电子化查询，以单一条件或多条件组合方式进行检验结果的模糊查询。发放方式可以是打印纸质报告，但该方式存在较多弊端，如发放不及时、存在生物危害风险、隐私泄露、容易丢失等。较为合理的发放方式应该是无纸化模式，生成的检验报告直接以电子数据的方式传输至医生工作站，整合到电子病历中。或者借助互联网，将电子报告推送至网络、微信及支付宝中，方便医患及时获取检验结果，采用该方式时，应有足够的措施保证数据安全。

存在危急值报告时，信息系统除提示警告检验科工作人员，还要有相应措施及时告知主管医生，以便患者能得到及时有效的医学处置。这些措施一般包括：①通过局域网直接推送至医生工作站，主管医生通过身份确认后查看危急值，系统记录查看人员及查看时间；②LIS直接与医院短信平台连接，自动将危急值结果发送至医生手机；③报告人员电话通知临床医生后，LIS记录详情。

（四）其他功能介绍

除了上述基本功能，一个优秀的LIS还可以在试剂管理、科室事务管理、档案管理、数据分析统计等方面发挥作用。

可随时生成多种形式的工作量、收费、设备使用情况、试剂消耗等各种统计报表，加强科室管理。报表的内容及格式能按使用科室要求设计，能按不同组合条件进行统计，而且统计权限可由管理层分配。

能有效将科室人员档案、仪器设备档案及校准维护记录等文档保存在服务器中，员工及管理层具有上传、查询、浏览、编辑更新等管理功能。具备电子考勤系统，每个操作者可以在任意工作站凭编号和密码进行上下班签到，方便管理层随时了解科室人员动态。

试剂管理系统能完成试剂订购、入库、出库、报损等功能。实现试剂的条码化管理，提前预警临期试剂。LIS能对数据库中的数据进行深度分析统计，按照设定的条件，统计满足要求的数据，以一定的组织方式显示，供工作人员进行科学研究。若配备了智能标本存储设备，LIS还可通过与设备的交互，挑选出有价值的标本进行研究。

第二节　医学实验室信息系统使用规范

一、培训与考核

在系统使用前或有升级、新增功能时，应对所有使用者进行培训。培训的方式可以是实际操作，也可以是理论考核。所有的培训均应有签到记录。只有考核合格的使用者才能被管理层授权。

二、职责和权限

国际标准化组织对职责和权限的规定：最高管理者应确保组织内的职责、权限得到规定和沟通。首先，应明确规定实验室内LIS管理的职责和权限，以及规定所有使用LIS人员的职责和权限。其次，要确保实验室内LIS运行相关的职责和权限得到沟通，可以通过会议、培训、发放规定职责权限的文件等形式使LIS管理和使用人员清楚本部门和岗位应承担的职责和权限，以及相关部门和岗位的职责与权限，使LIS得到有效运行。

（一）职责

（1）实验室主任是LIS管理的责任人，负责制定各级LIS管理和使用人员的岗位职责和权限。

（2）实验室检测人员负责数据的采集、处理、记录、审核、签发和存储。

（3）LIS管理中心（医院信息部门或设备部门等）负责计算机硬件和信息系统的安装、维护、升级及网络的管理工作。

（4）LIS管理小组和各专业实验室LIS负责人负责本系统的日常保养和维护，收集使用中的意见和建议，反馈给LIS管理中心和LIS工程师进行处理。

（二）权限管理

实验室信息管理系统中，权限管理是最重要的组成部分之一。通过权限设置，既可以在网络上实现信息资源共享，又可防止未授权的用户登录资源进行修改和破坏。

（1）由实验室主任或负责人授权各级人员使用LIS的权限。

（2）只有经授权的本实验室工作人员才可凭个人密码进入LIS，按照相应权限访问患者数据，进行数据处理。

（3）对于患者数据的任何人为修改均应由相关授权人员执行，并由系统记录，必要时需录入更改数据的原因。

（4）只有LIS管理人员可以在实验室主任/负责人授权后更改系统。

（5）所有检验结果应只报告给授权接收和使用信息的人。

三、系统持续改进

实验室应该制定相应程序文件，由医院信息科、LIS供应商、实验室三方人员共同对LIS进行定期评估、及时维护、适时升级，以确保系统安全和适应实验室业务发展及管理要求，达到持续改进的目的。

持续改进是一个长期过程，但所有的维护及升级均应以确保数据安全为前提，事先需要充分评估其合理性、必要性和合规性，经实验室负责人授权后方可进行。

第三节　医学实验室信息系统安全与维护

一、软硬件安装要求

LIS对软硬件的要求分两种情况。

（1）工作站点对软件无特殊要求，绝大部分LIS在微软公司的操作系统（通常是Windows XP及以上版本）均能成功安装。硬件的配置则视该工作站点的用途而定，一般除需配备主流配置的计算机外，通常按用途再增加条码扫描仪、条码打印机、普通打印机、摄像头等外围设备。

（2）服务器的配置则需要由LIS开发时所使用的开发及运行环境决定，通常在LIS供应商处能获得建议。此外，服务器的配置一开始就应该充分考虑容灾的需求，如使用双机热备等方案。

服务器的安置地点应具备不间断电源、恒温恒湿、消防监控、自动灭火等功能以确保安全，通常集中放置在医院专用机房。

二、系统维护

（1）应定期核查在不同系统中维护表格的多个副本（如LIS和HIS中的生物参考区间

表），以确保在使用过程中所有副本的一致性；应有适当的复制或对照程序，并定期核查。

（2）实验室应对计算机处理患者数据的过程及结果进行定期审核并记录，处理患者数据的过程及结果是指任何根据录入数据对患者记录所做的修改，包括数值计算、逻辑函数和自动核对结果、添加备注。

（3）应建立程序文件对数据存储体进行正确标识、妥善保存，防止数据存储媒体被未授权者使用。

（4）LIS应对患者结果数据进行备份。

（5）应对定期维护、服务和维修的记录文档进行保护，以便操作人员追踪到任何计算机所做过的工作。

三、数据安全

ISO 15189对LIS数据安全有详细规定。实验室应安全保护，以防止篡改或丢失数据。

（1）实验室及网管中心应确保建立和实施程序，始终保护所有计算机和信息系统中数据的完整性；计算机程序和其他方法足以保护检验数据和信息的收集、处理、记录、报告存储或恢复，防止意外或被非法人员获取、修改或破坏。

（2）不应在实验室计算机中非法安装软件，USB接口和光驱使用宜有授权等控制措施。

（3）如果其他计算机系统（如药房或病历记录）的信息可通过实验室的计算机系统获得，应设有适当的计算机安全措施防止非授权获得这些信息。

（4）应设有适当的计算机安全措施，防止通过其他计算机系统（如药房或病历记录）非授权获得任何患者实验室信息及非授权更改。

（5）应保护机构内部和外部通过网络传输的数据，以免被非法接收或拦截。

（6）LIS应能识别及记录接触或修改过患者数据、控制文件或计算机程序的人员信息。

（7）实验室应建立有效的备份措施，防止硬件或软件故障导致患者数据丢失，定期检查备份的有效性。

（8）实验室应规定备份周期及保存期限。

（9）应记录系统备份期间检测到的错误及所采用的纠正措施，并报告实验室责任人。

（10）应监控计算机的报警系统（通常是主计算机的控制台、监控硬件和软件性能），并定期检查确保正常运作。

四、信息系统应急预案

（一）基本价值

随着信息化的不断进展，LIS在实验室的应用范围也不断扩大，计算机网络技术的普遍应用，在给实验室管理带来许多便利的同时，也存在一定的安全隐患，作为一个联机事务系统，LIS要求一天24h、每周7天不间断运行，而且绝不能丢失数据。一旦LIS失效或停机，造成的损失是用户不能接受的。

信息系统停机应急预案的基本价值：针对信息系统遭遇的各类安全事件制定相应措

施，一旦事件发生，可以提供和实施这些替代方案，以最大限度地争取时间，减少或避免由此造成的损失。因此，编制切实有效的应急预案是避免或减少信息系统发生灾难性事件的有力保障。为了防止因停机而影响正常的医疗工作，实验室应制定应急预案以确保数据、信息的安全。

失效包括提供不正确的服务、不提供服务（即系统瘫痪）。LIS使用中的变化，如系统升级、增加新项目、修改程序引发的变化或系统接口间数据传输可能导致的变化均可导致LIS失效。

（二）信息系统应急预案的内容

1. 建立健全信息安全监督机制

（1）建立信息安全领导小组和安全责任管理制度：明确谁决定启动应急预案；对故障进行分类分级，启动哪一级预案；明确应急预案触发条件。

（2）建立完备的应急预案手册制度：制定核心服务器和核心网络设备的应急预案、关键业务的手工应急预案，在每个预案中，规定在系统瘫痪后的职责、工作方式、注意事项与善后工作等，指导各部门如何协调配合，共同保障实验室工作正常有序进行；宜对计算机的所有非程序性停机、系统周期（响应时间）降级、计算机的其他问题及故障的原因和所采取的纠正措施文件化。

（3）建立信息安全定期培训制度：对信息系统不同层面的管理与应用对象，开展信息安全概念分层培训，并组织不同形式的演练与模拟演练。

（4）强化安全产品升级与报废制度：对系统中使用的一些设备及软件，定期进行检查与整理，督促做好设备与产品的升级、更换等工作。

（5）建立应急事件的通报制度：工作人员发现系统故障应在第一时间向实验室负责人或信息科汇报，由实验室负责人或信息科组织技术人员迅速排查原因。在预定时间内不能排除时，实验室负责人或信息科领导应立即向应急领导小组报告，同时提出建议，应急领导小组根据情况下达应急预案的启动命令。在故障排除后，实验室负责人或信息科应将详细的故障原因及处理结果以书面形式报告应急领导小组。

2. 建立关键业务应急信息系统　在医院目前的物理环境下，开发一套最基本的应急信息系统，用以保障LIS基本运行。

3. 停机结束后的恢复工作　实验室各部门应保障信息质量，停机恢复后，每个部门都应指定相应的工作人员，补录收费和在手工操作时产生的各种信息，完成上述措施的同时，利用库备份文件和日志备份文件恢复数据库。信息指挥协调组召开会议，分析故障发生原因，写出书面报告归档，总结经验教训，制定整改措施，防范同类故障再次发生。

信息系统停机的应急演练是为提高LIS应对突发事件的响应水平，应定期或不定期组织预案演练，以检验应急预案各环节之间的通信、协调、指挥等是否符合快速、高效的要求。

（周迎春　卢卫国　梁志江）

第十一章

血液与体液检验风险评估和质量管理

第一节 血液与体液检验风险评估

风险评估（risk assessment）是指在风险事件发生之前或之后（但还没有结束），对该事件给人们的生活、生命、财产等各个方面造成的影响和损失的可能性进行量化评估的工作，也就是说，风险评估就是量化测评某一事件或事物带来的影响或损失的可能程度。

一、风险评估目的

临床检验是一项技术性强、分工细、检测复杂、风险高、涉及面广、影响因素多的工作，其风险因素十分复杂。通过实施风险评估管理，明确其风险程度并实施必要的控制措施，避免生物安全事故发生，确保检验结果的准确性，降低造成患者伤害的可能性或导致患者的差错概率，保障患者的安全。

二、风险评估的范围与职责

风险评估的范围应囊括实验室开展的所有检验项目设置及组合风险，包括分析前、分析中和分析后主要风险因素的评估。实验室主任、安全管理小组和专业组组长对此风险评估程序落实负责。

三、风险评估程序

风险评估程序包括参与风险评估的人员、风险评估内容、风险评估启动条件等方面。

（一）风险评估人员

（1）生物安全委员会指派实验室主任组织整个风险评估工作。安全主管组织参与风险评估人员学习相关的法律、法规及技术标准，协助评估人员收集整理分析前、分析中和分析后主要风险因素的最新资料及为评估人员提供与评估内容相关的其他技术资料。

（2）安全管理小组决定参与风险评估人员。风险评估应由对临床检验实验室所开展的检验项目设置及组合的特性、设备和操作程序熟悉的人员进行。

（3）参与风险评估人员不仅需要具备专业技术判断能力，而且要有很强的安全意识及责任心。

（二）风险评估内容

风险评估主要包括对实验室分析前、分析中、分析后等风险因素进行分析。

1. 分析前的主要风险因素

（1）检验项目设置及组合风险：检验项目设置或组合不合理，缺乏评价依据。

（2）标本风险：①采集不符合要求；②人为差错；③保存不规范；④运送不规范；⑤交接问题；⑥标本前处理不规范。

2. 分析中的主要风险因素

（1）仪器设备风险：如性能异常、未经校准、无检定（校准）程序、无标准操作规程、无使用维护记录、无准入资质证件、无档案和状态标志、环境温湿度超出范围等。

（2）试剂耗材风险：如无竞争性招标资料、无管理记录、无资质证件、无性能评价，使用过期、变质和失效试剂；实验方法不符合《全国临床检验操作规程》，自行配制试剂没有质量评价和记录等。

（3）质控风险：如未做室内质控、质控项目不全、记录不完整、未参加室间质量评价等。

（4）文件和记录风险：如无规范统一的操作手册或作业指导书、规章制度不全、各种记录资料不完整、缺乏内部质量控制审核资料等。

3. 分析后的主要风险因素　①检验报告缺乏完整性；②检验报告未审核签字；③危急值未及时报告；④未设定每个检验项目的误差允许范围；⑤人为更改检验结果或伪造检验结果；⑥报告单不符合卫生要求；⑦拒绝为临床或患者提供检验结果的解释和咨询服务；⑧实验数据管理不善等。

4. 其他风险因素

（1）设施、设备等相关的风险，以及人员相关的风险，如身体状况、能力、未培训合格、可能影响工作的压力等。

（2）意外事件、事故带来的风险，以及被误用和恶意使用的风险。

（3）医学暴露事件。

5. 血液体液检验常见风险因素和预防措施　血液体液检验包含的实验内容主要有标本的接收和处理，以及血液、体液标本的常规检查。

实验过程中可能造成不良后果的因素及预防措施见表11-1-1。

6. 风险评估启动条件

（1）开展新的实验室活动或欲改变经评估的实验室活动（包括相关的设施、设备、人员、活动范围、管理等），应事先或重新进行风险评估。

（2）操作超常规量或从事特殊活动时，实验室应进行风险评估，以确定其生物安全防护要求，并经过生物安全委员会批准。

（3）当突发事件、事故等发生时应重新进行风险评估。

表 11-1-1　实验过程中可能造成不良后果的因素及预防措施

实验活动	可能造成不良后果的因素	预防措施
标本的接收和处理	容器破碎 标本溅洒 离心产生气溶胶	准备好防护用具，如镊子、消毒剂等 工作人员应了解标本对身体的危害，接受预防措施的培训 按操作规程进行操作，离心机停稳后30s再开盖
血液、体液标本的常规检查	操作中或转移时标本溢出、溅洒 配制试剂或装载试剂时发生溅洒，造成污染 仪器安装或使用不当，造成触电或火灾 未正确处理废液和标本造成环境污染 个人防护不当造成感染	对工作人员进行溢出物处理、工作行为、操作程序、仪器使用培训 按要求进行个人防护 正确处理废弃物

（4）当相关政策、法规、标准等发生改变时应重新进行风险评估。

（三）风险评估注意事项

（1）安全管理小组记录风险评估过程，风险评估报告应注明评估时间，评估人员和所依据的法规、标准、研究报告、权威资料、数据等。

（2）安全管理小组每年组织一次风险评估或对风险评估报告复审。

（3）采取风险控制措施时宜首先考虑消除风险（如果可行），然后考虑降低风险（降低潜在伤害发生的可能性或严重程度），最后考虑采用个体防护装备。

（4）危险识别、风险评估和风险控制的过程不仅适用于实验室、设施设备常规运行时，而且适用于对实验室、设施设备进行清洁、维护或关停期间。

（5）除考虑实验室自身活动风险外，还应考虑外部人员活动、使用外部提供的物品或服务所带来的风险。

（6）根据风险评估报告建立安全管理体系和制定安全管理程序与操作规程，并监控其所要求的活动，以确保及时有效实施。

（7）风险评估所依据的数据及拟采取的风险控制措施、安全操作规程等应以国家主管部门和世界卫生组织、世界动物卫生组织、国际标准化组织等机构或行业权威机构发布的指南、标准等为依据；任何新技术在使用前均应经过充分验证。

（8）风险评估报告应得到医院生物安全委员会的审议和批准；对未列入《人间传染的病原微生物名录》的生物因子的风险评估报告，应得到相关主管部门的批准。

四、风险防控策略

（一）强化风险管理意识

风险管理就是经济单位和个人在对风险进行识别、预测、评价的基础上，优化各种风险处理技术，以一定的风险处理成本达到有效控制和处理风险的过程。其管理程序主要有五个方面。

1. 风险识别　临床检验人员要弄清风险情况，认真判断、归类和整理，并对风险的性质进行鉴定，采取有效的防范措施，并做好风险记录。

2. 风险估测　实验室管理层应估测风险可能发生的频率及衡量风险一旦发生可能造成的损害程度，便于采取相应的防范措施，降低风险发生率，最大限度地减少损失。

3. 风险评价　实验室管理层应从风险发生频率、发生后所致损失的程度和自身经济情况入手，分析科室及个人的风险承受力，为正确选择风险处理方法提供依据。

4. 选择处理风险的方法　对各种处理风险方法进行优化组合，把风险成本降到最低。有控制法和财务法两种，实验室管理层应根据实际情况选择风险处理方法。

5. 风险管理效果评价　分析、比较已实施的风险管理技术和方法的效果与预期目标的契合程度，以此评判管理方案的科学性、适应性和收益性。

（二）建立和完善风险预警机制

建立和完善风险预警机制是风险管理的关键，是识别、估测、评价和处理纠纷风险的基础。成立实验室风险管理小组，明确成员职责，制定各项风险管理制度，包括专业和法律知识教育、员工风险教育与培训、实验室质量保证、差错事故处理登记、生物安全管理、院内感染控制等制度。

（三）加大投诉管理力度

患者的投诉有助于实验室找到临床或患者的隐性需求，发现工作中的不足、服务上的缺陷，是实验室质量管理不断完善的有效途径之一。建立投诉和反馈机制，成立管理小组，明确成员职责，认真做好投诉接待、调查、提报、处理和记录等工作。

（四）建立实验室全面质量管理体系

1. 加强与临床沟通　经常与临床沟通宣传检测项目及其临床意义和要求，培训标本采集人员，杜绝人为差错。只有全院医护技术人员都重视检验质量，尤其是分析前质量，才能保证检验结果准确，有助于临床及检验医学工作质量的提高。

2. 加强仪器设备管理　仪器设备应有档案和状态标志，实行专人管理，共同维护。建立标准操作规程，认真做好各种记录并妥善保存。严禁使用无准入资质证件、性能异常、未经校准的检测仪器。

3. 加强试剂管理　对商品化试剂要竞争招标，实行专人负责，共同管理，做好试剂预购计划、出入库登记及定期督查工作。对自配试剂必须进行质量评价和记录。严禁使用无资质证件、过期、变质、失效等试剂。

4. 做好室内质控与室间质量评价　室内质控是监测仪器稳定性和试剂质量、保证检验结果准确的重要措施。室间质量评价是对实验室进行质量评价的重要方法。优良的室内质控和室间质量评价成绩是发生纠纷时进行举证的重要参考依据。

5. 设定每个检验项目的误差允许范围　由于实验方法学不同，每个检验项目的测定值都有可接受范围，也就是误差允许范围，即同一份标本同时间重复操作，其测定值可不同，但一定要在允许范围内。在规定的标本保存期内，如果患者质疑检验结果，实验室可取出标本再次检测，测定值在允许范围内，就可以证明检验结果是准确的。

6. 规范检验报告及加强实验室数据管理　报告单书写应科学、规范、汉字化、无涂改，在发出前应分析、审核和签字，必要时与临床医生联系，申请复查。严格执行危急值报告制度。各种实验记录和数据应妥善保管，当发生纠纷时这些资料与原始记录就是表明本实验室质量的证据，也是举证取胜的保证。

7. 合理设置和组合检验项目　应根据患者的具体情况准确选择恰当的检验项目，避免因不必要的检验而增加患者的经济负担，或因检验项目不全延误病情，从而产生医疗纠纷。

8. 加强检验人员责任心，树立为患者服务的理念　检验人员除了具有相应的技术资格外，还应具备良好的职业道德、高度的责任心、热诚的服务态度及高度的风险管理意识。

9. 正确保护患者的隐私权和知情权　检验人员要掌握沟通技巧，不要无故隐瞒或夸大检验结果；不要谈论患者隐私或泄露患者的病情资料，防止引起医疗纠纷。对受技术限制的检验结果，要做到及时告知，如假阳性和假阴性结果等。

10. 加强安全意识，降低危害风险　检验人员整天与患者标本接触，极易发生职业暴露感染，因此应加强自我防护意识、规范操作行为、做好预防接种、使用安全工具、完善防护措施。

（黄俊远　周迎春　刘志辉）

第二节　血液与体液检验质量管理

根据CNAS-CL02：2023《医学实验室质量和能力认可准则》的要素并参考美国病理学家学会（CAP）的部分技术要求，建立并运行质量管理体系，以保证检验结果的准确性；方便医护人员及患者，提供快捷的检验报告；不断进行实验方法学研究及经济学评估，在保证质量的前提下，选择较为经济的检验方法，以减少医疗成本；加强与临床的交流和沟通，为医护人员及患者提供检验咨询服务。要求检验系统性能验证覆盖率100%，合格率100%。

（一）制定不同标本类型的采集须知

应制定不同标本类型的采集须知，方便临床医护人员和患者执行，保证分析前标本的质量。具体可参见医院相关的检验标本采集和运送指南或类似使用手册等资料。

（二）对各类送检标本进行规范管理

应对各类送检标本进行规范管理，规定详细的工作流程，保证检验流程的高效、准确，为客户提供及时、准确的检验数据。

标本送到实验室后，由工作人员对标本进行核对，标本拒收请参考标本接收/拒收程序，不合格标本率≤2%。标本接收确认合格后按不同检测项目及不同标本类型进行分类并编号。临检不合格标本拒收标准（但不限于）：

（1）标本上无任何标识，非本实验室检验项目的标本。

（2）空管或标本量未达到规定要求。

（3）收集容器不正确，如血浆标本错用普通管。

（4）检验标本类别不符，如申请注明血，但送检标本为胸腔积液。

（5）标本外部有严重的遗洒、渗漏，怀疑标本可能交叉污染。

（6）全血标本出现凝块，标本离心后出现溶血。

（7）前列腺液标本缺少盖玻片或覆盖不严密，标本已干。

（8）粪便标本量极少（少于1粒黄豆量）或已干结；粪便标本遗洒容器外；粪便标本污染条码；粪便标本留取在吸水纸中等。

（9）如果原始标本不可替代或很关键，如脑脊液标本等，拒收应慎重，在拒收前应与临床医生进行充分沟通，以寻求弥补的办法。

此外，临检实验室应配置充足的实验人员；新购置的仪器应按照要求进行性能验证。

（三）制定临检实验室室内质控操作流程

实验室开展的检验项目均须有质控，以保证检验结果的准确性。定量及定性检测目标室内质控覆盖率应≥95%。

（1）质控靶值的确定

1）长效期质控品：为了确定暂定均值，新批号的质控品应与当前使用的质控品一起进行测定。根据20个或更多独立批获得的至少20个质控测定结果（剔除异常值或离群值），计算出平均数，作为暂定均值。以此暂定均值作为下一个月室内质控图的中心线进行室内质控；一个月结束后，汇集该月的在控结果与前20个质控测定结果，计算累积平均数（第一个月），以此累积的平均数作为下一个月质控图的均值。重复上述操作过程，连续3～5个月，或逐月不断进行累积。

2）短效期质控品：在3～4天内，每天分析每水平进行2～3次重复。收集数据后，计算平均数，可以采用加权平均的不精密度（CV%）乘以上述重复试验得出的均值计算标准差，以此均值作为质控图的中心线。

（2）临检专业应制定血细胞分析的显微镜复检程序，在检验结果出现异常计数、警示标志、异常图形等情况时对结果进行确认，复检程序的确认应包括建立或验证显微镜复检程序的方法和数据；验证结果假阴性率应≤5%。应用软件有助于显微镜复检的有效实施；应制定尿液有形成分分析显微镜复检程序，规定验证方法及标准，对复检程序进行验证，假阴性率应≤5%。

（3）常规标本检测的操作人员负责室内质控品的检测及失控判断和处理

1）临检定量检测项目利用Levey-Jennings质控图及多规则：1_{2s}为警告、$10\times$为警告、1_{3s}为失控、2_{2s}为失控。

2）定性或半定量检验项目：阴阳性符合，阴性不能为阳性，阳性不能为阴性。

3）如有失控情况需填写失控报告，应包括失控情况的描述、原因分析、纠正措施及纠正效果的评价等。

（4）质控管理员每日审核相应小组的失控处理次数、未处理次数、失控处理原因及相应的失控处理、临床影响评估等。每月月末在质控管理菜单中选择并打印当月质控统计表和质控失控记录表，特殊情况下也可按日期选择，打印月（批）报表。

（5）组长/指定人员负责每月室内质控的报表及失控处理记录的打印；当月（批）精密度超允许CV、与之前月（批）精密度相差较大时，注意查找、分析原因，必要时联系厂家工程师协助解决，及时纠正，并在报表中注明；质量负责人/科主任负责每月室内质控结果的回顾及评估。室内质控失控率≤3%。CV根据不同项目进行设定，具体目标参照实验室制定的标准。

（四）实验室内部的比对

对结果/数据的检验过程进行监测和评估，保证检验数据的准确性，确保仪器运行状态正常。

组长/指定人员负责定期室内比对实验、报表生成或失控处理记录打印。

定期对实验室开展的所有项目进行比对，分为仪器间的比对（血液分析仪、尿液分析仪等）、人员间的比对（血、尿等形态学项目）、人员与仪器的比对（血液分析仪的白细胞分类与人员）等，制定相应的比对合格标准。

（1）全血细胞分析仪每6个月进行一次比对，判断标准见表3-1-2和表11-2-1。

表11-2-1　血液分析仪不同吸样模式的结果可比性要求

检测项目	WBC	RBC	HGB	HCT	MCV	PLT
相对差异（%）	≤5.0	≤2.0	≤2.0	≤3.0	≤3.0	≤7.0

（2）全自动凝血分析仪，每6个月进行一次比对。收集高、中、低水平新鲜血浆共20份（不可将细胞吸入），混匀后上机检测。

判断标准：$r \geq 0.975$（或 $r^2 \geq 0.95$），并且80%的标本偏倚百分率在下列标准范围内为合格（表11-2-2）。

表11-2-2　血栓与止血各项目比对（偏倚百分率）的合格标准

	CLIA'88室间质量评价	实验室自定标准（%）
PT	15%	7.5
APTT	15%	7.5
TT	NA	7.5
Fbg	20%	7.5
D-二聚体	3s	20

（3）全血细胞分析仪白细胞分类计数与参考方法的比对

1）频次：每年进行一次比对，以了解本室仪器检测结果有无显著性差异。

2）参与仪器及执行人员：实验室的靶机，当班人员与2名具备血细胞形态学检验资格的人员共同完成标本收集、检测、血涂片的制备及数据统计，最终评估报告需组长签字确认。

3）比对标本：选取在参考值范围内的新鲜血样标本20例。每位患者的血液标本用仪器法进行测试，同时每份标本制备2张血涂片，分别标记为A、B。由2名具备资格的检验人员，按照参考方法步骤对每张血涂片分析200个细胞。其中一位检验人员使用血涂片A，另一位检验人员使用血涂片B，每份患者标本共分析400个细胞。标本应新鲜，尽量不要使用保存过的标本。

4）比对项目：NEUT%、LYMPH%、MONO%、EOS%、BASO%。

5）数据处理：计算2张血涂片分类结果的均值、标准误（SE），并以参考方法计数值为参考值计数95%置信区间（参考值±1.96×SE）。

6）判断标准：仪器法检测结果在95%置信区间的允许范围内，判定合格；若仪器法的数据点落在置信区间外，判定不合格，必须检查准确度。白细胞分类计数值5%以下细胞查《临床检验基础》第4版中的Rümke表，分类200个细胞时：0的95%置信区间为0～1.8%，1%的95%置信区间为0.1%～3.6%，2%的95%置信区间为0.6%～5.0%，3%的95%置信区间为1.4%～6.4%，4%的95%置信区间为1.7%～7.7%。

（4）尿液干化学分析仪，每6个月进行一次比对：定性检测偏差应不超过1个等级，且阴性不可为阳性，阳性不可为阴性。尿液干化学分析仪、尿液有形成分分析仪如型号不同，则不宜比对。

（5）临检组每年至少进行一次形态学（体液和血液）人员间比对，可参考室间质量评价图谱进行人员考核，≥80%为合格。

（五）室间质量评价

为确保实验室的检测水平，对其能力进行考核、监督和确认，定期参加室间质量评价机构组织的能力比对试验。

（1）保证质量评价工作定期按质量评价活动规则开展。

（2）组长定期完成或监督审核质量评价项目全部工作。专业组长/质控管理员/指定人员负责室间质量评价不合格项目的整改工作、能力验证不合格报告填写、与质量评价机构进行必要的沟通。每次活动实验室某一检验项目未能达到至少80%（血型为100%）可接受结果，则称为本次活动该检验项目室间质量评价成绩不合格。每次活动实验室所有检验项目未达到至少80%（血型为100%）可接受结果，则称本次活动该实验室室间质量评价成绩不合格。

（3）室间质量评价覆盖率≥90%，合格率100%；未开展室间质量评价项目进行外院比对，通过与其他实验室（如已获认可的实验室、使用相同检测方法的实验室、使用配套系统的实验室）比对的方式确定检验结果的可接受性时，应满足如下要求：①规定比对实验室的选择原则；②标本数量至少5份，包括正常和异常水平；③频率，至少每年2次；④判定标准，应有≥80%的结果符合要求。

（六）检验报告审核

检验报告的审核、发放过程充分尊重患者的隐私。

（1）所有检验人员均应保证检验结果客观、准确，不受任何外界的压力及影响。

（2）授权的检验专业人员负责检验报告的签发，在发出报告前确保所做项目质控结果在控。

（3）确认仪器存在的各种报警提示已处理，并对发出的结果不存在影响。异常检验结果的审核，如过高、过低的检验结果，与临床基本信息及诊断有矛盾的结果，检验结果之间关系不合理的结果，与近期测定结果不相符的结果。异常检验结果应做如下分析：

1）对检验过程进行审核，如标本编号是否正确、在试管架放置的位置是否正确、LIS结果传输是否正确等。

2）分析是否存在标本采集、运输及保存中的问题，并及时与临床联系。

3）分析是否存在与治疗及病程进展有关的问题，并及时与临床联系。

4）如对以上情况无法确认，应对标本进行必要的复检，所有重复或特殊处理均应在备注栏中标明。

5）若2名或2名以上工作人员同时值班，所有的报告单需要检验者及审核者共同签字，手工检验项目需要共同审核。单人值班时需要自我核对检验结果。

6）实验室制定本实验室项目的报告时间，临床标本TAT合格率≥98%，检验结果危急值回报率≥98%。对于检测后的标本有针对项目的保存时间。

（吴　卫）

第十二章

血液与体液检验专业认可常见不符合项分析

第一节　血液检验专业认可常见不符合项分析

一、血常规检验专业认可常见不符合项分析

（一）持续改进

分析前标本质量直接关乎检验结果正确性、及时有效性，也关乎患者就医体验，及时减少不合格标本对持续改进工作质量是十分必要的。

1. 要求　CNAS-CL02：2023《医学实验室质量和能力认可准则》8.6.1条款明确要求：实验室应识别和选择改进机遇，研究、制定并采取必要措施；改进活动应针对风险评估和识别出的机遇确定重点工作；实验室应评审采取措施的有效性。

2. 常见不符合项　本条款常见不符合项主要表现：多数实验室能统计不合格标本的比率，但没有与临床科室共同进行原因分析，采取相应措施改进工作质量。举例如下：

例1：临检室血液、体液没有统计不合格标本类型比率，没有（与临床共同）分析原因，也未采取相应措施改进工作质量。

例2：查看不合格标本统计表，发现一段时间内血量不足的比例从0.0259%持续上升至0.0586%。不能提供与临床科室共同进行原因分析、采取相应措施改进工作质量的记录。

实验室在分析前标本管理工作中容易出现以下问题：

（1）对于不合格标本多数实验室能及时电话通知临床，要求重新采集标本。但临床护士没有第一时间查找错误原因、纠正和记录。

（2）实验室分析不合格标本原因多是3个月、6个月、12个月一次，周期太长，时效性差，真实原因不易重现，导致不能及时找出错误原因和采取有效纠正措施，使标本不合格错误原因和对患者的伤害持续存在。

（3）实验室与临床沟通欠缺，多数实验室能将不合格标本类型比率分析结果反馈给临床科室，但没有与临床科室共同全面分析不合格标本产生的根本原因，不能找出有效纠正措施，使标本不合格错误原因纠正得不彻底或无效，未能有效降低不合格标本发生率、改进工作质量。

3. 建议

（1）制定医院不合格标本处理的管理文件，规范实验室和临床不合格标本处理流程。下面以医院不合格标本处理流程为例进行介绍。

检验科接到不合格标本→登记《标本采集不合格明细表》→第一时间电话通知临床相关人员→临床相关人员登记《不合格标本、标本临床流转时间超时统计分析表》→各科室护士长负责每日针对反馈的不合格标本及时查明原因并找出有效纠正措施→护理部不定期监督流程执行情况→各临床科室每月初将《不合格标本、标本临床流转时间超时统计分析表》汇总到护理部→由护理部在月初一周内核对临床科室上交的《不合格标本、标本临床流转时间超时统计分析表》与检验科《标本采集不合格明细表》相符情况，并对全院不合格标本的产生原因进行总体统计分析，与检验科一起就主要原因制定相应的纠正和预防措施→护理部跟踪纠正和预防措施的完成情况。

（2）临床科室护士站建立《不合格标本、标本临床流转时间超时统计分析表》，各科室护士长每日就不合格标本第一时间分析原因、及时纠正。

（3）对全院护士进行相应培训，检验科或护理部定期就标本采集操作规范、注意事项及每月的不合格标本总结分析的共性问题进行培训。

（二）实验室设备

实验室主要的生产力是大量自动化检验仪器设备，仪器设备的运行状态直接关系到临床检验结果的质量，故仪器设备的校准、维护与维修是实验室全面质量管理中一项十分重要的工作。

1. 设备校准和计量学溯源

（1）要求：CNAS-CL02：2023《医学实验室质量和能力认可准则》条款要求，当校准给出一组修正因子时，应确保之前的校准因子得到正确更新，同时应保存影响检验性能的每台设备的记录。

（2）常见不符合项：主要表现为实验室没有制定血细胞分析仪校准的程序文件、不能提供手动和预稀释模式校准或比对记录、没有及时更新设备校准系数。举例如下：

例1：临检室不能提供血细胞分析仪校准的标准操作规程（SOP）文件。

例2：临检组不能提供血细胞分析仪不同吸样模式（自动、手动）的校准或比对报告。

例3：临检组不能提供血细胞分析仪预稀释模式的校准记录。

例4：全自动血细胞分析仪校准报告中记录的校准系数与仪器中显示的原始数据不符。

实验室在设备校准和计量学溯源方面容易出现以下问题：

1）实验室的血细胞分析仪由厂家工程师实施校准，实验室忽略了制定校准的标准操作规程。

2）实验室常规工作多使用血细胞分析仪的自动模式检测标本，少用手动和预稀释模式，不同模式校准和比对也较烦琐，实验室就忽略不做了。

3）实验室人员没有认真监督和参与厂家工程师对血细胞分析仪实施校准的全过程。工程师出具校准报告，实验室人员不核对设备上的参数就签字，工程师校准后没更改校准系数且未能及时发现，造成纸上校准而实际校准失败，使实验室仪器的检测误差持续存在，影响检测结果的准确性。

（3）建议

1）制定血细胞分析仪校准的标准操作规程，明确依据的标准、校准周期、校准人员、校准程序、校准项目、具体操作流程要求，有利于实验室监督厂家工程师正确校准。

2）仪器的每种进样模式其旋转阀进样及内部管路均有不同，引起进样模式漂移的因素也不完全相同，因此实验室用于检测的所有模式均需校准或比对。

3）制定血细胞分析仪不同模式的校准和比对计划，通过校准、比对保证不同模式检测结果的一致性。自动、手动与预稀释模式下白细胞（WBC）、血红蛋白（HGB）、红细胞（RBC）、血小板（PLT）等各项指标的检测结果存在差异，以自动进样模式为标准，及时对手动吸样模式和预稀释吸样模式进行校准和比对，发现不同吸样模式检测结果存在的偏倚及时纠正，保证3种进样模式测定结果的准确性和一致性，为临床提供准确可靠的检验结果。

4）实验室工作人员和厂家工程师共同完成校准全过程，监督仪器校准操作，保证无误。

5）血细胞分析仪校准的标准操作规程应包括12个方面。①目的；②校准频率：每年两次，至少6个月一次；③校准人员：建议由厂家工程师配合本室仪器负责人进行校准；④适用标准、仪器范围：WS/T 347—2011《血细胞分析的校准指南》、全自动血细胞分析仪；⑤校准环境：室温、原厂配套试剂、校准物，在使用效期内，无变质，无污染，新鲜血定值；⑥校准前准备：室温检查试剂量和有效使用日期，保证整个校准过程中试剂量充足，仪器校准前对仪器进行保养，确保分析仪性能稳定，进行空白计数等；⑦校准项目：至少包括WBC、RBC、HGB、红细胞压积（HCT）/平均红细胞体积（MCV）、PLT；⑧需校准模式：手动模式、自动模式、末梢模式/预稀释模式；⑨手动模式校准操作规程、自动模式校准操作规程、末梢模式校准操作规程；⑩各模式与自动进样模式比对（WBC、RBC、HGB、HCT/MCV、PLT、细胞分类）的操作规程；⑪校准报告：校准完成后，校准工作人员填写仪器校准报告，内容必须包括测试条件、试剂、校准物信息、空白、精密度、正确度、携带污染率、校准、校准验证、新鲜血定值、新鲜血校准、校准验证、分类比对、原校准系数、终校准系数等；⑫校准原始数据电子版保存。

2. 设备维护与维修要求

（1）要求：CNAS-CL02-A001：2023《医学实验室质量和能力认可准则的应用要求》6.4.5条款明确要求，设备发生故障后，应首先分析故障原因，如设备故障可能影响了方法学性能，故障修复后，可通过以下合适的方式进行相关检测，验证相应的性能已满足要求：①可校准的项目实施校准验证，必要时实施校准；②质控品检测；③存留标本的检测；④与其他仪器或方法比对。

（2）常见不符合项：实验室设备维修后能进行质控品检验或与其他仪器设备比对验证设备故障排除效果，保证完成预期目的的检测工作。本条款常见不符合项主要表现：实验室无法提供对仪器设备故障以前检验过的标本再检验，评估结果是否受到故障影响的记录。举例如下：

例1：某日血细胞分析仪出现"WBC无结果，计数孔堵塞"故障，实验室不能提供故障修复后对故障前检验结果的验证记录。

例2：外部审核发现，某日血细胞分析仪因故障更换新气缸，实验室没有对故障之前的患者标本是否受到影响进行评估。

实验室在设备维护与维修方面容易出现以下问题：

1）实验室工作人员不能明确判断血细胞分析仪故障在什么情况下需要对故障前检验过的标本再检验。

2）实验室工作人员认为血细胞分析标本稳定时间短，设备故障排除后可能是第2天、第3天，对故障前检验的标本再检验存在疑虑，认为没有可比性。

3）实验室设备故障未及时排除，没有采用其他方法或设备对故障前检验的标本进行验证，如可以用实验室同一检测项目其他检测系统对故障之前的患者标本进行检测，评估结果是否受到影响，做出召回和维持报告的决定等。

（3）建议

1）实验室制定仪器设备故障维修后验证的标准操作规程，将影响检测性能的重要部件和情况列出（如标本穿刺针、红细胞鞘流注射器、白细胞鞘流注射器、白细胞检测部、红细胞检测部、血红蛋白检测部、压力调节阀、全血注射器、更换电路主板、注射器密封圈等的情况），对维修之前检验的标本是否受到影响进行再检验和评估，决定维持或召回的决定。

2）实验室仅一台血细胞分析仪时，应对血细胞标本稳定性进行评估，决定在多长时间内再检测哪些项目具有可比性。例如，红细胞各项目参数72h内、白细胞计数48h内、血小板计数24h内检测结果稳定。可以参考评估标本是否受到故障影响，也可与其他实验室进行比对评估。

3）血细胞分析仪故障排除功能正常后，应对故障前血细胞分析标本进行留样再测，首先取故障前检测的最后5份患者标本重新检测。故障暂时无法排除的，用另一血细胞分析仪检测仪器故障前最后5份患者标本。比对结果小于本室允许误差，故障前检测标本结果报告可发出。比对结果大于本室允许误差，采取倒序方法以5份为一组重新检测找到仪器设备故障点，对故障点后出具的检验报告进行评估，必要时应将检验报告召回，重新检测。无法召回的，应进行允许偏离评估，并与临床沟通。

（三）检验前过程

分析前标本质量直接关乎检验结果正确性、及时有效性，也关乎患者就医体验，正确合理地处置不合格标本可以减少医疗事故和保障患者的利益。下面以标本接收为例进行介绍。

（1）要求：CNAS-CL02：2023《医学实验室质量和能力认可准则》7.2.6.1条款明确要求，实验室应制定标本接收程序，包括接收或拒收标本的标准。7.2.6.2条款明确要求，标本接收特殊情况，包括标本因以下情况受影响时，实验室应制定考虑患者医疗最佳利益的过程：①患者或标本识别不正确；②标本不稳定，如运送延迟等原因导致；③不正确的储存或处理温度；④不适当的容器；⑤标本量不足。在考虑到对患者安全的风险后，接收了对临床很重要或不可替代的不合格标本，应在最终报告中说明问题的性质，适用时，在解释可能受影响的结果时给出建议提示。

（2）常见不符合项：主要表现为实验室标本接收或拒收标准没有明确规定标本体积，工作人员接收、拒收随意性强。举例如下：

例1：现场发现有员工采用手指末梢血进行血常规检测，实验室未能提供末梢血采血量的评估。

例2：实验室相关文件中未制定明确的血常规、凝血常规及尿常规等标本接收或拒收体积的量值标准。

实验室在标本接收方面容易出现以下问题：

1）实验室《标本采集手册》规定了血细胞分析的标本采集量及拒收的各类情况，但多数没有对标本最小检测量、最小采集量进行评估，制定的接收或拒收标准没有具体量化依据，导致接收人员评估接收、拒收标本时随意性强，可能影响患者诊治，具有医疗纠纷隐患。

2）血细胞分析不合格标本，如有凝块、采集量不足、肉眼观察有溶血的标本等，没有文件规定具体处理措施，也没有评估需要让步接收并检测的特殊情况。

（3）建议

1）实验室根据使用的血细胞分析仪说明书和临床需求，评估标本最小采集量。最小采集量是能保证检测结果质量满足预期目的的一次检测量。血细胞分析理想的标本采集量是1～2ml，保证复检、血涂片、储存用血的量，但不应是拒收标本的量值，拒收标本量应小于最小采集量，那么实验室就需要对最小采集量进行正确评估后确定。例如，血细胞分析最小标本采集量为0.3ml（既能保证设备检测一次的量，又能保证结果与采集量是1～2ml时的检测结果比对在允许误差范围内）。

2）规定不合格标本拒收标准及不合格标本特殊情况的处理：①根据评估血细胞分析标本最小采集量，确定常规拒收标准。例如，血液分析标本常规拒收标准：血分析标本量少于0.3ml或有凝血、溶血、破损洒漏。②建立不合格标本特殊情况的处理流程。

根据评估的本实验室血细胞分析仪所有模式的最小检测量，在最小采集量还不足而又特别紧急需要检测时，如遇到大面积烧伤、婴幼儿、病情危重而不能再次采集的非常特殊的情况，实验室可以使用最小检测量模式（如稀释模式）给予检测，虽然结果有一定的差异，但仍可供临床参考，帮助及时诊治。这种情况下，报告单中应备注标本量不满足要求的信息。

示例：血细胞分析标本量少于0.3ml或微凝、溶血特殊情况需检测时，在检验报告单备注栏中说明"采血量不足，使用稀释模式分析，结果仅供参考""血液微凝、溶血，结果仅供参考"等。

（四）检验过程

1. 检验程序的选择、验证和确认/血细胞分析仪的性能验证　为了证实实验室所用检验程序（方法）可以满足预期的用途，保证检验结果的可靠性，需要对其性能进行验证。

（1）CNAS-CL02-A001：2023《医学实验室质量和能力认可准则的应用要求》7.3.2条款明确要求，定量检验程序的分析性能验证内容至少应包括正确度、精密度和可报告范围。

（2）常见不符合项：主要表现为实验室血细胞分析仪项目正确度验证和可报告范围验

证证据不足。举例如下：

例1：血细胞分析仪性能验证中，直接使用国家卫生健康委临床检验中心室间质量评估考核成绩作为正确度验证的依据，无相应平均值和偏倚的分析。

例2：查阅血细胞分析仪性能验证报告，缺少白细胞分类正确度的验证。

例3：临检组未能提供新增全自动血细胞分析仪白细胞、红细胞等项目可报告范围验证记录。

实验室在血细胞分析仪的性能验证方面容易出现以下问题：

1）WS/T 406—2012《临床血液学检验常规项目分析质量要求》白细胞正确度允许偏倚≤5%，红细胞≤2%，室间质量评价白细胞正确度允许偏倚是靶值±15%，红细胞正确度允许偏倚是靶值±6%。血细胞分析直接使用室间质量评价考核成绩作为正确度验证的依据，不满足临床血液学检验常规项目分析质量要求。回报结果不进行相应平均值和偏倚的分析，设备早期存在系统偏倚不能及时发现、未及早采取预防措施纠正，可能会直接造成检验结果的差错。

2）血细胞分析仪白细胞分类不做正确度验证和比对评价，可能是因为目前市场上没有白细胞分类校准物，厂家配套校准物也没有白细胞分类项目。常规白细胞分类正确度是采用手工目视显微镜计数法作为白细胞分类计数的参考方法与血细胞分析仪白细胞分类比对，其操作烦琐，影响因素较多，故实验室多忽略不做。

3）线性范围和可报告范围概念混淆，有实验室将血细胞分析项目线性范围验证结果直接作为项目的可报告范围，这样做存在一定的风险，线性范围一般较窄，可报告范围定得太窄不满足临床诊治需求。还有的线性范围验证高限还不到厂家给定高限的一半，遇到超线性的时候就需要稀释再测，浪费时间和资源，临床得不到第一时间的最终准确结果，可能会影响疾病诊治。有的实验室血细胞分析HGB、HCT报告范围高限达到了血液的总容量，定太宽了也不现实、不适用。

（3）建议

1）实验室血细胞分析正确度的验证建议使用设备配套校准物，方便、准确。实验室使用多台血细胞分析仪时，内部可以制定校准的标准操作规程，使用校准物校准过、参加能力验证的一台血细胞分析仪定值新鲜血校准验证其他设备。

2）实验室每年应对没有进行能力验证的血细胞分析仪自动白细胞分类计数进行性能评价，可以选择参照WS/T 246—2005《白细胞分类计数参考方法》评价，或者使用带白细胞分类的质控品参加外部实验室检测结果比对进行评价。评价不通过要进行校准。

3）明确线性范围和可报告范围关系，可报告范围高限=线性范围高限×最大稀释倍数。线性范围验证时标本高值最好接近仪器给定线性高限，避免不必要的稀释再检测。可报告范围根据医院的实际诊疗需求确定，不一定都乘以最大稀释倍数。例如，血液病医院可报告范围应宽一些，以满足特殊疾病患者诊治要求，综合医院可报告范围可以根据日常工作中遇到的最高值情况确定，儿童医院应根据儿童的特点确定可报告范围。

2. 检验程序的选择、验证和确认 实验室应制定血细胞分析的显微镜复检程序 显微镜复检程序关键是确保在检验结果出现异常计数、警示标志、异常图形等情况时能将阳性结果最大限度检出、确认，假阴性最小。在保证检验结果质量的前提下，尽量降低复检率，实验室应在此基础上制定有效合理的复检规则。

（1）要求：CNAS-CL02-A001：2023《医学实验室质量和能力认可准则的应用要求》7.3.3条款明确要求，血液、体液实验室应建立血细胞、尿液有形成分仪器分析结果的显微镜复检程序，在检验结果出现异常计数、警示标志、异常图形等情况时对结果进行复检。复检程序应包括：建立和确认显微镜复检程序的方法，验证结果假阴性率应≤5%。

（2）常见不符合项：主要表现为实验室不能提供血细胞分析项目复检规则的验证记录。举例如下：

例1：实验室不能提供血细胞分析仪复检规则的验证记录。

例2：急诊检验实验室有1份血常规检验标本按《血常规复检操作程序》进行复检，实验室启用2台血细胞分析仪后，采用实验室现用的血细胞分析显微镜复检程序，未验证此复检程序对这2台仪器的适用性。

例3：查阅某日全血细胞分析的检验报告，NEUT%触发实验室制定的复检规则，未做显微镜复检。

实验室在制定血细胞分析的显微镜复检程序方面容易出现以下问题：

1）实验室制定了血细胞分析显微镜复检规则，但没有验证预期效果，不能保证复检规则的适用性和有效性。

2）多数实验室制定的血细胞分析显微镜复检规则在不同品牌和型号的血细胞分析仪上通用，但不同品牌和型号的血细胞分析仪检测结果出现的异常计数、警示标志、异常图形都不一致，制定的复检规则是不同的，不能通用。

3）实验室制定了血细胞分析仪显微镜复检规则，但使用的LIS无自动报警功能，工作量较大时人工容易漏检。也有工作人员主观忽视，不认真执行显微镜复检规则的情况。

（3）建议

1）实验室制定血细胞分析显微镜复检规则应使用临床标本验证，通过对显微镜复检规则的验证来评价、保证制定的规则满足检验质量要求，通过验证修改不合理的规则和完善新的规则来保证复检规则的有效性和适用性。血细胞分析显微镜复检规则验证方法可参照《全国临床检验操作规程》（第4版）。

2）新引进的血细胞分析仪如果与原设备为同一品牌，使用原血细胞分析显微镜复检规则也需要使用临床标本进行验证，根据验证情况修正规则。如使用不同品牌的血细胞分析仪，应制定与其适用的显微镜复检规则并进行验证。

3）根据实验室制定的血细胞分析显微镜复检规则，LIS能够自动筛选并报警，既提高工作效率又准确可靠，尽量避免漏检；增强实验室工作人员对血细胞分析显微镜复检重要临床意义的认识，严格要求触发规则后应认真执行显微镜复检，否则可能将阳性标本漏报，延误患者诊治，甚至会造成医疗纠纷。

3. 生物参考区间或临床决定值　生物参考区间因人的种族、地区、年龄、性别、劳动强度、生活水平、所采用的检测系统等而异，通过对生物参考区间进行有效验证，必要时进行科学的抽样统计制定，以确保生物参考区间的代表性、适用性。

（1）要求：CNAS-CL02：2023《医学实验室质量和能力认可准则》明确要求，实验室应规定生物参考区间或临床决定值，将此规定的依据文件化，并通知用户。当特定的生物参考区间或决定值不再适用服务的人群时，应进行适宜的改变并通知用户。

（2）常见不符合项：主要表现为实验室不能提供幼儿和儿童血细胞分析项目参考区间验证记录。举例如下：

例：实验室未能提供儿童血常规参考区间验证记录。

实验室在参考区间方面容易出现以下问题：

1）WS/T 405—2012《血细胞分析参考区间》、《全国临床检验操作规程》（第4版）、《临床基础检验学技术》均没有幼儿和儿童血细胞分析参考区间，实验室制定幼儿和儿童血细胞分析项目参考区间时没有参照的依据。

2）有些实验室没有按年龄段制定血细胞分析各项目的参考区间，因此也就没有验证。幼儿、儿童与成人血细胞分析参数参考区间有较大差异，尤其是儿童白细胞分类，实验室使用的成人参考区间对儿童不适用，须经验证后使用。

（3）建议

1）血细胞分析参考区间与性别、年龄等多因素有关，正确建立参考区间对检验结果的准确应用，临床正确诊治疾病至关重要。没有国标、行标的血细胞分析参考区间，实验室可以参照与本地区环境、气候、地理位置、生活习惯相近的公开发表的儿童血细胞分析参考区间进行验证后使用。

2）如无上述可供利用的参考文件，实验室可建立本地区儿童血细胞分析参考区间供临床使用。

（五）检验结果质量的保证

1. 质量控制　室内质量控制是实验室保证检验结果质量重要的日常工作，其特点是简单、有效，实时监控检测系统精密度、准确度的偏离，决定是否发出该批报告。

（1）要求：CNAS-CL02：2023《医学实验室质量和能力认可准则》7.3.7.2条款明确要求，实验室应制定室内质量控制程序，根据规定的标准监测检验结果的持续有效性，以验证达到预期质量，并确保与临床决策相关的有效性。质控数据标准差的计算方法应参考国标、行标；失控报告应包括失控情况的描述、原因分析、纠正措施及纠正效果的评价等内容。

（2）常见不符合项：主要表现为实验室不能提供白细胞分类项目质控记录，质控项目标准差设定没有依据，血细胞分析室内质控失控记录少，实验室不能提供失控分析报告。举例如下：

例1：查阅血细胞分析仪某段时间的室内质控，实验室未能提供白细胞分类的室内质控记录。

例2：实验室不能提供血液细胞计数质控图标准差设定依据。

例3：实验室质控报告表的白细胞失控时未见失控分析。

实验室在室内质量控制方面容易出现以下问题：

1）实验室较重视血细胞分析中WBC、RBC、HGB、HCT、PLT计数项目的室内质控，多数血细胞分析室内质控品不包括WBC分类项目，实验室也就忽略WBC分类的室内质控。

2）实验室血细胞分析室内质控项目标准差设定不规范，有根据质控品给定范围设定的，有根据能力验证总允许误差设定的，有根据自己实验室定的质量目标设定的。不根据实验室的实际检测变异系数（CV）设定标准差，在检测结果出现偏倚时就不能准确筛出。设定标准差数值太宽会导致假阴性率增加，真失控不能检出，影响检测结果的准确性，设定标准差数值太窄则假阳性率增加，会增加不必要的工作量。

3）血细胞分析仪检测标本影响因素少，室内质控真失控的情况也较少。失控时一般重新混匀质控品或者更换质控品再次检测就会又在控，由设备故障、试剂缺陷造成的失控较少见，所以实验室会忽视分析失控原因。个别实验室甚至多年没有该项目失控报告，有的失控情况分析过于简单和形式化，偶然失控频次高了，有可能是检测系统精密度出现了问题，如某些部件（如穿刺针磨损）需要更换等。

（3）建议

1）为保证实验室全血细胞分析结果的准确性和有效性，实验室全血细胞计数（RBC、WBC、HGB、PLT、HCT、MCV、MCH、MCHC）及仪器检测WBC分类需全部开展室内质控。尽量购置厂家配套定值质控品，精密度、准确度都能监控。质控数据需要绘制质控图并进行相关分析。

2）实验室血细胞分析项目的靶值和标准差的设定是室内质控过程中的关键步骤，根据实验室实际6～12个月的多个批号质控累计CV值设定能够真实检出实验室的日常检测变异，采用累计的CV应满足室内质控目标要求。建议新批号质控品标准差＝靶值×加权平均CV%。

$$加权平均CV\% = \frac{n_1 \times CV_1 + n_2 \times CV_2 + \cdots + n_x \times CV_x}{n_1 + n_2 + \cdots + n_x}$$

式中，n为每批的质控次数，x为6个月或12个月质控批次数，其中也包括失控的次数。新设备质控品标准差的计算方法参见WS/T 641—2018《临床检验定量测定项目室内质量控制》。

3）每个月认真、全面地回顾、分析和总结室内质控数据并采取相应的纠正或预防措施是实验室质量持续改进的有效途径，也是不断提升检测质量的一个重要手段。每次出现失控情况都要认真分析原因，制定并采取有效的纠正措施，防止和减少类似失控再次发生。

4）建立《血细胞分析室内质控标准操作规程》，规范人员操作。某些步骤、操作没有规范会导致失控。例如，质控品从冰箱取出后放置室温的时间、混匀次数、混匀方式和方法等都可能造成室内质控失控，但再次检测质控品结果又在控。如果实验室能针对此类情况认真分析、掌握规律，并形成标准操作规程规范操作，就可以减少不必要的失控和失控处理工作，节约时间和资源成本。

2. 检验结果的可比性　血细胞分析是临床诊治中的常规基础检查，多种疾病会引起患者血常规检测指标的改变。为了满足不同年龄、不同患者的检测需求，除常规检测采集静脉血，还可以采集末梢血以方便特殊人群的血细胞检查。全自动血细胞分析仪也有自动、手动和预稀释3种吸样模式，以保证能检测相应的标本。

（1）要求：为保证不同模式和标本检测结果的一致性，CNAS-CL02：2023《医学实验室质量和能力认可准则》中明确要求，应规定比较程序和所用设备与方法，以及建立临床适宜区间内患者标本结果可比性的方法。此要求适用于相同或不同的程序和设备、不同地点或所有这些情况。实验室应对比较的结果进行整理、记录，适当时迅速采取措施。应对发现的问题或不足采取措施并保存实施措施的记录。

（2）常见不符合项：主要表现为实验室血细胞分析仪末梢血和静脉血的项目比对结果偏倚超出实验室规定的判定标准，实验室没有采取纠正措施。举例如下：

例：全自动血细胞分析仪末梢血和静脉血的白细胞比对结果偏倚超出实验室文件规定的判定标准。

实验室在检验结果的可比性方面容易出现以下问题：

1）静脉血、末梢血采集部位、方式及血细胞分布的环境不均一性及检测设备进样模式不同，使用血量不同，均会导致检测结果存在一定的差异，也不容易纠正。

2）日常工作使用末梢血检测血细胞分析的情况较少，实验室也没有重视不同模式和标本检测结果的一致性问题。血细胞分析末梢血和静脉血结果比对影响因素较多，不容易比对通过，实验室也不易找到有效纠正措施，易忽略不做处理。

（3）建议

1）血细胞分析目前公认以静脉血检测的准确性最高，但由于末梢血取血量少、方便，满足了某些特殊患者和婴幼儿检测的需要，所以实验室仍然在使用。血细胞分析仪上末梢血（手动、预稀释模式）和静脉血（自动模式）3种模式的检测结果有一定差异，实验室应面对问题积极采取相应措施，使差异最小化，以利于临床对检测结果的使用和解释。

2）血细胞分析采集末梢血检测，分析前、中、后过程的影响因素较多，需要对每个过程进行严格规范，以保证差异最小。

分析前：实验室应制定采集末梢血的相关文件，严格规范采集部位、步骤、器材，使用标准采血针和采血管很重要，尽量减少外部因素的影响。同时，分析前应与临床进行沟通，告知血细胞分析末梢血与静脉血结果的差异（如末梢血白细胞计数高些，其他项目值低些，重复性没有静脉血好等），有利于临床对检测结果的使用和解释。

分析中：检测模式尽量选择末梢血手动进样模式，手动模式比预稀释模式（不同工作人员血液标本及稀释液的吸取、加样及混匀的手法，加样器/头校准等）检测末梢血影响因素少，应对必须使用预稀释模式的特殊情况进行规定。分析中还要重视不同吸样检测模式的校准和室内质控，如比对不通过，应及时依据已校准的自动模式为标准对其他模式进行校准，保证检测结果的临床一致性。

分析后：报告单应标明标本类型为末梢血，备注说明"末梢血与静脉血检测结果有差异，以静脉血为准"；特殊情况应与临床及时沟通，以保证临床医生能够正确使用和解释检验结果。

二、血栓与止血检验专业认可常见不符合项分析

（一）人员

1.要求 CNAS-CL02：2023《医学实验室质量和能力认可准则》提出，实验室应根据

所建立的标准，评估每一位员工在接受适当的培训后，执行所指派的管理或技术工作的能力，应定期进行再评估，必要时应进行再培训。

2. 常见的不符合项 本条款常见的不符合项主要体现在新员工能力评估的频次不满足要求或不能提供员工转岗、离岗6个月的能力评估记录及培训后效果的评估。

例：临检组人员培训有计划，有培训记录，但无培训效果的评估。

此条款发生不符合项比例较少，比较容易出现以下几个问题：①培训的内容未覆盖准则要求；②当职责变更，或离岗6个月后再上岗，或政策、程序、技术有变更时，无培训计划；③实验室不能提供培训效果的评估记录。

3. 建议

（1）检验科技术负责人/专业组长每年制订人员培训计划。新员工入岗前，实验室质量和技术负责人及培训管理员应向其介绍检验科及其将要工作的部门或区域、聘用的条件和期限、员工设施、健康和安全要求（包括火灾和应急事件）及职业卫生保健。

（2）由技术负责人及质量负责人根据管理人员和检验人员岗位的不同确定培训内容：检验科质量手册、程序性文件、标准操作规程、实验室认可知识、质量控制和管理知识、各技术岗位的工作程序、实验室信息系统、实验室安全知识（包括防止或控制不良事件的影响）、医学及实验室伦理、患者信息保密制度、外语、计算机操作与应用、国家相关医疗法规、法律知识等。

（3）在岗培训包括参加学术会议、技术交流、新标准应用及有关专业技术培训、业余学习等。通过培训掌握本专业最新发展动态，不断更新专业知识。员工应参加继续教育。应定期评估继续教育计划的有效性。员工应参加常规专业发展或其他专业相关活动。

（4）凡从事检验工作的人员，须经考核合格，取得科/专业组内相应的资格后方可上岗操作。定期考评，必要时进行再培训。评估考核可以采取理论考核、操作考核、记录核查、盲样考核、故障处理考核等多种形式。

（二）设施和环境条件

1. 要求 CNAS-CL02：2023《医学实验室质量和能力认可准则》提出，当可能影响标本、结果质量和（或）员工健康时，实验室应监测、控制和记录环境条件；应关注与开展活动相适宜的光，关注环境细菌、灰尘、有毒有害气体、电磁干扰、辐射、湿度、电力供应、温度、声音、振动水平和工作流程等条件，以确保这些因素不会使结果无效或对所要求的检验质量产生不利影响。

2. 常见的不符合项 主要体现在实验室未对工作环境和存放试剂、标本环境（如湿度、温度）进行有效设置和监控，举例如下：

例1：实验室不能提供某假日期间室内温度和湿度的记录。

例2：实验室的温度和湿度记录结果有失控的情况，实验室未能提供处理记录。

设施和环境条件出现的不符合项相对较少，比较容易出现以下几个问题：①存放试剂、标本的设施未设置目标范围；②实验室无对需要监控的环境进行监控的记录；③实验室未对监控指标失控实施有效纠正及验证措施。

3. 建议

（1）对进入影响检验质量的区域进行控制；应保护医疗信息、患者标本、实验室资源；提供安全设施和设备，并定期验证其功能，如应急疏散装置、冷藏或冷冻库中的对讲机和警报系统、便利的应急淋浴和洗眼装置等。

（2）储存设施：储存空间和条件应确保标本材料、文件、设备、试剂、耗材、记录、结果和其他影响检验结果质量的物品的持续完整性。应以防止交叉污染的方式储存检验过程中使用的临床标本和材料。

（3）患者标本采集设施：应有隔开的接待/等候和采集区。这些设施应考虑患者的隐私、舒适度及需求（如残疾人通道、盥洗设施），以及在采集期间的适当陪伴人员（如监护人或翻译）。执行患者标本采集程序（如采血）的设施应保证标本采集方式不会使结果失效或对检验质量有不利影响。标本采集设施应配备适当的急救物品，以满足患者和员工需求。

（4）设施维护和环境条件：应关注与开展活动相适宜的光、无菌、灰尘、有毒有害气体、电磁干扰、辐射、湿度、电力供应、温度、声音、振动水平和工作流程等条件，以确保这些因素不会使结果无效或对所要求的检验质量产生不利影响。

（三）实验室设备、试剂和耗材

1. 要求　CNAS-CL02：2023《医学实验室质量和能力认可准则》规定，当发现设备故障时，应停止使用并清晰标识。实验室应确保故障设备已经修复并验证，表明其满足规定的可接受标准后方可使用。实验室应检查设备故障对之前检验结果的影响，并采取应急措施或纠正措施。同时提出，试剂和耗材的使用说明，包括制造商提供的说明书，应易于获取。

2. 常见不符合项　主要体现在实验室仪器设备该校准未校准或标准不到位、维修后未执行性能验证（影响检测性能时）及未对故障发生前的检测结果实施评估。举例如下：

例1：凝血分析仪的校准报告，未能提供加样系统、温控系统校准的内容。

例2：凝血分析仪更换灯泡后，科室未能提供更换之后的校准验证记录。

例3：配制的PT试剂未注明配制人和配制时间。

从发生的不符合项来看，实验室设备相对较多，试剂和耗材相对较少，比较容易出现以下几个问题：①实验室未对仪器设备进行校准；②实验室有校准报告，但校准参数不满足文件要求，如缺少加样系统、温控系统等的校准；③设备故障实施维修后，当影响方法学性能时，未能对性能进行验证及对故障发生前的检测结果实施评估。

3. 建议

（1）检验科的设备，包括国家规定的强检计量器具、计算机及打印机按规定购买和验收。实验室应在设备安装和使用前验证其能够达到必要的性能，并符合相关检验的要求。每件设备应有唯一标签、标识或其他识别方式。

（2）设备应始终由经过培训的授权人员操作。设备使用、安全和维护的最新说明，包括由设备制造商提供的相关手册和使用指南，应便于获取。

（3）实验室应对直接或间接影响检验结果的设备进行校准，内容包括使用条件和制造商的使用说明；记录校准标准的计量学溯源性和设备的可溯源性校准；定期验证要求的测量准确度和测量系统功能；记录校准状态和再校准日期；当校准给出一组修正因子时，应确保之前的校准因子得到正确更新；安全防护以防止因调整和篡改而使检验结果失效。

（4）编写设备操作规程，严格按操作程序操作。环境条件应满足仪器制造商的要求（使用说明书）。规定对实验设备的校准要求，制定校准日程，并监督其实施，以保证分析系统处于正常功能状态。按规定进行仪器设备的维护和保养，并记录。仪器设备出现故障时应立即联系维修，根据维修情况决定是否部分或完全停用，并贴上相应标签。维修后的仪器在校准和室内质控合格后方可恢复使用。设备的维修应有记录。

（5）实验室应按制造商的说明储存收到的试剂和耗材。当试剂盒的试剂组分或试验过程改变时，或使用新批号或新货运号的试剂盒之前，应进行性能验证。影响检验质量的耗材应在使用前进行性能验证。试剂和耗材的使用说明包括制造商提供的说明书，应易于获取。

（四）检验前过程

1. 要求 CNAS-CL02：2023《医学实验室质量和能力认可准则》提出，实验室应制定正确采集和处理原始标本的文件化程序。文件化程序应可供负责原始标本采集者使用，不论其是否为实验室的员工。当按照用户要求，文件化采集程序的内容发生偏离、省略和增加时，应记录并纳入含检验结果的所有文件中，并通知适当的人员。

2. 常见不符合项 主要体现在实验室标本采集过程、操作手册的更新、对血栓与止血项目特殊性的指导及标本制备过程中的问题。举例如下：

例1：实验室未能提供血栓与止血项目检测用离心机校准后离心时间和离心力是否满足离心后血浆血小板数量在可接受范围内的证明。

例2：血栓与止血项目不合格标本拒收标准中对采血量的要求未做具体规定。

例3：临检组SOP文件未提及在血栓与止血检测过程中发现有HCT增高（＞55%）的标本应如何处理。

例4：临检组SOP文件未提及使用光学法仪器做血栓与止血检验时遇到脂血、黄疸等干扰时应该采取的措施。

例5：病房晨间采血现场发现，护士将蓝头管（检测血栓与止血）标本管放在最后采集，未按《标本采集手册》规定执行。

例6：采血护士使用注射器采集血栓与止血标本，未取下针头，将血液直接注入采血管，不符合《标本采集手册》规定。

例7：两份血栓与止血项目检测标本采样时间为5：48，送检时间为7：47，标本运送时间超出了《标本采集手册》规定的时间。

对血栓与止血项目的检测，检验前过程相对严格，因此发生的不符合项相对较多，因为一份不合格的标本（包括采血管、采血量、采血顺序等）对血栓与止血项目的检验结果影响是非常大的。此外，离心机的离心效果也会影响血栓与止血检验结果的准确性。

3. 建议 参见第六章第一节"检验前质量管理"。

（五）检验过程

1.要求 CNAS-CL02：2023《医学实验室质量和能力认可准则》提出，影响检验质量的耗材在投入使用前应进行性能验证。同时提出，实验室应规定生物参考区间或临床决定值，将此规定的依据文件化，并通知用户。

2.常见不符合项 主要体现在性能验证或试剂更换时的验证不符合要求，举例如下：

例1：APTT项目只提供新批号与当前批号敏感性符合的记录，未能提供5份健康人结果对参考区间适用性的记录。

例2：实验室无法提供纤维蛋白原可报告范围验证的记录。

从发生的不符合项看，实验室对血栓与止血项目的了解不够深入，对仪器、试剂的性能了解有限，应该在这些方面多积累一些经验。

3.建议

（1）标本的分析检验是检验科工作中最重要的部分，为保证临床检验结果准确、可靠，检验科需要对检验程序进行选择、验证和确认，制定并实施与检验中相关的程序性文件及标准操作程序（或称为作业指导书）。

（2）实验室选择预期用途经过确认的检验程序，按照程序文件对选择的检验程序进行验证和确认，并记录验证和确认结果。

（3）检验程序文件化，使用员工容易理解的语言编写，文件方便获取。快捷操作卡等的内容与程序文件对应。所有与检验操作相关的文件，包括程序文件、快捷操作卡、表格等，均应遵守文件控制要求。

（六）检验结果质量的保证

1.要求 CNAS-CL02-A001：2023《医学实验室质量和能力认可准则的应用要求》7.3.7.2条款明确要求，宜参考相关国家/行业标准建立质量控制程序，如WS/T 641，内容包括质控规则（质控规则应确保试验的稳定性和检验结果的可靠性），质控品的类型、浓度和检测频度，质控品位置（如酶联免疫试验，适用时，质控品应随机放置且应覆盖检测孔位），质控记录。质控品可为商品化质控品或自制质控品。定量检测项目应至少使用两个浓度水平（正常和异常水平）的质控品。可利用质控图对质控数据进行统计分析，包括失控时的分析处理程序和纠正措施等。

2.常见不符合项 主要体现在室内质量控制、能力验证/室间质量评价、室内比对不符合要求，举例如下：

例1：纤维蛋白原检测时，实验室仅使用一个浓度水平的室内质控品。

例2：APTT高值质控结果失控，实验室未能提供失控原因分析、纠正处理措施等的记录。

例3：血栓与止血项目的3次失控报告中的原因分析均与质控品配制有关，但实验室不能提供纠正措施和纠正效果的评价记录。

例4：血栓与止血质控品复溶后，保存于–80℃超低温冰箱并用于第2天质控检测，与说明书要求不符，实验室不能提供验证记录。

例5：实验室不能提供更换新批号PT试剂后靶值累积的记录。

例6：两台凝血分析仪分析系统不同，生物参考区间不同，不宜进行比对，但未见医疗安全风险评估报告。

检验结果质量的保证发生的不符合项最多，比较容易出现以下几个问题：①质量控制管理程序不完善；②靶值累积概念不清；③质控品浓度和覆盖项目不全；④失控未处理，且未对检测结果进行评估；⑤能力验证/室间质量评价的分析不够全面。

3. 建议

（1）标本的分析检验是检验科工作中最重要的部分，而分析中的质量过程与最终的检验报告的质量关系最为直接。为保证检验结果的准确性，应建立室内质量控制体系、室间质量评价计划（包括实验室间的能力比对），对于从事同一个项目检测的不同分析仪器（不同厂家、型号或同厂家、同型号）间的结果进行定期比对。检验科应实施适当的检验前和检验后过程。

（2）建立室内质控体系，制定室内质控（IQC）原则，规定室内质控品的选择、失控规则、操作方法、数据观察及失控处理措施，质控管理员负责组织、监督质控品分析、记录、失控处理等。

（3）为保证检测结果的准确性，检验科各专业组应参加适当的室间质量评价计划，如国家卫生健康委临床检验中心组织的室间质量评价。检验科应制定室间质量评价程序，各种室间质量评价计划均按该程序实施，包括不合格的室间质量评价回报结果的调查及处理。所有参加室间质量评价的项目均应保存记录。当无实验室间比对计划可利用时，实验室应采取其他方案并提供客观证据确定检验结果的可接受性。

（4）应制定比对程序并规定参与的设备和方法，保证相同检验项目患者标本结果的可比性。

（七）检验后过程

1. 要求　CNAS-CL02：2023《医学实验室质量和能力认可准则》提出，实验室应制定发布检验结果的文件化程序，包括结果发布者及接收者的详细规定。该程序应确保满足以下条件：当接收到的原始标本质量不适于检验或可能影响检验结果时，应在报告中说明。当检验结果处于规定的"警示"或"危急"区间内时，应立即通知医生（或其他授权医务人员），包括送至受委托实验室检验的标本的结果；保存采取措施的记录，包括日期、时间、负责的实验室员工、通知的人员，以及在通知时遇到的任何困难。

2. 常见不符合项　主要体现在报告单的不符合，抗凝治疗监测时，PT的报告方式应使用国际标准化比值（INR），举例如下：

例1：实验室不能提供每批试剂的正常PT均值（MNPT）数值。

例2：实验室不能提供血栓与止血项目危急值的来源及定期评估记录。

发生的不符合较单一，对于血栓与止血标本，尤其是抗凝检测的结果应有严格的质量保证。

3. 建议

（1）检验科对所有临床标本的每一项检验结果均应提供检验报告。检验报告应能够准确、清晰、全面、客观地反映检验结果。检验报告及时发送至申请者地址，为临床诊断、治疗提供依据。

（2）检验报告单的内容应包括：①实验室名称；②患者基本信息，如姓名、性别、年龄、唯一标识（病例号）；③标本基本信息，如唯一标识（条码号）、标本类型及来源、标本采集时间等；④标本来源地及申请医生姓名；⑤其他解释检验结果所必需的信息，如临床诊断等；⑥检验结果，如检验项目的中文名称及英文缩写、结果、参考值范围及异常结果标记、其他备注（如可能影响结果的因素等）、必要的临床解释、图等；⑦检验结果报告时间、检验者和审核者签字；⑧必要的注释，如复检信息、标本质量的可能影响等；⑨报告页数；⑩检验报告仅对送检的标本负责。

（3）保证检验结果正确转录和传输；检验报告分为纸质报告和电子报告两种，纸质报告单的格式、内容等需由检验科及病案管理委员会审查后统一印制套打单；电子报告的格式应与临床科室及信息中心共同商定。纸质报告单格式发生变化需备案。

（杜彦丹　吴　卫）

第二节　体液检验专业认可常见不符合项分析

中国合格评定国家认可委员会（CNAS）自2004年7月开始正式受理医学实验室认可申请以来，截止到2023年9月1日，已经有767家医学实验室获得ISO 15189认可。为了更好地理解认可准则在体液学检验专业的应用，我国出版了《医学实验室质量和能力的要求第3部分：尿液检验领域的要求》（GB/T 22576.3—2021）和CNAS出版了《医学实验室质量和能力认可准则的应用要求》（CNAS-CL02-A001：2023），这是认可准则在体液实验室应用的说明。

一、尿液检验专业认可常见不符合项分析

（一）人员

1. 要求　人员是一切质量活动的基础，没有合格的人员，就没有质量。在临床体液专业领域，其主要关注：

（1）人员资质：体液实验室负责人和认可授权签字人应具备中级及以上职称，本专业至少3年工作经历。所有检验人员应具备检验专业教育背景并有相应授权，无色觉障碍。

（2）资源配备：实验室配置人员合理，满足检测岗位的需求；实验室仪器设备应满足临床检测工作的要求。

（3）继续教育：实验室应建立继续教育程序对继续教育的计划、内容、方法与实施、考核与评估做出规定，特别是形态学检查人员应定期进行形态学知识培训与考核，形态学检查主管应具有副高资质或相应岗位培训证书。应对不同岗位、不同级别的人员制订不同的继续教育计划并实施。

（4）能力评估：体液实验室应建立能力评估程序，对评估内容、方法、频次和合格标准做出规定。应对不同岗位、不同级别的人员制订不同的继续教育计划并实施。评估方式可以是笔试考核、现场提问、现场操作和形态学识别等，可通过4个方面对实验室员工的能力进行评估。①实际操作能力：包括检验前标本的要求与判断、分析试剂准备、标本的处理和检测、质控操作与处理、结果审核与解释、仪器使用维护和保养等操作；②结果分析能力：包括质控结果分析、检测结果分析和复检标本筛选等；③形态学识别能力：包括基本操作和形态学识别能力等；④应急处理能力：包括应急预案、职业暴露等。评估通常每12个月进行1次，但新进员工培训结束后在6个月内应至少进行2次能力评估。当职责变更或离岗6个月以上再上岗时，或政策、程序、技术有变更时，员工应接受再培训和再评估，合格后方可继续上岗。实验室应指定人员，通常为专业组长，对员工的表现进行评估。如果能力评估不合格，或员工出现严重不良事件，应对其再次培训并重新评估。

2. 常见不符合项 主要体现在新员工能力评估的频次不满足要求或不能提供员工转岗、离岗6个月的能力评估记录，举例如下：

例1：现场查阅发现体液室一位新员工在最初6个月内只接受了1次能力评估。

例2：体液实验室一位检验员从生化室转入体液室时，实验室未对其进行培训、考核、评估并且无上岗授权记录。

例3：体液实验室一位检验员外出进修离岗一年，再次上岗时实验室已对其进行培训、考核、评估，但未见上岗授权记录。

人员要求出现不符合项的比例较少，实验室在人员培训方面比较容易出现以下问题：①培训的内容未覆盖准则要求；②当职责变更或离岗6个月后再上岗时，或政策、程序、技术有变更时，无培训计划；③实验室有培训计划并已实施，但不能提供培训效果的评估记录；④不能提供员工上岗授权记录。

3. 建议

（1）制订培训计划：培训计划包括科室年度计划和临时培训计划，计划应体现培训时间、地点、内容、教师、对象、结果评估等关键信息；年度计划应覆盖准则的内容要求，包括体系建设和业务建设，临时培训计划结合实验室人员（新进人员、转岗人员、离岗6个月再上岗）、技术（新的尿液和粪便分析仪等设备的引进）、信息系统的升级等具体情况自行拟定；根据岗位需求确定培训对象的相应培训内容，但有关质量和安全方面的培训应全员参与；一些关键培训如岗前或岗位培训、安全培训、伦理培训、资质或授权培训等应定期评估培训效果，可采用考核的方式进行评估。

（2）建立新员工管理程序：规范对新员工的管理，对新员工入职后的安排最好有专人负责。首先，对新员工进行入职培训，可分为两部分。①医院入职教育：由医院相关部门组织，可包括医院文化、规章制度、聘用的条件和期限、心肺复苏及礼仪、拟上岗所需的行为规范培训等；②科室岗前培训：由科室组织实施，可包括实验室情况、科室环境或区域、员工设施、消防安全和生物安全、岗位职责、科室制度、职业卫生保健服务等。其次，对新员工进行必要的体系建设和专业技术培训。最后，及时建立员工档案。上述各种活动均须保留相应的记录。

（3）建立能力评估标准：结合岗位要求和人员职级，不同职级人员的评估标准应有所不同，标准应尽可能量化，以确保对员工评价的客观性；根据标准定期对所有员工进行能力评估，能力评估的频次一般为每年1次，但新员工前6个月应至少接受2次能力评估；如能力评估不满意、职责变更、离岗6个月以上再上岗，或政策、程序、技术有变更时，员工应接受再培训和再评估，合格后方可继续上岗，评估记录应纳入员工档案。

（二）设施和环境条件

1. 要求　设施和环境是实验室工作场所，其主要关注：

（1）环境要求：实验室环境应满足工作需求，并确保患者、员工及来访者的安全。

（2）设施要求：存放试剂（如尿干化学试条）、标本的设施（如温度、湿度等）应符合要求，并对其进行监控。

（3）采集要求：尿液采集应满足相关规定并符合患者隐私保护的要求。

（4）电源配备：尿液分析仪等主要设备应配备不间断电源或双路电源，以确保仪器设备的正常运转。

2. 常见的不符合　主要体现在实验室未对工作环境和存放试剂、标本环境（如温度、湿度）进行设置和监控，举例如下：

例1：体液实验室未能提供尿液干化学试条存放环境的温、湿度记录。

例2：体液实验室某假日期间无室内温度和湿度记录。

例3：现场评审发现当日尿干化学试带存放温度20℃、相对湿度20%，不符合相对湿度45%～75%的存放条件。

实验室在设施和环境要求方面比较容易出现以下问题：①存放试剂、标本的设施未设置目标范围；②实验室未对需要监控的环境进行监控记录；③实验室未对监控指标失控实施有效纠正及验证。

3. 建议

（1）合理设置环境目标温度和允许范围：尿液干化学试带在室温和冷藏封口保存对试带的质量影响较小，但不能在室温敞口保存，否则会出现假阳性结果。因此，实验室应制定存放试剂等的目标温度和允许范围，遵循制造商和试剂说明书的要求。

（2）建立有效的监控机制：实验室应有明确的制度对需要监控的环境实施有效监控，无论是自动监控还是人工监控，当出现失控时都应有纠正措施及纠正后验证记录，确保存放试剂、标本不受其影响。

（3）对存放试带的关注：如果是自动化检测尿液，要关注试带存放日期是否超过制造商规定的范围，并采取必要的防潮措施；如果是半自动化检测尿液，要关注试带开瓶时间，遵循用多少取多少的原则，及时盖盖，避免由潮湿导致的假阳性结果产生。

（三）实验室设备、试剂和耗材

1. 要求　实验室设备和试剂是实验室检测的基础，其主要关注：

（1）设备要求：实验室配备的设备应满足检验工作的需求。

（2）设备校准：尿液分析仪、离心机、显微镜等检定、校准应符合国家法规的要求或遵循制造商的建议。尿液干化学分析仪的检定与校准参见JJF 1129—2005《尿液分析仪校准规范》,在实际工作中,尿液干化学分析仪和尿液有形成分分析仪应遵循制造商的要求。离心机的检定与校准参见YY/T 0657—2017《医用离心机》和JJG 972—2002《离心式恒加速度试验机》,至少要提供400g相对离心力的校准记录。显微镜的检定与校准参见JJF 1402—2013《生物显微镜校准规范》。

(3)设备保养:当尿液分析仪故障时,应停止使用并清晰标识;故障修复后先分析故障原因,如果设备故障可能影响了方法学性能,应采用合适的方式进行性能验证并对之前的检测结果进行评估。实验室应按照制造商的说明书要求制定设备维护保养程序文件,设备的维护和维修应经授权的人员操作。在设备故障修复后,应首先分析故障原因,如果设备故障影响了分析性能,应通过合适的方式进行相关的检测、验证:①可校准的项目实施校准或校准验证;②质控品检测结果在允许范围内;③与其他仪器的检测结果比较,偏差小于规定的要求(1/2TEa);④使用留样再测结果进行判断,偏差小于规定的要求(1/3TEa)。表明其满足规定的可接受标准后方可使用。

2. 常见的不符合 主要体现在实验室仪器设备未校准或标准不到位、维修后未执行性能验证(影响检测性能时)及未对检测之前的检测结果实施评估。举例如下:

例1:体液实验室未能提供用于尿液有形成分分析离心机400g相对离心力的校准报告。

例2:体液实验室某日尿液干化学分析仪校准报告中只有光学系统校准记录,无尿液比重校准记录。

例3:查阅设备维修记录,某日尿液有形成分分析仪注射器有渗液,工程师清理仪器维修正常,实验室不能提供当时仪器故障对之前检验结果的影响和故障设备修复后验证的证据。

实验室在设备、试剂和耗材方面比较容易出现以下问题:①实验室未对仪器设备进行校准;②实验室有校准报告,但校准不到位,如离心机的转速、干化学分析仪比重等未进行校准,光学系统校准超出规定范围但实验室无纠正措施,实验室使用的离心机转速不符合实验规定的要求;③尿液有形成分分析仪故障实施维修后,当影响方法学性能时,未进行性能验证及对之前的检测结果实施评估;④对尿液有形成分分析仪故障实施维修后,虽对性能进行验证,但与实验室规定不符。

3. 建议

(1)建立规范的标准操作规程,有效指导其活动:对尿液分析仪的管理,实验室应根据制造商提供的仪器操作说明书的建议制定校准、操作使用标准操作规程,指导尿液分析仪的校准、使用、维护保养、维修及维修后的性能验证和维修后对故障之前检测结果的评估,杜绝尿液分析仪未校准或校准不到位现象;对离心机等通用仪器,实验室应根据YY/T 0657—2017《医用离心机》和JJG 972—2002《离心式恒加速度试验机》的要求,结合各体液实验室专业用途,制定通用仪器校准规程,由科室委托权威计量站进行校准,实验室提出校准要求,校准后由实验室确认校准证书,以达到实验室目的。

(2)制订仪器设备校准计划:实验室设备管理小组年初根据设备校准特性,制订仪器设备校准计划,校准计划包括校准机构、校准要求、校准时间等。对于尿液分析仪的校准,可由厂家授权工程师进行,也可由实验室自己完成,自校时需进行培训、考核及授权。

（3）建立有效的监控机制：实验室应建立监控机制对尿液分析仪管理进行监控，确保仪器设备的校准有计划并按时实施、验证，仪器故障维修后使用检测结果进行修复验证、评估。

（四）检验前过程

1. 要求 对于所有检测项目来说，标本合格是保证检测结果准确的首要条件，控制标本采集是保证检验质量的重要环节，尿液标本的收集与处理可参见 WS/T 348—2023《尿液标本的收集及处理标准》。其主要关注：

（1）标本采集：针对不同尿液检验项目制定正确的采集方法和要求，并对相关人员进行培训和指导。尿液标本采集后应正确标注采集日期和时间。

（2）容器要求：留取尿液标本的容器应满足要求。

（3）标本运送：尿液标本应及时送检；运送应符合标本完整和生物安全的规定，至少要防渗漏、防洒落。

2. 常见的不符合 主要体现在实验室标本采集区无指导建议或标本运送不符合要求，举例如下：

例1：门诊、急诊尿常规检验，现场观察未见清洁尿道外口、留取中段尿、2h内送检等正确采集尿液标本的提示。

例2：现场发现门急诊所有尿液标本均用无盖的尿杯运送，住院患者尿液标本运送使用开放式提篮，且实验室标本接收区无标本溢洒时应急消毒物资。

实验室在检验前过程比较容易出现以下问题：①尿液标本采集无指导建议；②尿液标本的运送不符合要求。

3. 建议

（1）建立规范的标准操作规程，有效指导相关活动：实验室应编写标本采集手册，指导尿液标本的正确采集。对于住院患者，实验室应分发指导采集的宣传册，并对患者进行培训；对于门诊患者，实验室可通过分发指导尿液采集的宣传册或在采集区明确告知正确的采集方法，达到正确采集尿液标本的目的。

（2）改进尿液容器和运送装置：对于门诊患者，尿液标本采集一般由尿杯和尿管组成，尿杯适用于尿液标本采集，再将留好的中段尿倒入尿管内运送。对于住院患者，尿液标本一般情况下由护工运送，运送尿液标本的容器必须封闭，保证运送过程的安全，采用双层试管架使尿液试管直立，防止尿液溢出，必要时在下层加装吸液装置，以预防因尿液溢出影响其他标本。在标本接收区，实验室应准备必需的消毒品，对尿液标本溢出和洒落进行消毒处理。

（五）检验过程

1. 要求 尿液分析的准确程度将直接影响临床诊断。其主要关注：

（1）检验程序的选择：实验室选择、制定和使用的检验程序应满足临床医生和患者需求，如与疾病诊断和治疗相适应的检验项目、方法性能、检验周期等，其性能指标可参考国家标准、行业标准、技术规范和公开发表的临床应用指南的相关内容。实验室选择使用的检验程序应该是已经确认的标准方法，如NMPA批准注册或备案的体外诊断产品（IVD）使用说明书规定的程序。当使用《全国临床检验操作规程》、国家标准、卫生行业或医药行业标准规定的程序，以及权威学术刊物发表的程序时，还应考虑国家有关法规的适用性，特别是对IVD使用的要求。实验室应制定合适的标准操作规程（包括检查项目和仪器操作等），且有效培训、文件现场可用。

（2）性能验证：实验室独立完成体液检查项目的性能验证。尿液干化学分析仪性能验证可参见YY/T 0475—2011《干化学尿液分析仪》和YY/T 0478—2011《尿液分析试纸条》，其验证至少应包括阴性和阳性符合率；尿液有形成分分析仪性能验证可参见YY/T 0996—2015《尿液有形成分分析仪（数字成像自动识别）》，其内容至少应包括精密度、携带污染率和可报告范围。体液检查项目的性能验证要满足制造商声明的性能要求。

（3）检验流程：尿常规检查流程应标准化，包括尿液标本离心、制片、镜检等。自动化仪器的操作可参见制造商提供的操作指南，尿沉渣镜检可参见WS/T 229—2002《尿液物理学、化学及沉渣分析》。

（4）筛选标准：使用自动化仪器做有形成分筛检，实验室应关注尿液有形成分分析的显微镜复检程序，应正确理解和执行。

（5）生物参考区间验证：实验室应制定体液学检查生物参考区间验证规程，可参见C28-A3《临床实验室参考区间的定义、建立与验证——批准指南》。

2. 常见的不符合　主要体现在实验室检验过程中性能验证报告或筛选复核不符合要求。举例如下：

例1：实验室不能提供全自动尿液干化学分析仪红细胞、白细胞检测的阴性符合率和阳性符合率的性能验证数据。

例2：现场查阅《临检组分析性能验证报告》中全自动尿液有形成分分析仪精密度验证结果，显示白细胞为13.7%、红细胞为12.7%，超出实验室规定白细胞≤10%、红细胞≤10%的要求。

例3：临检室的尿液有形成分显微镜复检标准操作规程中没有对尿量不足时让步定量检验进行明确规定。

例4：实验室不能提供尿液有形成分分析的显微镜复检程序及制定的依据、建立方法、验证记录。

例5：实验室《尿液干化学和有形成分复检规则作业指导书》规定，肾内科和泌尿外科患者尿液标本须镜检后方能报告，但某日现场查泌尿外科某患者报告单发现未做离心复检（镜检）即报告。

检验过程出现的不符合项相对较多，实验室比较容易出现以下问题：①尿液分析仪性能验证无报告；②尿液分析仪性能验证报告与认可准则、实验室规定不符；③实验室未对性能进行定期评审；④操作规程不完善；⑤操作过程与操作规程不符；⑥筛选规则未建立或建立未验证。

3. 建议

（1）建立规范的标准操作规程，有效指导尿液检验：实验室应建立尿液检验操作规程，指导尿液分析的正确检验。尿液分析检验包括尿液上机、仪器操作、质控操作、筛选规则、尿液离心、制片、镜检等过程。

（2）制定尿液分析仪性能验证规程，正确引导尿液性能验证：实验室在尿液分析仪性能验证时，首先应理解行业标准，在遵循制造商说明书基础上，建立一套适合实际情况的完整SOP。文件中应规定性能验证的时机，包括首次使用性能验证和定期性能评审及不定期性能验证、性能验证参数（包括尿液干化学分析仪和尿液有形成分分析仪）、性能验证要求、各检测参数性能验证方案、可接受标准等，并给出翔实的操作方法及附有具体的操作记录模板，供实验室操作人员使用。其次，在建立规程的基础上，对体液实验室性能验证人员进行培训、考核，使其在进行性能验证之前具有资质，确保尿液分析仪性能验证结果真实、可信。

（3）制定尿液复检规则，筛选异常标本镜检，提高工作效率和检验质量：实验室技术层在理解专家共识的基础上，结合实验室实际情况，遵循制造商使用说明，组织人员严格建立尿液形态学镜检筛选程序。在首次使用时应对筛选标准进行有效验证，确保筛选标准实用、可靠。体液实验室负责人应对体液检验岗位全体人员进行有效培训并实施考核，确保检验人员形态学筛选镜检工作执行到位，并经常监督。体液实验室应定期评审筛选标准，并及时纠正发生偏离的情况。

（六）检验结果质量的保证

1. 要求　体液分析质量控制是确保体液分析结果准确性的具体实施。实验室应设计室内质量控制程序以验证达到预期的结果质量，应参加能力验证/室间质量评价计划，以及对程序、设备、地点等进行患者标本结果可比性评价等。其主要应关注：

（1）室内质量控制：质控品来源、浓度选择、靶值和控制限建立、检测频率、失控规则、失控处理及纠正、失控之后检验结果影响的评价、室内质量控制总结报告等记录。尿液质控品参见YY/T 0501—2014《尿液干化学分析质控物》和YY/T 1530—2017《尿液有形成分分析仪用控制物质》，定量试验室内质量控制管理参见WS/T 641—2018《临床检验定量测定项目室内质量控制》。

（2）室间质量评价：实验室应制订室间质量评价计划。当无能力验证或进行室间质量评价时，实验室应采取其他方案并提供客观证据确定检验结果的可接受性。实验室也可以选择两个或多个实验室（最好选择使用相同检测方法的实验室或使用配套系统的实验室）对相同或类似的物质（如具有浓度代表性的患者标本）进行检测，实验室应规定比对原则、频率、标本数量及判定标准。当无法找到可比对的其他实验室时，也可以选择检测有证标准物质/标准标本、之前能力验证或室间质量评价计划可利用的标本。当以上方法均不可行时，也可以对检验结果进行临床评估，以评价检验方法的可靠性。

（3）内部比对：当实验室使用相同或不同的检测系统（如不同尿液有形成分分析仪）于不同地点（如多地点实验室）对同一被测量进行检测时，应制定比对程序，其内容包括比对方法、频率、标本数量、判定标准及偏离处理规则。其比对原则包括3个方面。①尿液干化学分析仪：在确认分析系统的有效性及其性能指标符合要求后，应至少6个月进行1次，至少使用5份临床标本（含正常和异常水平）进行比对；判断标准：定性检测结果偏差应不超过1个等级，且阴性不可为阳性，阳性不可为阴性。②尿液有形成分分析仪：

在确认分析系统的有效性及其性能指标符合要求后，应至少6个月进行1次，至少使用5份临床标本（含正常和异常水平）进行比对；相同系统判断标准：偏倚应符合相关要求；不同系统判断标准：检测结果阴性不可为阳性，阳性不可为阴性。③人员比对：每半年1次，每次至少5份临床标本（包括正常和异常水平）。

2. 常见的不符合　主要体现在室内质量控制、能力验证/室间质量评价、室内比对不符合要求。举例如下：

例1：临检组室内质控程序未对尿液有形成分分析仪质控品（定量）如何进行靶值和控制限设置进行详细说明。

例2：查阅临检室尿液有形成分分析仪室内质控记录发现尿液有形成分质控品只有红细胞项目且只有1个水平，未见其他检测参数的质控记录。

例3：某日尿液有形成分分析仪测定项目白细胞失控，违反1_{3s}规则，但未见失控分析报告。

例4：参加临床检验中心室间质量评价时发现尿液比重项目成绩都是80%，实验室未能提供预防措施。

例5：实验室不能提供某年度尿液有形成分分析项目（仪器法和镜检法）参加2次能力验证/室间质量评价活动的记录。

例6：实验室不能提供某年度定期尿沉渣镜检检验人员比对记录和年度尿液形态学考核记录。

检验结果质量的保证这一条款发生的不符合项最多，实验室容易出现以下问题：①质量控制管理程序不完善；②尿液定量项目靶值和控制限未设置或设置有误；③尿液分析质控品浓度和覆盖项目不全；④失控未处理，且未对检测结果进行评估；⑤能力验证/室间质量评价活动未全覆盖或频次未达标；⑥能力验证/室间质量评价活动结果未达标且无纠正措施，或连续存在潜在不符合的趋势且无预防措施；⑦尿液形态人员不作比对。

3. 建议

（1）建立质量保证操作规程，有效指导尿液质量管理：实验室应建立尿液质量保证程序，指导尿液分析的质量控制，其内容必须覆盖室内质量控制、能力验证/室间质量评价、室内比对三个方面。

（2）室内质量控制：包括4个方面。①定量试验：按WS/T 641—2018《临床检验定量测定项目室内质量控制》行业标准，结合制造商使用说明，制定室内质控操作程序，并对质控品浓度、水平、靶值和控制限、检测频率、失控规则及质控图做出详细的说明，并严格实施。②定性试验（如尿液干化学法）：室内质控可部分参照定量试验，但靶值和控制限、质控图应与定量试验存在差异，实验室必须做出说明。③手工试验（如尿沉渣镜检）：既无试剂，又无质控品，要进行室内质量控制，实验室必须制定室内质量控制程序，如采用尿液有形成分质控品按标准方法进行离心、制片，再进行多人读片，这种方法成本高，也可采用新鲜正常和异常尿液标本，按人员比对的方式进行质控。④失控处理：室内质量控制的目的是检测、控制本实验室测定工作的精密度，直接影响检测结果发布与否，因此室内质量控制记录作为一个纠正措施记录，应有原因分析、纠正措施，必要时导出预防措施、有效性验证等完整内容。

（3）能力验证/室间质量评价：①年初制订能力验证/室间质量评价计划，首先选择能力验证（由能力验证者提供）；其次是室间质量评价（由室间质量评价组织者提供）；最后是室间质量评价替代方案（由实验室自己组织）。②实施能力验证/室间质量评价严格按照质量保证操作规程，真实客观，在检测结果未公布前不相互交流。③室间质量评价结果发布后，认真对照检查，形成《室间质量评价总结报告》，交科主任审阅并签字。评估内容包括室间质量评价的基本信息如达标情况、偏倚程度和存在潜在不符合的趋势分析及预防措施；当室间质量评价结果未达到控制标准时，实验室应查找原因，制定纠正措施，组织实施，实施后监督纠正措施的有效性，最终形成《室间质量评价纠正报告》。如涉及人员操作，应重新培训并考评。如存在潜在不符合的趋势，应采取预防措施。④若无实验室间比对计划（如尿液有形成分仪器和尿沉渣镜检结果）可利用，实验室可通过与其他实验室（如高级别实验室或使用相同检测方法的同级别实验室）比对的方式确定检验结果的可接受性，但要注意标本数量、比对频率、判定标准等。

（4）室内比对：①实验室技术层应制定尿液检验比对程序，明确尿液干化学分析仪、尿液有形成分分析仪和显微镜镜检人员比对的频率、方法及判定和偏离的处理方法。应用说明中指出"尿液干化学分析仪、尿液有形成分分析仪如型号不同，则不宜比对"，其含义是不宜比对，不是"不应比对"。如果不比对，在一个实验室同时使用两个或者多个品牌的设备时，医疗风险就会增大。②尿液干化学分析仪：相同品牌可采用简易符合率法，不同品牌可采用加权κ系数法。③尿液有形成分分析仪：相同品牌可采用可比性比对，比对是定量结果的一致性，不同品牌可采用符合性比对，比对结果阴性、阳性符合程度。

（七）检验后过程

1. 要求　检验后过程包括检验结果的审核、发布。其主要应关注：

（1）尿液检验报告格式：医嘱信息和检测信息是否完整并符合要求，可参见《尿液常规检验诊断报告模式专家共识》。

（2）尿液检验结果：当使用多种方法检测有形成分时，实验室应规定干化学尿液分析仪、尿液有形成分分析仪和尿液显微镜检查各自报告方式。若干化学法、尿液有形成分分析仪与镜检结果不一致，形态学检查必须注明最终报告或解释最终报告。

2. 常见的不符合　主要体现在结果报告不符合要求。举例如下：

例1：现场评审时发现尿常规检验报告单结果包含干化学检测红细胞和白细胞、自动化检测红细胞和白细胞、尿沉渣镜检红细胞和白细胞三种形式，且结果报告方式和内容不一致，未标注最终结果，也未附加相关说明。

例2：实验室不能提供尿沉渣人工镜检结果的记录。

检验后过程发生的不符合项相对较多，但也单一（95%为例1），比较容易出现以下问题：①尿液报告结果三种方式无相关说明；②尿沉渣人工镜检结果无记录。

3. 建议

（1）正确理解准则，合理应用：①尿液形态学指标有干化学红细胞（严格说是血红蛋白）和白细胞（严格说是中性粒细胞酯酶）、自动化仪器红细胞和白细胞及镜检红细胞和白细胞。干化学红细胞检测采用过氧化物酶样活性原理，既可检测完整的红细胞，又能检测破坏溶解的血红蛋白；白细胞检测采用中性粒细胞酯酶原理，既可检测完整的中性粒细胞，又能检测破坏溶解的中性粒细胞酯酶，但不能检测淋巴细胞和单核细胞；而仪器法是通过流式技术或数字图像原理、人工镜检显微镜原理检测完整的细胞，不能检测破坏溶解的细胞成分，因此三种方法检测结果必将有所差异。在实际工作中这三种方法采用不同的报告方式，保证结果的一致性十分困难。②当细胞破坏溶解时，如果只报告筛查后的唯一结果是十分困难的，有可能导致临床误诊。如果出现干化学血红蛋白阳性，发生血管内溶血，仪器法和镜检法检测都为阴性，那以镜检结果为最终唯一结果时，实验室很难判定是否正确，因为患者的情况实验室是不了解的，因此实验结果需要综合病情分析，才能做出最后判定。③实验室应制定规程，对尿液形态学检查结果做出规定或在检验报告中增加备注说明，以免错误利用。

（2）加强教育，正确引导：①实验室应对检验人员进行尿液检验后过程及检验结果理解的培训，确保尿液检验准确、可靠。②实验室应对临床医生进行培训，阐明尿液形态学各种检测方法的优势、局限性，确保尿液检验结果得到合理利用。

二、粪便检验专业认可常见不符合项分析

（一）人员

1. 要求 CNAS-CL02-A001：2023《医学实验室质量和能力认可准则的应用要求》中6.2.2条款对检验人员能力的要求包括：

（1）有色觉障碍的人员不应从事涉及辨色的相关项目检验（检查），如微生物学检查、细胞形态学检验、流式细胞分析、组织病理学检查、细胞病理学检查及免疫组化染色检查等。

（2）从事复杂程度高的项目检测（如形态学检查、微生物检验、质谱、流式细胞分析等）的新上岗人员，在最初6个月内应至少进行2次能力评估。

（3）实验室技术负责人应具备中级及以上专业技术职务资格，从事医学检验（检查）工作至少3年。

（4）认可的授权签字人应具备中级及以上专业技术职务资格，从事申请认可授权签字领域专业检验（检查）工作至少3年。实验室应制定员工能力评估的内容、方法、频次和评估标准，评估间隔不宜超过1年。

2. 常见不符合项 主要体现在缺乏人员的能力评估记录、评估频次不满足要求、员工离岗后再上岗缺乏再培训及评估记录、粪便分析仪的使用缺乏培训记录等。举例如下：

例1：检查发现某员工从事粪便检验形态学工作，无定期培训记录和考核记录。

例2：检查发现某新进员工在最初6个月内只接受了1次能力评估。

例3：检查发现某员工离岗2年进行轮转后重新定岗在体液组，未对该员工进行再培训和评估。

例4：检查发现体液组新购置了一台粪便分析仪，缺乏新仪器的操作和有形成分识别

的人员培训和评估记录。

3. 建议

（1）制订有针对性的培训计划：体液学实验室负责人应制订培训计划，定期对本室操作人员进行培训。培训方式包括讲课、实操、病例讨论等。培训内容应涉及生物安全、人员安全、工作流程、工作内容、手工及仪器操作程序、质量控制、结果临床意义等方面。其中CNAS-CL02-A002附录A要求从事粪便形态学检验的人员应能识别以下成分：红细胞、白细胞、细菌、真菌、寄生虫或卵。有形成分的识别是粪便检验中的重点和难点，在制订人员培训计划时要重点关注。

（2）建立人员能力评估标准：评估可采取理论考核（试卷）、现场操作、口试等多种方式。但评估标准应量化，以保证评估标准公正客观。可结合人员职级和岗位要求制定相应的评估标准。评估后的记录应归入员工档案保存。

（二）设施和环境

1. 要求 实验室的环境应能满足粪便分析设备和试剂储存的要求，以确保仪器功能正常、运行稳定，不影响检验质量。应按设备和试剂产品说明书的要求设定允许范围，并对每日温湿度进行记录，失控时应有处理措施并记录。

2. 常见不符合项 举例如下：

例：查阅体液室缺少粪便隐血试纸条存放环境的温湿度记录。

3. 建议 实验室负责人应绘制温湿度记录表，其允许范围按照设备和试剂产品说明书的要求设定。操作人员应每日填写温湿度记录。粪便隐血试纸条等开封后应尽快使用，如未用完，应放于密闭防潮的容器中保存，以防止试纸条受潮影响检测结果。

（三）实验室设备、试剂和耗材

1. 要求 实验室应制定粪便分析仪校准的程序文件，文件中检验目的和要求可遵循制造商建议。粪便隐血试纸条更换新批号试剂或新到同批号试剂使用前应与现用旧批号、旧试剂平行检测以保证患者结果的一致性。

2. 常见不符合项 举例如下：

例1：查阅临检室发现粪便分析仪更换光源后缺乏仪器的校准记录。

例2：查阅临检室粪便隐血试剂条使用记录，发现某日更换新批号后未与旧批号做平行试验。

3. 建议

（1）粪便分析仪校准的程序文件应细化，明确仪器的校准原则、校准内容和步骤（至少应对分析设备的加样系统、检测系统、温控系统进行校准）。校准完应记录结果并对仪器的分析性能进行验证，以保证仪器性能稳定可靠。

（2）粪便隐血试剂条在使用新批号或新到同批号试剂时应与现用旧批号、旧试剂平行检测以保证患者结果的一致性，并记录比对结果。比对方案至少利用一份已知阳性、一份弱阳性和一份已知阴性的患者标本。若比对结果不一致，应对新批号（或）新到同批号试剂的性能进行验证，验证内容应包含检出限和符合率。

（四）检验前过程

1. 要求　粪便分析检验前过程对于获得准确的结果至关重要，实验室应形成文件化程序规范粪便标本的采集、运送和接收等一系列过程，并定期对临床医护人员和患者进行培训指导。

2. 常见不符合项　举例如下：

例1：某实验室门诊、急诊粪便常规检验，现场观察未见指导患者正确留取标本的提示。

例2：现场发现某实验室急诊患者留取粪便标本的容器在卫生间自取，实验室接收标本时便盒上无患者的唯一标识等信息。

3. 建议

（1）实验室应建立规范的标准操作规程，编制标本采集手册，指导患者正确留取粪便标本。对于门诊、急诊患者，实验室可在标本采集区张贴正确采集粪便标本的示意图对其指导；对于住院患者，实验室可向临床分发标本采集手册，并定期对其进行培训。

（2）实验室可在门诊、急诊设置专门负责标本接收登记的部门或人员，进行标本容器的分发。分发的粪便容器满足一次性、清洁、干燥、有盖、无吸水、无渗漏等条件，同时容器上应有患者信息和唯一标识。

（五）检验过程

1. 要求　实验室应对在用的粪便分析仪、粪便隐血试纸条的性能制定验证程序。程序应包含验证原则、验证内容和步骤。验证结果应形成记录，以确保仪器和试剂性能稳定可靠。

2. 常见不符合项　举例如下：

例1：查阅临检室某年某型粪便分析仪性能验证报告，发现仅对仪器重复性和携带污染率进行验证，不能提供检出限和有形成分比对符合率的记录。

例2：查阅发现实验室于某日更换了粪便隐血试纸条的供应厂家，但不能提供新试纸条的性能验证记录。

3. 建议

（1）实验室应对在用的粪便分析仪制定性能验证程序，对验证内容进行规范，应至少包括检出限验证、重复性验证、携带污染率验证、粪便有形成分仪器法与人工镜检比对符合率等内容。对于某些可能影响检验结果但产品说明书未标明的性能参数，应增大标本量，对其性能进行确认。

（2）粪便隐血试纸条的性能验证应参考试剂盒说明书上明确标示的性能参数进行，至少应包括检出限验证、符合率验证。

（六）检验结果的质量保证

1. 要求　CNAS-CL02：2023《医学实验室质量和能力认可准则》7.3.7条款对检验结果的可比性要求：当使用不同方法、设备在不同地点进行检验时，应制定临床适宜区间内患者标本结果可比性的程序。WS/T 662—2020《临床体液检验技术要求》中提到，粪便隐血试验检测临床标本前应至少进行阴性和弱阳性水平的室内质控并保证结果在控，应按说明书规定的时间和标准进行结果判断。

2. 常见不符合项　主要体现在实验室不能提供粪便有形成分（仪器法）、隐血检查的室内质控记录、实验室内部比对记录等。举例如下：

例1：实验室不能提供粪便有形成分检查（仪器法）、粪便隐血试验的室内质控记录。

例2：实验室不能提供人员间、仪器间、人员与仪器间的室内比对记录。

3. 建议

（1）实验室建立室内比对程序，确保实验室内部不同人员、多套检测系统对同一检验项目的结果具有可比性。实验室内部结果比对的程序性文件应规定比对条件、标本类型及数量、比对方案、判断标准、频次及相关措施。

（2）粪便隐血试验检验方法有化学法和免疫法，不同方法的灵敏度和特异性存在差异，实验室在选用新方法前应明确其分析性能。当一种方法的检验结果与临床不符时，宜采用另一种方法进行验证。

（3）使用试带进行粪便隐血试验，试带应在密闭、防潮的条件下保存，在有效期内使用。

粪便隐血检验应至少选择2份阴性标本、3份阳性标本（至少含弱阳性标本2份）进行室内比对(应包括仪器法、手工法)。应规定比对的方法和判断标准，例如，显微镜检查至少每6个月1次，每次至少5份临床样本进行检验人员的结果比对。

（4）实验室应用粪便自动化检查仪器时，在仪器用于临床标本检测前，实验室应对其性能进行验证，包括（但不限于）精密度（适用时）、与手工方法检查结果的可比性（符合率）、有形成分检出率等。同时实验室应制定手工复检的规则并进行验证。

（5）实验室应用两台及以上粪便自动化检查仪器时，应至少每6个月进行1次结果的比对。至少使用5份临床标本（至少含3份异常水平的标本，包含高、中、低浓度，应包括红细胞、白细胞等异常成分）进行比对，评价检验结果的符合性。

（6）比对记录应由授权人员审核并签字，并至少保留2年。

（马骏龙　韩呈武）

第十三章

认可现场评审中关注的要点与现场试验

第一节 血液检验认可现场评审中关注的要点与现场试验

一、血常规检验

当医学实验室认可申请被正式受理后，依据CNAS-RL01《实验室认可规则》，实验室进入评审准备、现场评审、评审后整改阶段，其现场评审是认可的关键阶段。

（一）现场评审中关注的要点

医学实验室认可主要分为初次认可、扩大认可范围、缩小认可范围、监督评审（定期、不定期和日常监督）和复评审（复评审和换证复评审）等方式，其关注点基本一致，只是侧重面不同。

1. 人员 是一切质量活动的基础，没有合格的人员，就没有质量。在临床血液学专业领域，人员重点应关注：

（1）实验室的负责人及认可的授权签字人必须具有中级及以上技术职称，从事申请的认可领域工作经历不少于3年（查看个人的技术档案）。

（2）血液学岗位人员应有辨色力的证明（医院出具的辨色力证明）。有明确的岗位职责描述（科室的文件规定）。

（3）实验室检验人员的配置应该与标本的数量及复检标本数量相匹配（现场查看每日标本的数量，科室文件对复检规则的描述）。

（4）血常规检验人员的培训计划及形态学的考核、培训计划和考核成绩记录，实验室是否有适当的学习资料，如形态学图谱等。

（5）需每年对员工工作能力进行评估，尤其应关注新入岗员工的评估记录，6个月内至少进行2次评估；对于离岗6个月后重新开始工作的员工，需要进行再培训、再评估，合格后方可上岗。

（6）形态学主管的培训经历（进修，参加学习、培训的证明），其必须参与现场考核。

2. 设施和环境条件

（1）实验室的安全风险评估：须设置不同的区域，抽血的地点应有适当的遮挡，保护患者的隐私，实验室内部应有污染区、半污染区、清洁区的标识，以保证员工的安全。

（2）实验室针对临床标本和试剂的温湿度记录，其表格应包括目标值和允许的变化范围及失控时的处理措施记录。

（3）实验室针对所用仪器和实验过程要求所制定的温湿度记录及失控时的处理措施记录；实验室是否配有双路电源或UPS以保证关键设备的连续工作。

3. 实验室设备、试剂和耗材

（1）需对每一台血细胞分析仪进行校准，应该符合WS/T 347—2011《血细胞分析的校准指南》的要求，包括校准记录、原始数据记录、不同通道间的校准或比对、校准时间等，同时要有操作者和审核者签字确认。

（2）血液分析仪故障后的验证，通过分析原因进行相应的验证，包括但不限于标本的比对、质控品的测定等，需要操作人签字保存结果。

4. 检验前过程

（1）血液标本的采集，包括末梢血采集的适用范围。采集标本应使用EDTA抗凝剂，除特殊情况外，尽可能使用静脉穿刺方式采集标本。

（2）针对检验项目罗列不合格的标本类型（如凝块、采血量不足等）及处理办法。

（3）检测疟原虫标本必须在1h内制备薄血片和厚血片，如果超时应在检验结果报告中注明。

5. 检验过程

（1）血液分析仪的性能验证，至少包括精密度、正确度、可报告范围等，宜参考WS/T 406—2012《临床血液学检验常规项目分析质量要求》。

（2）实验室应制定血细胞分析的显微镜复检程序，复检程序的确认应包括建立或验证显微镜复检程序的方法和数据，验证结果假阴性率应≤5%。显微镜复检记录、复检涂片建议保留2周。

（3）血细胞分析参考区间宜参考WS/T 405—2012《血细胞分析参考区间》，如有实验室自建的参考区间，应提供记录。

6. 检验结果质量的保证

（1）质控品的选择：宜配套质控品，使用非配套质控品应评价其质量和适用性；质控品应至少选择2个水平的浓度；质控频次依据检验标本量而定，至少当天1次。认可的所有检测项目均应开展室内质量控制。例如，血细胞分析，CBC和DIFF均应有室内质控记录。

（2）质控数据的管理：包括质控图、质控图中心线的确定、标准差的确定、失控判断规则、失控报告的填写（包括失控原因分析及纠正措施、预防措施）、质控数据的管理、每月月结的分析及审核者签字。

（3）应按照CNAS-RL02《能力验证规则》的要求参加相应的能力验证/室间质量评价，应保留参加能力验证/室间质量评价的结果和证书。实验室负责人或指定人员应监控室间质量评价结果，并在结果报告上签字。

（4）对于没有室间质量评价的项目需要与已获得认可、使用相同检测方法、使用配套系统的实验室进行比对。确认结果可接受应满足：至少5份标本，包括正常和异常水平；每6个月比对1次；应≥80%的结果符合要求。

（5）实验室用两套及以上检测系统检测同一项目时，应有比对数据表明其检测结果的一致性，实验方案可参考 WS/T 407—2012《医疗机构内定量检验结果的可比性验证指南》；应定期（至少每6个月1次，每次至少5份临床标本）进行形态学检验人员的结果比对、考核并记录；应定期进行仪器间白细胞分类计数正常标本的结果比对；比对记录由实验室负责人审核并签字，并至少保留2年。

7. 检验后过程

（1）检验报告的规范性：尽可能使用国际单位制（SI）单位，报告单应注明标本的采集时间、标本的接收时间、报告的审核时间及操作者和审核者。

（2）危急值的管理：实验室应与临床共同商定危急值标准，定期组织临床与实验室评估危急值回报的有效性，在可能的条件下应针对科室设置个性化的危急值。

（二）现场试验要求

（1）仪器比对：血液分析仪之间的比对项目是实验室所有参加认可的项目，至少5份比对标本，4份合格即比对通过。CBC比对结果以靶机的1/2总误差为判断标准（宜参考WS/T 406—2012《临床血液学检验常规项目分析质量要求》），白细胞分类的结果以靶机的95%置信区间为判断标准（宜参考WS/T 246—2005《白细胞分类计数参考方法》）。确定比对结果是否合格，操作人签字、填写。

（2）人员能力考核：人员能力考核一般采用PPT幻灯片形式，制作50幅显微摄影照片。

（3）保留所有的原始结果，需要操作人员和评审员签字，封存在实验室。

二、血栓与止血检验

当医学实验室认可申请被正式受理后，依据CNAS-RL01《实验室认可规则》，实验室进入评审准备、现场评审、评审后整改阶段，其现场评审是认可的关键阶段。

（一）现场评审中关注的要点

医学实验室认可主要分为初次认可、扩大认可范围、缩小认可范围、监督评审（定期、不定期和日常监督）和复评审（复评审和换证复评审）等方式，其关注点基本一致，只是侧重面不同。

1. 人员

（1）实验室的负责人及认可的授权签字人必须具有中级及以上技术职称，从事申请的认可领域工作经历不少于3年，专业技术人员应有本专业的受教育经历（需提供个人的技术档案）。

（2）有明确的岗位职责描述，包括但不限于标本采集、运送、保存、处理的注意事项，标本的检测，质量控制，报告的签发及对结果的解释。血栓与止血项目对于结果的解释尤其重要，要求操作者熟悉仪器的检测原理、试剂的主要成分，对于异常结果具有一定的分析能力，保证结果准确（需提供科室的文件规定）。

（3）应有人员培训计划，如内部培训、定期学术交流、病案分析等，对血栓与止血仪器的检测原理、项目的试剂成分、结果分析进行定期培训，让操作者对所使用的设备和试剂有深入的了解，遇特殊情况有分析、判断能力。培训是一方面，要着重关注培训的效果。

（4）应每年评估员工的工作能力，当职责变更或离岗6个月以上再上岗时，或政策、程序、技术有变更时，应对员工进行再培训和再评估，合格后方可继续上岗，并记录。对于负责血栓与止血项目的工作人员应结合具体的情况进行工作能力评估，如凝集曲线变化对结果的影响等。

2. 设施和环境条件

（1）实验室的安全风险评估：设置不同的区域，抽血的地点应有适当的遮挡，保护患者的隐私。实验室内部应有污染区、半污染区、清洁区标识，保证员工的生物安全。

（2）实验室针对临床标本和试剂的温湿度记录，其表格应该包括目标值和允许的变化范围及失控时的处理措施记录。血栓与止血项目对标本和试剂的温度要求较高，应做好记录，一旦出现温度失控的情况应及时评估影响。

（3）实验室针对所用仪器和实验过程要求所制定的温湿度记录及失控时的处理措施记录；血栓与止血的仪器有其特殊性，仪器试剂的摆放区域有严格的温度要求，如果温度失控，会对试剂产生影响。因此，不仅要有仪器本身的自检温度记录，还应有外部的温度测定结果。保证仪器的温度在要求的范围内。必要时实验室应配备双路电源或UPS以保证关键设备连续工作。

3. 实验室设备、试剂和耗材

（1）分析设备和辅助设备的内部校准应符合CNAS-CL31《内部校准要求》，血栓与止血仪器的校准主要涉及光源、温度、通道等。辅助设备的校准包括离心机、移液器等，离心机校准后还需要进行乏血小板血浆的验证。

（2）设备故障后的验证，通过分析具体原因进行相应的验证。设备故障可能影响方法学性能，因此根据实验室的要求但不限于必要时的校准、质控品检测、与其他仪器比对、留样再测等，保存验证的结果。

4. 检验前过程

（1）血栓与止血检验标本的采集应符合 WS/T 359—2011《血浆凝固实验血液标本的采集及处理指南》的要求，包括但不限于采集器具、抗凝剂要求、采集顺序、治疗通路采血、采集过程注意事项等。

（2）应针对检验项目明确列出不合格标本的类型（如有凝块、采集量不足、肉眼观察有溶血的标本等）和处理措施。对于血栓与止血项目应有拒收要求，包括但不限于：

1）标本接收时：标本无有效标识；抗凝剂种类错误；空管；治疗通路采血；输液同侧采血；标本采集量不足；肉眼可见凝块/凝丝；冷藏或者冰浴送检，标本运送温度不满足要求；通过实验室信息系统核查标本采集送检分析前TAT超出允许范围。

2）标本离心后：溶血标本；严重乳糜标本；红细胞与血浆分离层表面不平整等。

（3）血栓与止血标本采集、离心及检测过程中的注意事项：对标本的每个环节进行追踪和评判，标本宜在采集后1h内离心，若标本不能在采集4h内检测，应分离血浆并转移到洁净干燥、符合要求的试管中，试管加盖保存于–20℃冰箱，2周内检测完毕。

5. 检验过程

血栓与止血项目在试剂更换批号时的验证：试剂敏感度差异大时应重新验证参考区间，试剂敏感度接近时可使用正常人标本进行比对，以确认参考区间。例如，凝血酶原时间（PT），更换试剂时是否有当前批号的MNPT结果记录，国际敏感指数（ISI）值是否与当前试剂的说明书一致等。

6. 检验结果质量的保证

（1）质控品的选择：宜配套质控品，使用非配套质控品应评价其质量和适用性；质控品至少选择2个水平的浓度；质控频次依据检验标本量和检验程序的稳定性及错误结果对患者危害的风险而定，至少当天1次。质控品的使用应遵循说明书的要求，包括但不限于配制用水的要求、温度的要求、放置时间的要求、配制后的稳定性、是否可冷冻保存等。

（2）质控数据的管理：包括质控图（内容包括质控品的时间范围，质控图的中心线和控制限，仪器和方法，质控品的名称、浓度水平、批号和有效期，试剂名称和批号，数据点的操作日期和操作者）；质控图中心线的确定（质控品检测10天，至少20个检测数据的点作为质控的中心线，实验室确定的质控品均值宜在配套定值质控品的允许范围内）；标准差的确定（计算方法参见WS/T 641—2018《临床检验定量测定室内质量控制》）；失控判断规则（依据实验室的规定）；失控报告的填写（包括失控原因分析及纠正措施、预防措施、效果评价等）；质控数据的管理；每月月结的分析及审核者签字。

（3）应按照CNAS-RL02《能力验证规则》的要求参加相应的能力验证/室间质量评价，应保留参加能力验证/室间质量评价的结果和证书。实验室负责人或指定人员应监控室间质量评价结果，并在结果报告上签字。

（4）实验室用两套及以上检测系统检测同一项目时，应有比对数据表明其检测结果的一致性，实验方案可参考WS/T 407—2012《医疗机构内定量检验结果的可比性验证指南》；比对记录由实验室负责人审核并签字，至少保留2年。使用不同生物参考区间的凝血分析仪间不宜进行比对；但应进行医疗安全风险评估。例如，APTT试剂的激活剂不同，可导致对凝血因子、肝素及狼疮抗凝物的敏感性不同，造成结果的差异。

7. 检验后过程

（1）PT使用INR报告：关注INR的计算方法、每批试剂的MNPT结果、每批试剂的ISI值是否进行更改。

（2）危急值的管理：实验室应与临床共同商定危急值标准，定期组织临床与实验室评估危急值回报的有效性，在可能的条件下应针对科室设置个性化的危急值。

（二）现场试验要求

（1）仪器比对：比对的项目是实验室所有参加认可的项目，至少5份标本，比对结果以靶机的1/2总误差为判断标准（宜参考WS/T 406—2012《临床血液学检验常规项目分析质量要求》），确定比对结果是否合格，4份标本合格即为比对通过，操作人员签字。

（2）保留所有的原始结果，需要操作人员和评审员签字，封存在实验室。

（吴 卫）

第二节 体液检验认可现场评审中关注的要点与现场试验

一、尿液检验

当医学实验室认可申请被正式受理后，依据CNAS-RL01《实验室认可规则》，实验室进入评审准备、现场评审、评审后整改阶段，其现场评审是认可的关键阶段。

（一）现场评审中关注的要点

医学实验室认可主要分为初次认可、扩大认可范围、缩小认可范围、监督评审（定期、不定期和日常监督）和复评审（复评审和换证复评审）等方式，其关注点基本一致，只是侧重面不同。

1. 人员 是一切质量活动的基础，没有合格的人员，就没有质量。在临床尿液专业领域，人员重点关注：①组长和授权签字人应具备中级及以上职称，从事本专业至少3年工作经历；②实验室检验人员应有体液检验资质，无色觉障碍；③体液检验的岗位职责及授权明确；④人员的培训、实施、考核及评价，重点是新进员工及当职责变更时，或离岗6个月后再上岗时，或政策、程序、技术有变更时。

2. 设施和环境条件 应重点关注：①实验室环境应满足工作需求，并确保患者、员工及来访者的安全；②存放试剂（如尿干化学试条）、标本的设施（如温度、湿度等）应符合要求，并对其进行监控；③尿液采集设施应满足相关规定并符合患者隐私保护的要求。

3. 实验室设备、试剂和耗材 应重点关注：①实验室配备的设备应满足检验工作的需求；②尿液分析仪、离心机、显微镜等检定、校准应符合国家法规的要求或遵循制造商的建议；③当尿液分析仪故障时，应停止使用并清晰标识；故障修复后先分析原因，如果设备故障可能影响了方法学性能，应采用合适的方式进行性能验证，并对之前的检测结果进行评估。

4. 检验前过程 对所有检测项目来说，标本合格是保证检测结果准确的首要条件，控制标本采集是保证检验质量的重要环节。应重点关注：①针对不同尿液检验项目确定正确的采集方法和要求，并对相关人员进行培训和指导；②留取尿液标本的容器应满足要求；③尿液标本的运送应符合标本完整和生物安全的规定；④尿液标本应及时送检，现场注意尿液采集日期和时间。

5. 检验过程 尿液分析的准确程度将直接影响临床诊断，提高尿液分析检查的质量是关系到临床检查的重要环节。应重点关注：①实验室制定合适的标准操作规程（包括检查项目和仪器操作等），且进行有效培训，文件现场可用；②实验室独立完成尿液分析仪的性能验证（尿液干化学分析仪性能验证的内容至少应包括阴性和阳性符合率，尿液有形成分分析仪性能验证的内容至少应包括精密度、携带污染率和可报告范围）；③尿常规检查流程应标准化，包括尿液标本离心、制片、镜检等；④使用自动化仪器做有形成分筛检，应关注尿液有形成分分析的显微镜复检程序，并正确理解和执行；⑤形态学检查人员应具备相应的资质并考查其能力。

6. 检验结果质量的保证 尿液分析质量控制是确保尿液分析结果准确性的具体措施。应重点关注：①室内质控，如质控品来源、浓度选择、靶值和控制限建立、检测频率、失控规则、失控处理及纠正、失控之后对检验结果影响的评价、室内质控总结报告等记录；②室间质量评价，如室间质量评价计划、实施与总结，无能力验证或室间质量评价时的比对原则、频率、标本数量及判定标准；③内部比对，如尿液干化学分析仪设备之间、尿液有形成分分析仪设备之间、人员之间的比对方法、频率、标本数量、判定标准及偏离处理规则。

7. 检验后过程 包括检验结果的审核、发布，应重点关注：①尿液结果的审核内容、条件及复核程序；②尿液检验报告格式，如医嘱信息和检测信息是否完整并符合要求；③尿液检验结果，如干化学尿液分析仪、尿液有形成分分析仪和尿液显微镜检查各自报告方式，当干化学法、尿液有形成分分析与镜检结果不一致时，由形态学检查最终报告并说明；④检验后尿液标本的储存、保留和处置流程。

（二）现场试验

尿液分析现场试验包括设备比对、人员比对、留样再测、现场演示、现场考核（如体液形态学考核）等方式。

1. 现场试验原则

（1）初次评审和扩大认可范围评审时，现场试验项目应覆盖实验室申请认可的能力范围、分析系统所有分析仪器和主要试验人员。设备比对适用于多台设备，留样再测适用于单台设备。

（2）尿液化学分析：一般选择5份临床标本（覆盖正常和异常标本，异常标本不少于2份）进行设备比对。

（3）有形成分检查：既要选择5份临床标本（高、中、低浓度）进行设备比对（无仪器设备时除外），又要选择5份临床标本（高、中、低浓度）进行人员比对，还要进行人员形态学现场考核（50幅图片考核）。

2. 现场试验要求

（1）初次评审、扩大认可范围评审和换证复评审时，尿液现场试验应覆盖申请的所有检验项目；监督评审、复评审时，评审员根据上次评审情况可酌情选择试验，但新增检测系统、依靠主观判断较多的项目、形态学检查项目、能力验证/实验室间比对结果不满意或有问题的项目、上次不符合项整改验证的项目必须进行现场试验。

（2）评审员应严格按CNAS评审报告附表要求，结合实验室上次评审情况，制作本次评审现场试验模板，到评审现场交实验室使用。

（3）现场试验标本浓度：定性试验5个标本最好覆盖各等级浓度，全部为阴性或阳性时应追加标本数，确保结果覆盖检测方法的检测范围；定量试验5个标本最好覆盖高、中、低浓度。

（4）现场试验操作：同常规患者标本。现场试验时，评审员应跟踪关键试验过程、观察试验设备和试验环境、核查对照试验用操作文件和就相关技术问题对试验人员进行提问。

（5）现场试验数据：试验数据由实验室人员填写、计算。评审员应仔细核对现场试验数据的原始性、计算的正确性，并对原始数据进行封存交实验室保管。

（6）现场试验结果判定：尿液干化学可依据行业公认的判定标准，阴阳不交叉，阳性结果不超过1个等级。尿液有形成分无行业公认的判定标准，其判定必须依据实验室声明的检验性能指标。

（7）现场考核：人员形态学现场考核一般采用PPT幻灯片形式，由评审员根据实验室申报项目范围，结合医院开诊科室情况，制作50幅显微摄影照片，主要参考CNAS-CL02-A002：2018《医学实验室质量和能力认可准则在体液学检验领域的应用说明》附录A的范围。

二、粪便检验

粪便检验结果易受标本采集、人员操作、人员形态学能力的影响，因此现场评审中通常重点关注标本采集、实验室人员管理的相关程序和记录，现场试验侧重于对人员形态学能力的考核。同时，使用自动化粪便检测设备的实验室，应提供相应的仪器校准和性能验证记录。

（一）现场评审中关注的要点

1. 人员　粪便检验涉及大量形态学辨识工作，在现场评审时，应重点关注：①体液室负责人及认可的授权签字人必须具有中级及以上技术职称，从事申请的认可领域工作经历不少于3年（关注个人技术档案）。②从事体液检验的人员应有辨色力的证明（关注医院出具的辨色力证明），以及相应的岗位职责、权限的描述（关注科室的文件规定）。③实验室检验人员的配置应与标本的数量相匹配（关注现场标本的数量）。④实验室应制订计划，对人员进行定期培训及能力评估，内容应涉及体液形态学，并形成记录，评估合格方可上岗。应重点关注对新员工及离岗6个月后重新开始工作的员工的评估（关注人员培训及能力评估记录等）。

2. 设施和环境条件　良好的设施和环境对于检验过程至关重要，评审时应关注：①实验室的分区及安全风险评估。②临床标本和试剂储存环境的温湿度记录，其表格应该包括目标值、允许的变化范围、失控时的处理措施记录等内容。③实验室针对所用仪器和实验过程要求所制定的温湿度记录及失控时的处理措施记录，必要时实验室应配备双路电源或UPS以保证关键设备连续工作。

3. 实验室设备、试剂及耗材　设备及试剂性能的良好稳定是保证检验结果准确的前提，评审时应关注：①粪便分析仪的检定、校准应有文件化程序，其程序应符合国家法规及行业标准的要求或生产制造商的建议。②粪便分析仪发生故障时，应立即停止使用并清晰标识、查找故障原因，修复后其性能满足规定的标准后方可使用。同时应评估设备故障对之前检测结果的影响，必要时采取相应的措施。

4. 检验前过程　粪便标本的正确采集对检验结果至关重要，应重点关注：①实验室向患者提供准备、粪便标本采集和运送的说明，并对其进行指导。②容器上应含有患者姓名、性别、床号、收集标本的时间及唯一标识（关注门、急诊标本容器是否有唯一标识）。③针对检验项目列出不合格的标本类型及处理办法。④实验室应有保护患者标本的程序及措施，避免标本在检验前和处理期间变质或损坏（关注程序文件是否涉及阿米巴滋养体等特殊标本的处理程序）。

5. 检验过程 粪便分析的检验过程应重点关注：①粪便分析仪在投入使用前应对其性能进行验证，包括仪器（对灵敏度质控品或模拟标本）检出率验证、重复性验证、携带污染率验证，仪器与人工有形成分符合率的比对，设备应有唯一标识。②粪便隐血试纸更换批号时，应对其检出限、符合率进行验证。

6. 检验结果质量的保证 粪便分析的质量控制是确保检验结果准确的重要步骤，现场评审时应重点关注3个方面。①室内质控：实验室使用粪便分析仪进行标本测定，应采用商品化质控品进行每日质控以保证检验质量，所选质控品应均一稳定；粪便隐血检测应使用阴性和弱阳性质控品进行室内质控，每日至少检测1次，阴性结果应为阴性，弱阳性结果应为弱阳性；结果失控后应立即分析原因，必要时采取纠正措施，并应对之前检验结果进行评估（关注最后一次质控合格后标本的评估）。②室间质量评价：应按照CNAS-RL02《能力验证规则》的要求参加相应的能力验证/室间质量评价，应保留参加能力验证/室间质量评价的结果和证书。实验室负责人或指定人员应监控室间质量评价结果，并在结果报告上签字。③室内比对：实验室应定期进行粪便常规及隐血检验的室内比对，比对记录由实验室负责人审核并签字，至少保留2年。

7. 检验后过程 主要涉及检验结果的审核和发布，应重点关注：①检验结果报告完整、规范，隐血项目应注明所采用的方法学。②检验后粪便标本的处置流程。

（二）现场试验要求

（1）形态学检验人员应能识别粪便中的红细胞、白细胞、细菌、真菌、寄生虫或卵。现场采取至少50幅显微镜图片（包括正常和异常有形成分）或其他形式进行形态学考核，检验人员应能正确识别至少80%。

（2）粪便隐血现场试验至少选择5份临床标本（应含阴性标本、弱阳性标本、阳性标本）对操作者进行结果判读的考核，检验人员应能正确判读至少80%。

（马骏龙 韩呈武）

第二篇

血液与体液检验质量管理程序

第十四章

血液常规检验质量管理程序

第一节　检验前质量管理程序

一、血液常规检验标本的采集程序

（一）目的

血液常规检验标本的采集程序用于有效指导静脉和末梢血液常规检验标本的采集。

（二）适用范围

血液常规检验标本的采集程序适用于血液白细胞（WBC）计数及分类、红细胞（RBC）计数、血红蛋白（HGB）测定、血小板（PLC）计数、红细胞压积（HCT）测定、红细胞体积分布宽度（RDW）测定、平均红细胞血红蛋白含量（MCH）测定、平均红细胞血红蛋白浓度（MCHC）测定、平均红细胞体积（MCV）测定、平均血小板体积（MPV）测定、血小板体积分布宽度（PDW）测定、血小板压积（PCT）测定、网织红细胞计数及分类等。

（三）职责

（1）静脉血液标本必须由具备资质并经过培训的临床医护人员采集。

（2）临床医护人员必须明确告知患者标本采集前的准备要求及注意事项（如禁食、禁水等）；检验人员有义务向患者解释标本采集中的各种问题并向临床提供检验项目清单，包括标本采集的类型、血量、保存条件、注意事项、生物参考区间、临床意义等，以帮助临床医护人员合理选择检验项目和指导患者进行准备工作。

（3）末梢血常规标本由检验人员采集。

（四）工作程序

1. 申请单的填写

（1）临床医生须熟知检验项目的临床意义。相关人员应完整填写申请单各项内容，字迹必须清楚。申请单的内容包括患者姓名、性别、出生日期、科别、床号、病案号、住院

号、申请序号、标本类型、临床诊断或主要症状、采集标本日期和时间、申请检查的实验项目、接收标本日期和时间及特殊说明如应用的药物等。

（2）临床医护人员必须根据检验申请单所列检验项目，做好患者准备和标本采集。

（3）检验人员必须在收到临床医生书面或电子打印的检验申请单后，才可接收标本进行检验，或者采集末梢血。特殊情况，在临床医生电话说明后，可在收到检验申请单之前先接收标本进行检验，或者采集末梢血。

（4）检验申请单必须清洁、完整，不得被标本污染，重要信息不得涂改。

2. 患者准备

（1）临床医护人员必须向患者说明检验目的，安慰患者，努力减轻患者的疑虑和恐惧心理。

（2）标本采集前，应避免跑步、骑自行车、爬楼梯等剧烈运动，患者应在休息15min后进行标本采集，采集清晨空腹血液（急诊和末梢血标本除外），化疗患者应在化疗前采集标本。尽可能保证每次采血都在同样的条件下进行。

（3）临床医护人员应向患者说明某些药物或生理状况（如妊娠、情绪激动或剧烈运动等）对检验结果的影响。

1）影响白细胞计数的药物：解热镇痛药，如氨基比林、安替比林、安乃近、对乙酰氨基酚及含有上述药物的各种复方止痛片；抗风湿药，如保泰松、吲哚美辛、金盐等；精神抑制药和抗抑郁药，如氯丙嗪、硫利达嗪、丙氯拉嗪、甲哌啶嗪、异丁嗪、地西泮、氯氮䓬、丙米嗪、阿米替林、脱甲丙米嗪等；抗甲状腺药，如甲硫氧嘧啶、丙硫氧嘧啶、卡比马唑、甲巯咪唑等；抗感染药，如磺胺类、氯霉素、甲砜霉素、磺胺甲噁唑-甲氧苄啶、青霉素、甲氧西林、氨苄西林、羟苄西林、头孢霉素族、链霉素、新生霉素、利托菌素、呋喃妥因等；抗结核药，如对氨基水杨酸、异烟肼、氨硫脲等；抗疟药，如卡莫喹、羟氯喹等；抗麻风药，如氨苯砜等；抗凝药，如苯茚二酮；抗心律失常药，如普鲁卡因胺、奎尼丁、普萘洛尔等；抗癫痫药，如苯妥英、三甲双酮、乙琥胺等；抗糖尿病药，如氯磺丙脲、甲苯磺丁脲、磺胺丁脲等；利尿药，如乙酰唑胺、氯噻酮、氢氯噻嗪、莫鲁来和其他汞制剂等；抗组胺药，如安他唑啉、曲吡那敏等；其他，如左旋咪唑、泼尼松、别嘌醇等。

2）红细胞计数禁止服用的药物：甲氨蝶呤、苯妥英钠、齐多夫定。

3）血小板计数禁止服用的药物：奎尼丁、先锋霉素。

4）嗜酸性粒细胞计数禁止服用的药物：肾上腺类固醇、促肾上腺皮质激素（ACTH）等。

3. 静脉血液标本采集的技术要点

（1）准备标本采集所用的器材等，应在容器上贴标签，明确标识患者姓名、ID号及其他信息。注意：标签粘贴不可将标本完全遮盖，应在容器上保留观察窗，以便检验人员对标本是否合格进行判断。

（2）采血时患者应放松，环境温暖，防止静脉痉挛，止血带的压力应尽可能小，压迫时间不应超过2min，否则可造成局部血液浓缩，待测物质浓度升高和内皮细胞释放组织型纤溶酶原激活物（t-PA），引起纤溶活性增加。长时间过度加压可造成血管内溶血。

（3）使用真空采血系统。采血人员应技术熟练，"一针见血"，以防止组织损伤和外源性凝血因子进入针管或真空采血管。

（4）静脉血液常规检验使用抗凝标本，容器为EDTA-K$_2$抗凝的真空采血管（紫帽的短管）。

（5）静脉血液常规检测标本至少1ml。

（6）标本采集后，立即将抗凝标本轻轻颠倒混匀数次。最后再次核对患者姓名和唯一标识。

（7）用过的一次性注射器应弃于利器专用箱，其他废弃物应放在固定的医用垃圾回收箱内，不能随意丢弃。

（8）采血不能与静脉输液同侧臂。禁止从输液三通管采血。

4. 末梢血液标本采集的技术要点

（1）末梢血的采集由检验人员完成。

（2）准备好标本采集所用的容器、器材等，应在容器上做好标识，标本容器的标识必须与检验申请单相同。

（3）采血时患者应放松。

（4）采血人员应技术熟练，"一针见血"，并避免过度挤压，否则将影响检测结果。

（5）末梢血液常规检测标本至少60μl，满足复查1次和制备血涂片所需的量。

（6）标本采集后，立即将抗凝标本轻弹或吹吸混匀数次，并再次核对患者姓名和唯一标识。

（7）用过的一次性注射器应弃于利器专用箱，其他废弃物应放在固定的医用垃圾回收箱内，不能随意丢弃。

二、血液常规检验标本的运送与处理程序

（一）目的

血液常规检验标本的运送与处理程序用于有效指导静脉和末梢血液常规检验标本的运送、保存及处理，使标本中的待测成分不受影响，保证检测结果准确可靠。

（二）适用范围

血液常规检验标本的运送与处理程序适用于血液白细胞计数及分类、红细胞计数、血红蛋白测定、血小板计数、红细胞压积测定、红细胞体积分布宽度测定、平均红细胞血红蛋白含量测定、平均红细胞血红蛋白浓度测定、平均红细胞体积测定、平均血小板体积测定、血小板体积分布宽度测定、血小板压积测定、网织红细胞计数及分类等。

（三）职责

（1）静脉血标本必须在安全和密闭的条件下运送，及时送达实验室。

（2）标本留取后应立即送检，一般在2h内送到。如不能及时送检，标本应在4～8℃低温保存，但不要超过4h。

（3）标本的运送必须保证生物安全，防止溢出。溢出后应立即对环境进行消毒处理。

对有传染性的标本应遵守国家及本地区对传染性特殊标本运送的有关规定进行。

（四）工作程序

1. 标本拒收标准

（1）检验申请单填写的内容与标本容器标签信息不一致。

（2）检验申请单和标本容器标签重要信息填写不完整或被涂改。

（3）标本类型采集错误。

（4）标本不足最小要求量。

（5）标本超过要求送检的时间。

（6）容器破裂、标本外溢。

（7）标本有凝块、溶血。

（8）标本无明确标识或不能被识别。

2. 拒收与不合格标本的处理

（1）检验科只接收合格的标本。合格标本接收时，检验科应进行登记，包括标本的患者姓名、送检科室、标本的类别、检验项目及接收标本的日期和时间。

（2）拒收标本通知临床医生或护士，但原始标本由检验科保存，其他人员未经允许不得取走。

（3）脂血标本将在检验报告单中明确告知。

3. 申请附加检验项目

（1）申请附加检验项目均须在标本量足够的前提下进行。

（2）静脉血液常规检验申请附加需在2h内进行，可附加的检验项目为网织红细胞计数。

（3）末梢血常规检验无附加项目。

4. 申请合并检验标本

（1）一般情况下，静脉血液常规检验须有单独标本管。

（2）如患者强烈要求或有特殊医疗情况，可以进行有限标本合并，仅能对患者本人采用相同抗凝剂抗凝的项目进行合并，如静脉血液常规检测+全血糖化血红蛋白（均为EDTA盐抗凝）。

（3）如合并标本量不足以完成所申请检验项目，申请者须对重点检测项目进行说明。

（4）末梢血标本不能合并检验。

5. 急诊标本处理　收到急诊标本后及时处理，门诊和住院患者须按照规定时限发出报告，如门诊患者15min内发出报告，住院患者45min内发出报告。

6. 检验后标本的处理

（1）静脉血液常规标本检测后常温保留24h，末梢血标本检查后不保存。

（2）其他人员基于临床或科研目的，需用原始标本进行另外项目的检验，必须按照规定审批同意后方可进行。

（3）超过保存期限的标本和标本污染的各种废弃物需送至医院指定污物处理站统一处理。

（邓新立　胡冬梅）

第二节　检验中质量管理程序

一、血液常规性能验证程序

（一）目的

血液常规性能验证程序用于规范血液常规检测系统的性能验证流程，使其达到预期目的。

（二）适用范围

血液常规性能验证程序适用于临床实验室血液常规检测系统性能验证的管理活动。

（三）职责

（1）实验室负责人负责血液常规检测系统性能验证报告的审批。

（2）技术主管或CNAS授权签字人负责实验室血液常规检测系统性能验证报告的审核。

（3）专业实验室组长负责实验室血液常规检测系统性能验证报告的具体活动。

（四）工作程序

1. 血液常规检测系统性能验证的要求　血液常规检测系统[包括血液分析仪和操作说明、试剂和（或）检测结果所需的物品]性能验证应遵循CNAS-CL02：2023《医学实验室质量和能力认可准则》的要求。性能验证报告格式应统一、文字简短、数字量化。每份报告应有原始数据支持，可采用图片、截屏方式直接将数据附于报告中，亦可采用直接打印结果方式保存。

2. 血液常规检测系统性能验证的内容　ISO 15189规定，实验室应在仪器安装完后和在使用前验证其是否达到必要的性能。血液分析仪的性能验证内容至少应包括精密度、正确度、可报告范围等，宜参考 WS/T 406—2012《临床血液学检验常规项目分析质量要求》。但WS/T 406—2012仅包括全血细胞计数参数，对白细胞分类参数可参考WS/T 246—2005《白细胞分类计数参考方法》附录C。

（1）全血细胞计数性能验证内容可包括本底计数、携带污染率、精密度（批内精密度、批间精密度）、线性、正确度、准确度、可比性和生物参考区间。

（2）白细胞分类性能验证内容可包括正确度（即与参考方法比较）、精密度（包括批内精密度和批间精密度）、生物参考区间和临床性能。

3. 性能验证的频率

（1）新购入的血液分析仪在首次使用前应进行检测项目的性能验证，应记录验证过程及结果。

（2）实验室每年应对检测项目性能进行评估，根据评估结果确定是否重新进行性能验证，并记录。

（3）不定期验证：当血液分析仪检测系统发生变更时（如仪器设备搬动移位、影响检测性能的重要部件维修后、检测结果偏倚较大或有临床投诉质疑时），实验室应对影响检测项目可靠性的相关性能进行验证，并记录验证过程及结果。

（五）性能验证内容

1. 本底计数

（1）验证方法：按照 WS/T 406—2012《临床血液学检验常规项目分析质量要求》进行验证。

（2）结果判定：血液分析仪本底计数各参数首先应符合仪器说明书的要求，为验证通过；或应至少符合WS/T 406—2012的要求，也认为验证通过。

2. 携带污染率

（1）验证方法：按照 WS/T 406—2012《临床血液学检验常规项目分析质量要求》进行验证。

（2）结果判定：血液分析仪的携带污染率首先应符合仪器说明书的要求，为验证通过；或应至少符合WS/T 406—2012的要求，也认为验证通过。

3. 批内精密度

（1）验证方法：按照 WS/T 406—2012《临床血液学检验常规项目分析质量要求》进行验证。

（2）结果判定：8个全血细胞参数批内精密度首先应符合仪器说明书的要求，为验证通过；或应至少符合WS/T 406—2012的要求，也认为验证通过。

4. 批间精密度

（1）验证方法：按照 WS/T 406—2012《临床血液学检验常规项目分析质量要求》进行验证。

（2）结果判定：8个全血细胞参数批间精密度符合WS/T 406—2012的要求，为验证通过。

5. 正确度

（1）验证方法：按照 WS/T 406—2012《临床血液学检验常规项目分析质量要求》进行验证；或者用血液分析仪配套的血细胞定量标准品，重复测定10次，计算偏倚。

（2）结果判定：偏倚符合WS/T 406—2012的要求，为验证通过。

6. 准确度

（1）验证方法：按照 WS/T 406—2012《临床血液学检验常规项目分析质量要求》进行验证。

（2）结果判定：相对偏差符合WS/T 406—2012的要求，为验证通过。

7. 线性

（1）验证方法：按照 WS/T 408—2012《临床化学设备线性评价指南》的要求进行验证。

（2）结果判定：①线性回归方程斜率和相关系数应符合WS/T 406—2012的要求（$a \leqslant 1 \pm 0.05$，$r \geqslant 0.975$）；②WBC、RBC、HGB和PLT参数满足要求的线性范围应在厂家说明书规定范围内。满足①②要求为验证通过。

8. 临床可报告范围

（1）标本选择：选择接近线性范围上限的高浓度抗凝新鲜血（连续测定3次，先进行离群值检验，再计算均值作为理论值）。

（2）验证方法：选择合适的稀释液，参照项目稀释比例要求，从低到高进行稀释后，每个稀释点连续测定3次，先进行离群值检验，再计算均值，与理论值比较，计算出每个稀释点测量结果的偏倚。找出适合WBC、RBC、HGB和PLT的最大稀释倍数。

（3）结果判定：偏倚小于实验室制定的可接受范围（1/2总允许误差）。

9. 可比性

（1）不同吸样模式的结果可比性：适用于使用不同吸样模式检测临床标本并报告结果时。①验证方法：按照 WS/T 406—2012《临床血液学检验常规项目分析质量要求》进行验证。②结果判定：相对偏差符合WS/T 406—2012的要求，为验证通过。

（2）实验室内的结果可比性。①验证方法：按照 WS/T 406—2012《临床血液学检验常规项目分析质量要求》进行验证。②结果判定：相对偏差符合WS/T 406—2012的要求，为验证通过。

10. 生物参考区间

（1）检测系统生物参考区间的制定应尽可能采纳C28-A3《临床实验室参考区间的定义、建立与验证——批准指南》和WS/T 402—2012《临床实验室检验项目参考区间的制定》的建议，遵循《生物参考区间控制程序》执行。

（2）验证方法：按照WS/T 402—2012《临床实验室检验项目参考区间的制定》中所述方法选择健康人群抗凝新鲜血在血液分析仪上完成检测，统计检测结果，并与WS/T 405—2012《血细胞分析参考区间》中的血细胞生物参考区间进行比对。

（3）结果判定：95%置信区间满足血细胞生物参考区间为验证通过；95%置信区间超过生物参考区间，应扩大人数进行验证，否则应重新建立生物参考区间。

11. 白细胞分类计数性能验证 包括精密度（批内精密度、批间精密度）、正确度、参考区间验证、临床性能。验证方法：可参考行标WS/T 246—2005、WS/T 402—2012、WS/T 405—2012和CLSI H20-A2的要求进行验证。结果判定：各性能指标符合仪器说明书和（或）行标相应要求，为验证通过。

（六）相关记录

相关记录包括《血液分析仪性能验证和方法确认报告》《检测项目年度性能评估报告》《检测项目性能评估报告》。

二、血液常规校准和量值溯源程序

（一）血液分析仪常规校准

血液分析仪在仪器验收合格后及临床使用过程中每半年应校准一次，同一台设备应该对不同的吸样模式分别进行校准。

1. 校准物 在使用配套检测系统的实验室，可使用制造商推荐的校准物或新鲜血作为校准物。使用非配套检测系统的实验室，仅可使用新鲜血作为校准物进行仪器校准。使用校准实验室提供的定值新鲜血，要求定值溯源至参考方法。

2. 仪器校准方法 应按照仪器说明书规定的程序进行校准，如说明书的规定程序不完善，则应按照以下步骤进行校准。

（1）校准物的准备：使用制造商推荐的配套校准物，将校准物从冰箱内（2～8℃）取出后，在室温（18～25℃）条件下放置15min，使其恢复到室温。检查校准物是否超出使用期限，是否变质、污染。轻轻地将校准物反复颠倒混匀，并置于两手掌间慢慢搓动，使其充分混匀。打开盖子时，应垫上纱布或软纸，使飞溅出的校准物被吸收。

（2）使用校准品对仪器进行校准：取第二管校准品连续测定11次，取2～11次结果。按如下公式计算偏倚：

$$偏倚 = \frac{均值 - 定值}{定值} \times 100\%$$

为防止携带污染，第一次结果不计入，偏倚结果与标准数据（见表3-1-5）进行比较。判定：

1）各参数均值与定值的差异全部小于表中第一列时，仪器不需要进行调整。

2）各参数均值与定值的差异大于表中第二列时，需要请仪器工程师检查原因并进行处理。

3）各参数均值与定值的差异大于表中第一列且小于第二列时，需对仪器进行参数调整，可按照仪器说明书调整。如仪器无自动校准功能，则使用定值/均值得出校准系数，将仪器原有系数乘以校准系数，得出结果输入仪器替换原有系数。

3. 校准结果验证 将第三管校准物充分混匀，在仪器上重复检测11次，取2～11次结果，计算每次检测结果的偏倚，再次与表中的标准数据进行比较，如全部参数差异小于第一列，则证明合格。如达不到标准，则需要联系厂家工程师进行检修。

（二）量值溯源程序

校准物应为具有规定特性、足够均匀和稳定的物质，其已被证实只有赋值的校准物才可用于校准。所给定的校准物只能用于校准或质量保证两者中的一种。

三、血液常规室内质控程序

1. 质控品 宜使用配套的质控品，使用非配套质控品时应评价其质量和适用性。至少应使用2个浓度水平（正常和异常）的质控品。所有的检测项目均需要进行室内质控。每日至少进行一次质控品检测。新鲜血传递亦可用作每日血常规质控的补充，使用当日新鲜血（每个项目至少2个水平）进行传递比对（比对项目的相对偏差以1/2总允许误差为标准，即WBC≤7.5%，HGB≤3.5%，PLT≤12.5%，RBC≤3%，HCT≤3%）。

自动进样检测标本的分析仪采取自动方式执行质控，手动进样检测标本的分析仪采取手动方式执行质控。

2. 质控数据的分析

（1）临床血液定量检测项目利用Levey-Jennings质控图或类似的质量控制记录，应包含以下信息：检测质控品的时间，质控图的中心线和控制限，仪器/方法名称，质控品的名称、浓度水平、批号和有效期，试剂名称和批号，每个数据点的日期，操作人员的记录。

（2）质控规则定义

1_{2s}：一个质控品测定值超过 $\bar{x}\pm 2s$ 控制限，此规则对随机误差敏感，作为启动警告规则。由 1_{2s} 启动 1_{3s}、2_{2s}、R_{4s} 控制规则，对质控数据进行检查以判断该分析批是否在控。如果没有质控数据超过 2s 控制限，则判断分析批在控，可报告检验结果。如果一个质控数据超过 2s 控制限，应按 1_{3s}、2_{2s}、R_{4s} 规则进一步检验质控数据。如果没有违背这些规则，则该分析批在控。如果违背 1_{3s}、2_{2s}、R_{4s} 规则，则判断该批为失控。

1_{3s}：1 个质控品测定值超过 $\bar{x}\pm 3s$ 控制限，此规则对随机误差敏感，也对大的系统误差产生响应，为失控规则。

2_{2s}：两种表现，一种是同一水平质控品 2 个连续的测定值同时超过 $\bar{x}+2s$ 或 $\bar{x}-2s$ 控制限；另一种是同一批内 2 个水平的质控品测定值同方向超出 $\bar{x}+2s$ 或 $\bar{x}-2s$ 控制限。此规则对系统误差敏感，为失控规则。但同一天内多点检测的仪器，2 个水平不同时间的质控品测定值同方向超出 $\bar{x}+2s$ 或 $\bar{x}-2s$ 控制限，为未失控。

R_{4s}：两种表现，一种是在同一批内，一个水平质控品的测定值超过 $\bar{x}+2s$ 控制限，另一个水平测定值超过 $\bar{x}-2s$ 控制限；另一种是同一水平质控品 2 个连续的测定值，一个超过 $\bar{x}+2s$ 控制限，另一个超过 $\bar{x}-2s$ 控制限。此规则对随机误差敏感，为失控规则。

3. 质控靶值（质控图中心线）/标准差累积方法

（1）质控图中心线的确定：新批号质控品使用前，必须与当前使用的质控品进行平行测定，每天在不同时段（间隔约 2h）进行检测，3～4 天内至少获得 10 个质控测定结果，剔除超过 3s 的数据，计算均值，以此均值作为质控图中心线的临时靶值，待测定 20 个质控结果后，根据情况调整靶值。确定的靶值宜在配套定值质控品的范围内。

（2）标准差（s）的确定：由于血细胞分析仪质控品效期短，可依据前 3～5 个批次相同项目的加权平均 CV% 与累积均值计算得出。标准差等于新批次均值乘以加权平均 CV%。

四、血常规检查标准操作规程

（一）目的

检测血液中血细胞（红细胞、白细胞和血小板）数量、白细胞分类及血液指标相关参数（HGB、HCT、MCV、MCH、MCHC、RDW 及 MPV 等），以对临床有关疾病进行诊断，观察疾病的变化及治疗效果。

（二）原理

血常规检查采用血细胞自动分析仪法，参见《全国临床检验操作规程》。

1. 电阻抗法血细胞计数 在细胞检测器微孔的两侧各有一个电极，两电极间通有恒定电流，经过稀释液（电解质溶液）稀释的血样（血细胞）在通过检测器微孔时，产生一个电脉冲；脉冲的高低代表细胞体积的大小，脉冲的个数代表细胞的数量。

2. 半导体激光流式细胞术和细胞化学荧光染色技术白细胞计数（XE-2100） DIFF通道：全血加入溶血剂（4DS和4DL）作用后，通过检测侧向荧光强度，反映亚甲基染料对DNA/RNA的染色强度，检测侧向散射光强度，反映细胞的内容物。据此将白细胞分为除碱性粒细胞外的中性粒细胞、单核细胞、淋巴细胞和嗜酸性粒细胞。WBC/BASO通道：全血加入溶血剂（FB）溶血。除嗜碱性粒细胞外，其他白细胞均明显皱缩。通过检测前向散射光和侧向散射光的强度，进行嗜碱性粒细胞测量及白细胞计数。计算机对存储的测量信息进行分析处理，得出白细胞总数和分类计数结果。"IMI"通道：用于检测未成熟粒细胞。用直流电（DC）与射频（RF）联合检测的方法测量细胞核的大小及密度、细胞体积和数量，在IMI散射图上，不同的未成熟粒细胞占据不同的位置。

3. 光电比色法测量血红蛋白 在稀释的血样中加入溶血剂使红细胞膜破裂释放出血红蛋白（HGB），后者与溶血剂中有关成分结合形成HGB衍生物，进入HGB测试系统，在特定波长（一般在530～550nm）下比色，吸光度的变化与液体中HGB含量成正比，仪器便可显示其浓度。不同型号的血细胞分析仪配套溶血剂配方不同，形成的HGB衍生物亦不同，其吸收光谱各异，但最大吸收均接近540nm。

（三）性能参数

性能参数示例见表14-2-1和表14-2-2。

表14-2-1 XE-2100血细胞分析仪性能指标

设备操作条件	环境要求	温度：18～32℃（最佳温度为25℃）；相对湿度：30%～85%。
	电源要求	220×（1±10%）V AC，50～60Hz
	空间要求	左、右两侧大于40cm，背面大于20cm
测量范围或报告区间		WBC：0.00～128.9×10^9/L；RBC：0.00～7.2×10^{12}/L；PLT：0～1029.67×10^9/L；HGB：0～220g/L；HCT：0～0.60
敏感度		WBC：0.01×10^9/L；RBC：0.01×10^{12}/L；HGB：1g/L；HCT：0.1%；PLT：1×10^9/L
分辨力		WBC：0.01×10^9/L；RBC：0.01×10^{12}/L；HGB：1g/L；HCT：0.1%；PLT：1×10^9/L
最大允许误差	WBC测量不确定度	±0.11×10^9/L（6.78）
	RBC测量不确定度	±0.018×10^{12}/L（4.38）
	PLT测量不确定度	±2.28×10^9/L（208）
	HGB测量不确定度	±0.533g/L（126.7）
	HCT测量不确定度	±0.187（36.8）
重复性（CV）		WBC：3.0%；RBC：1.5%；HGB：1.5%；PLT：4.0%；HCT：1.5%
携带污染率		WBC：1.0%；RBC：1.0%；HGB：1.0%；PLT：1.0%；HCT：1.0%

表14-2-2 XS-800i血细胞分析仪性能指标

设备操作条件	环境要求	温度：15～30℃（最佳温度为23℃）；相对湿度：30%～85%
	电源要求	（220～240）×（1±10%）V AC，50～60Hz
	空间要求	左、右两侧大于40cm，背面大于50cm

测量范围或报告区间	WBC: 0.00~141.42×10^9/L; RBC: 0.00~7.01×10^12/L; PLT: 0~1027.67×10^9/L; HGB: 0~214g/L; HCT: 0~60	
敏感度	WBC: 0.01×10^9/L; RBC: 0.01×10^12/L; HGB: 1g/L; HCT: 0.1%; PLT: 1×10^9/L	
分辨力	WBC: 0.01×10^9/L; RBC: 0.01×10^12/L; HGB: 1g/L; HCT: 0.1%; PLT: 1×10^9/L	
最大允许误差	WBC测量不确定度	±0.133×10^9/L（7.48）
	RBC测量不确定度	±0.04×10^12/L（4.30）
	PLT测量不确定度	±6.9×10^9/L（209）
	HGB测量不确定度	±1.09g/L（123）
	HCT测量不确定度	±0.40（36.5）
重复性（CV）	WBC: 3.0%; RBC: 1.5%; HGB: 3.0%; PLT: 4.0%; HCT: 1.5%	
携带污染率	WBC: 1.0%; RBC: 1.0%; HGB: 1.0%; PLT: 1.0%; HCT: 1.0%	

（四）标本

标本采用抗凝全血。

（五）容器和添加物

容器：真空采血管（紫帽）；添加物：EDTA-K_2抗凝剂。

（六）设备和试剂

（1）设备：XE-2100、XS-800i血细胞分析仪。

（2）试剂：稀释液；溶血剂（SLS、FB、NR、IM、4DS）；网织红细胞染液；鞘液。

所有试剂应于室温下保存，注意防尘、防紫外线、防潮，变质、超过效期的试剂不能使用。

（七）校准程序

（1）血液分析仪的校准操作过程见XE-2100血液分析仪标准操作程序。

（2）RBC、WBC、PLT、HGB、HCT溯源：ICSH的国际参考方法。

（八）操作步骤

1. 标本的准备　用真空采血管（紫帽）采集EDTA-K_2抗凝的静脉血。采血后立即与抗凝剂混匀，在试管外壁贴上单据号等患者信息或检验联号，于室温立即送检。

穿刺时须防止穿刺针刺伤采血员，以免血液中传染性病原体如肝炎病毒、人类免疫缺陷病毒（HIV）等及未知的可致病成分污染采血员。

标本在室温下最多保留4h。不能在4h内检测的标本，于冰箱冷藏（2~8℃），8h内有效，使用前从冰箱中取出，恢复至室温后检测。

2. 仪器的操作　见XE-2100血细胞分析仪标准操作程序。

3. 结果的输入

（1）打开计算机，启动"检验程序"，输入用户名及口令后，进入检验程序。

（2）自动传输结果的输入：单击"检验"菜单，选择"检验结果录入/修改"，进行检验结果的录入及修改。输入工作单号，仪器会自动传输检测结果；同时输入当前患者的标本"采集时间"和"接收时间"，并逐个检查患者以前的检测结果，进行历史回顾，观察变化趋势。

4. 五分类血细胞分析仪的筛选原则

（1）血液病患者，无论血细胞计数结果和细胞分布图是否正常，一律做血涂片镜检。

（2）无论初诊或复诊患者，只要白细胞、红细胞/血红蛋白和血小板计数结果正常，白细胞散点图、红细胞和血小板直方图均正常且无报警者，可不做血涂片镜检。

（3）初诊患者，白细胞、红细胞/血红蛋白、血小板计数结果，白细胞散点图、红细胞和血小板直方图中有一项异常或报警时，应结合临床诊断和血液标本的情况审核后决定复查或做血涂片镜检。

（4）复诊患者，血细胞计数结果与前一次检测结果相比有变化，但与临床诊断或治疗相符，而且白细胞散点图正常、无报警时，可不做血涂片镜检。

（5）复诊患者，其血细胞计数结果与前一次结果无论有无变化，只要白细胞散点图异常且有报警时，就需做血涂片镜检。

5. 检验结果的确认
将血细胞复检结果与患者临床信息、仪器直方图及散点图特征、报警信息和血细胞分析历史结果，以及其他相关检验结果进行综合分析、审核，确认无误后即可发出血细胞分析检验报告。

（九）质量控制

1. 室内质控

（1）每个工作日至少一次选择中、低两个水平质控液（厂家提供的质控品）按常规操作方法对仪器进行室内质量监控。测定过程：从2~8℃冰箱取出全血质控品，血细胞分析仪开机后预热15min，分别将质控品混匀后上机检测，检测结果与允许值范围对比，质控合格后才能检测患者血液标本。失控者应按《检验项目的质量保证程序》处理，并对仪器质量控制当天的情况逐一登记。

（2）若同一实验室内使用两台相同型号的仪器，则每台仪器各选一个水平的质控液（厂家提供的质控品）按常规操作方法对仪器进行室内质量监控。

（3）如果当天工作中更换不同批号的试剂，应用前一批号试剂测试过的标本上机检测，将两次结果对比分析，偏差小于各参数的不确定度方可继续使用。

（4）当天仪器故障维修后，应重新测定质控液进行监控，质控结果在允许范围内的仪器方可投入使用。

2. 室间质控
每年参加国家卫生健康委临床检验中心室间质控。

（十）干扰因素

（1）标本存在溶血抵抗红细胞、冷凝集、血小板聚集、有核红细胞和冷球蛋白时，白细胞计数可能会假性升高。

（2）标本存在冷凝集、小细胞、红细胞碎片时，红细胞计数可能会假性下降；当标本的白细胞计数增加（$> 100.00 \times 10^9$/L）时，红细胞计数可能假性升高。

（3）标本的白细胞计数增加（$> 100.00 \times 10^9$/L）、脂血症、存在异常蛋白时，血红蛋白可能假性升高。

（4）标本存在冷凝集、白细胞碎片、球形红细胞增多症时，红细胞压积可能假性下降；标本的白细胞计数增加（$> 100.00 \times 10^9$/L）时，红细胞压积可能假性升高。

（5）标本存在血小板聚集、巨幼细胞时，血小板计数可能假性下降；标本存在小红细胞时，血小板计数可能假性升高。

处理：注意仪器提示及白细胞计数增加（$> 100.00 \times 10^9$/L）的标本，当标本存在小红细胞、红细胞碎片、有核红细胞时，可通过镜检血涂片确定红细胞及血小板形态，手工计数有核红细胞、血小板、白细胞，报告手工血小板、白细胞结果等并提示临床注意。通过复做、核对、肉眼观察、与临床医生联系，排除各方面可能的干扰，以纠正每个试验项目的明显分析错误和干扰。

（十一）结果计算及测量不确定度

按仪器设计原理，只对红细胞常数（MCV、MCH、MCHC）进行计算，可根据RBC、HGB及HCT检测结果求出。

（1）MCV：根据RBC及HCT，由下式求出。

$$MCV(fl) = \frac{每升血液中红细胞压积（HCT）}{每升血液中红细胞个数（RBC）}$$

（2）MCH：根据RBC及HGB，由下式求出。

$$MCH(pg) = \frac{每升血液中血红蛋白含量（HGB）}{每升血液中红细胞个数（RBC）}$$

（3）MCHC：根据HCT及HGB，由下式求出。

$$MCHC(g/L) = \frac{每升血液中血红蛋白含量（HGB）}{每升血液中红细胞压积（HCT）}$$

（4）RDW由血细胞分析仪检测获得，是反映周围血红细胞体积异质性的参数。在红细胞通过小孔的一瞬间，计数电路得到一个相应大小的脉冲，不同大小的脉冲信号分别存储在仪器内装计算机的不同通道，计算相应的体积及细胞数，经统计处理得到RDW。

（5）测量不确定度：影响因素包括标本、标本采集过程、送检时间、储存条件、药物、测试系统、员工素质等。

（十二）生物参考区间

1. 白细胞计数及白细胞分类

（1）白细胞计数：成年人静脉血为3.5×10^9/L～10.0×10^9/L；末梢血为4.0×10^9/L～10.0×10^9/L；新生儿为15.0×10^9/L～20.0×10^9/L；6个月至2岁儿童为11.0×10^9/L～12.0×10^9/L。

（2）白细胞分类：中性粒细胞为0.50～0.70；淋巴细胞为0.20～0.40；单核细胞为

0.03～0.08；嗜酸性粒细胞为0.01～0.05；嗜碱性粒细胞为0～0.01。嗜酸性粒细胞直接计数$0.05 \times 10^9/L \sim 0.3 \times 10^9/L$。

2. 红细胞　成年男性为$4.3 \times 10^{12}/L \sim 5.9 \times 10^{12}/L$；成年女性为$3.9 \times 10^{12}/L \sim 5.17 \times 10^{12}/L$；新生儿为$6.0 \times 10^{12}/L \sim 7.0 \times 10^{12}/L$。

3. 血红蛋白　成年男性为137～179g/L；成年女性为110～150g/L；新生儿为170～200g/L。

4. 红细胞压积　成年男性为0.40～0.52；成年女性为0.35～0.47。

5. 血小板　$100 \times 10^9/L \sim 300 \times 10^9/L$。

6. 其他　全血细胞计数参数：MCV 80～100fl；MCH 27～34pg；MCHC 320～360g/L；RDW ＜0.145；PCT男性0.183±0.041，女性0.198±0.042；MPV男性（10.07±1.18）fl，女性（10.24±1.58）fl；PDW 16.8%±0.63%。网织红细胞比率0.004～0.021；低荧光强度网织红细胞比率0.768～0.954，中荧光强度网织红细胞比率0.032～0.194，高荧光强度网织红细胞比率0～0.046。

（十三）患者结果的可报告区间

血细胞分析仪测定患者血常规检验结果可报告区间（分别见各类血细胞分析仪标准操作程序）。

（十四）危急值

如遇危急值，应上报临床科室，并进行记录。危急值：$PLT < 50 \times 10^9/L$，$WBC < 0.5 \times 10^9/L$，$HGB < 50g/L$。

（十五）临床意义

1. 白细胞计数

（1）白细胞生理变化

1）年龄：初生儿白细胞计数较高，一般在$15 \times 10^9/L$左右，个别可高达$30 \times 10^9/L$以上。通常在3～4天后降至$10 \times 10^9/L$左右，约保持3个月，然后逐渐降至成人水平。初生儿外周血白细胞主要为中性粒细胞，到第6～9天逐渐下降至与淋巴细胞大致相当。以后淋巴细胞逐渐增多，整个婴儿期淋巴细胞数均较高，可达70%。到2～3岁后，淋巴细胞逐渐下降，中性粒细胞逐渐上升，到4～5岁二者又基本相等，形成中性粒细胞和淋巴细胞变化曲线的两次交叉，至青春期时与成人基本相同。

2）日间变化：白细胞计数在静息状态时较低，活动和进食后较高；早晨较低，下午较高；一日之间最高值与最低值之间可相差1倍。运动、疼痛和情绪变化、一般体力劳动、冷热水浴、日光或紫外线照射等，均可使白细胞计数轻度升高，而剧烈运动、剧痛和激动可使白细胞计数显著升高。如剧烈运动，可于短时间内使白细胞高达$35 \times 10^9/L$，以中性粒细胞为主；运动结束后迅即恢复至原有水平。这种短暂的变化，主要是由循环池和边缘池的粒细胞重新分配所致。

3）妊娠与分娩：妊娠期常见白细胞增多，特别是最后1个月，常波动于$12 \times 10^9/L \sim$

17×10^9/L，分娩时可高达34×10^9/L。分娩后2～5天恢复正常。由于白细胞的生理性波动很大，只有通过定时和反复观察才有意义。

（2）白细胞病理变化

1）白细胞计数增高见于：①急性感染。急性化脓性感染时，白细胞计数升高程度取决于感染微生物的种类、感染灶的范围、感染的严重程度、患者的反应能力。如感染局限且轻微，白细胞总数仍可正常，但分类检查时可见分叶核粒细胞百分比有所增高；中度感染时，白细胞总数常大于10×10^9/L，并伴有轻度核左移；严重感染时，白细胞总数常明显增高，可达20×10^9/L以上，且伴有明显的核左移。②严重的组织损伤或大量血细胞破坏。在较大手术后12～36h，白细胞常达10×10^9/L以上，其增多的细胞成分以中性分叶核粒细胞为主。急性心肌梗死后1～2天，常见白细胞数明显升高，借此可与心绞痛相鉴别。急性溶血反应时，也可见白细胞计数升高。③急性大出血。在脾破裂或宫外孕输卵管破裂后，白细胞计数迅速升高，常达20×10^9/L～30×10^9/L。其增多的细胞也主要是中性粒细胞。④急性中毒。化学药物如催眠药、敌敌畏等中毒时，常见白细胞计数升高，可达20×10^9/L甚至更高，代谢性中毒如糖尿病酮症酸中毒及慢性肾炎尿毒症时，也常见白细胞计数升高，均以中性粒细胞为主。⑤肿瘤性增高。白细胞计数呈长期持续升高，最常见于粒细胞白血病，其次也可见于各种恶性肿瘤的晚期，此时不但总数常达10×10^9/L～20×10^9/L或更高，且可有较明显的核左移现象，而呈所谓的类白血病反应。

2）白细胞计数减低见于：①感染。某些革兰氏阴性杆菌如伤寒沙门菌感染时，如无并发症，白细胞计数均减少甚至可低至2×10^9/L以下。一些病毒感染如流感时白细胞亦减少。可能是由于在细菌内毒素及病毒作用下，贴壁的边缘池粒细胞增多，从而导致循环池中粒细胞减少，也可能与内毒素抑制骨髓释放粒细胞有关。②血液病。典型的再生障碍性贫血时，呈"三少"表现。此时白细胞可少至1×10^9/L以下，分类时几乎均为淋巴细胞，因中性粒细胞严重减少导致淋巴细胞相对增多。小部分急性白血病其白细胞总数不高，反而降低，称非白血性白血病（aleukemic leukemia），其白细胞可<1×10^9/L，分类时也呈淋巴细胞相对增多，此时只有骨髓检查才能明确诊断。③慢性理化损伤。电离辐射（如X线等照射）、长期服用氯霉素后，可因抑制骨髓细胞的有丝分裂而致白细胞减少，故于接触和应用期间每周应做一次白细胞计数。④自身免疫性疾病。如系统性红斑狼疮等，由于自身免疫性抗核抗体导致白细胞破坏而减少。⑤脾功能亢进。各种原因所致的脾大，如门脉性肝硬化、班替综合征等均可见白细胞减少。其机制为肿大的脾中单核吞噬细胞系统破坏了过多的白细胞；肿大的脾分泌了过多的脾素，而此种体液因子能激活促进粒细胞生长的某些因素。

2. 白细胞分类

（1）中性粒细胞：中性粒细胞增多见于急性感染性化脓性炎症、中毒（尿毒症、糖尿病酮症酸中毒）、急性出血、急性溶血及手术后等；中性粒细胞减少见于某些传染病（伤寒、疟疾等）、化学药物及放射损害、某些血液病、过敏性休克、恶病质、脾功能亢进及自身免疫性疾病等。

（2）淋巴细胞：淋巴细胞增多见于淋巴细胞白血病、百日咳、传染性单核细胞增多症、水痘、麻疹、结核病、传染病恢复期等；淋巴细胞减少见于免疫缺陷病、丙种球蛋白缺乏症、淋巴细胞减少症、应用肾上腺皮质激素后、放射病等。

（3）单核细胞：单核细胞增多常见于亚急性细菌性心内膜炎、伤寒、疟疾、黑热病、活动性结核、单核细胞性白血病、急性感染恢复期等。

（4）嗜酸性粒细胞：嗜酸性粒细胞增多见于过敏性疾病、皮肤病、寄生虫、血液病、猩红热、溃疡性结肠炎、X线照射后、脾切除、传染病恢复期等；嗜酸性粒细胞减少多见于伤寒、副伤寒，以及应用肾上腺皮质激素或促肾上腺皮质激素后。

（5）嗜碱性粒细胞：嗜碱性粒细胞增多见于慢性粒细胞白血病、淋巴网细胞瘤、脾切除术后、恶性肿瘤、严重传染病、败血症、中毒（药物或重金属）、大面积烧伤等。严重感染时中性粒细胞可出现毒性颗粒、空泡、杜勒小体、核棘突、退行性变及细胞大小不均等变化。

3. 红细胞

（1）红细胞增多：红细胞相对增多常见于剧烈呕吐、严重腹泻、大面积烧伤、大量出汗、多尿和水的摄入量显著不足；红细胞绝对增多与组织缺氧有关。可引起继发性红细胞增多，如慢性肺源性心脏病、发绀型先天性心脏病、慢性一氧化碳中毒、高山病等。真性红细胞增多症时红细胞可达$7\times10^{12}/L\sim10\times10^{12}/L$。

（2）红细胞减少

1）生理性贫血：妊娠期因血浆量相对增多，红细胞相对减少。3个月至15岁的儿童，因生长发育迅速而致造血原料相对不足，红细胞和血红蛋白可较正常人低10%～20%。老年人由于骨髓造血功能逐渐减低，红细胞和血红蛋白含量可减少。

2）病理性减少：①红细胞减少所致的贫血，一是因骨髓造血功能衰竭，如再生障碍性贫血、骨髓纤维化等伴发的贫血；二是由造血物质缺乏或利用障碍引起的贫血，如缺铁性贫血、铁粒幼细胞性贫血、叶酸及维生素B_{12}缺乏所致的巨幼细胞贫血。②红细胞膜、酶遗传性缺陷或外来因素造成红细胞破坏过多导致的贫血，如遗传性球形红细胞增多症、地中海贫血、阵发性睡眠性血红蛋白尿、异常血红蛋白病、免疫性溶血性贫血、心脏体外循环的大手术、化学或生物因素等引起的溶血性贫血。③失血，如急性失血或消化性溃疡、钩虫病等慢性失血所致贫血。

4. 血红蛋白

血红蛋白的增减临床意义大致与红细胞的增减相似，但血红蛋白可更准确地反映贫血的程度。血红蛋白的减少与红细胞的减少程度不一定成正比，一是在小细胞贫血时，由于单个红细胞血红蛋白的含量少于正常，所以血红蛋白减少的程度较红细胞减少的程度更为明显，如缺铁性贫血、消化性溃疡、肠息肉、痔疮、月经过多、钩虫病等慢性反复出血等；二是在大细胞性贫血时，红细胞减少的程度较血红蛋白更为严重，如缺乏维生素B_{12}或叶酸引起的营养不良性贫血及肝硬化性贫血等；三是在大出血时，血红蛋白减少的程度基本与红细胞减少相一致，如消化道、肺部大出血及其他原因引起的大出血，再生障碍性贫血，纯红细胞再生障碍性贫血。

5. 血小板

（1）血小板数增加：血小板数$>400\times10^9/L$为增加。①一过性增加，见于急性大出血及溶血后；②持续性增加，见于真性红细胞增多症、出血性血小板增多症。③慢性粒细胞白血病、多发性骨髓瘤及多种恶性肿瘤的早期常可见血小板数增加。

（2）血小板数减少：血小板数 $<100\times10^9/L$ 为减少。①血小板产生减少，见于造血功能受到损害时，如再生障碍性贫血、急性白血病、急性放射病；②血小板破坏亢进，见于原发性血小板减少性紫癜、脾功能亢进和进行体外循环；③血小板消耗过多，如弥散性血管内凝血、血栓性血小板减少性紫癜等。

6. 网织红细胞（RET） 网织红细胞增多提示骨髓造血功能旺盛，见于各种增生性贫血，如溶血性贫血、急性失血性贫血等；巨幼细胞贫血、缺铁性贫血治疗起效后网织红细胞会显著增多。网织红细胞减少常见于再生障碍性贫血。

7. 红细胞体积分布宽度（RDW） 是反映血液中红细胞体积大小变异的参数。RDW增大表明红细胞体积相差悬殊。RDW是诊断贫血的指标之一，见表14-2-3。

表14-2-3　正常成人静脉血红细胞参数的临床意义

贫血类型	MCV（fl）	MCH（g/L）	MCHC（g/L）	常见原因和疾病
正常细胞性贫血	正常	正常	正常	急性失血、急性溶血、再生障碍性贫血、白血病
大细胞性贫血	>正常	>正常	正常	叶酸、维生素B_{12}缺乏或吸收障碍
单纯小细胞性贫血	<正常	<正常	正常	慢性炎症、尿毒症
小细胞低色素性贫血	<正常	<正常	<正常	铁缺乏、维生素B_{12}缺乏、珠蛋白肽链合成障碍、慢性失血

8. 平均血小板体积（MPV） 升高：造血功能恢复的首要表现。降低：骨髓造血功能不良，血小板生成减少；如果随血小板同时下降可提示骨髓造血功能衰竭。

9. 血小板体积分布宽度（PDW） 反映血小板体积大小的参数。PDW正常表明血小板体积均一性高；PDW升高表明血小板体积相差悬殊。

10. 大血小板比率（P-LCR） 判断血小板形态的指标。

11. 血小板压积（PCT） 判断血小板形态的指标。

（十六）安全防护措施

（1）血液标本溢出后，由工作人员立即用0.2%过氧乙酸溶液或75%乙醇溶液对污染的环境进行消毒。

（2）如果操作人员的皮肤或衣物上沾到了血液及废液，应立即用0.2%过氧乙酸溶液或75%乙醇溶液消毒，再用肥皂水、清水冲洗。如果眼睛被溅入血液及废液，应用大量的清水冲洗并采取必要的医疗措施。

（3）在仪器运转过程中，勿触及标本针、移动的传输装置等，以免造成人身伤害。禁止触摸血细胞分析仪密封面板内的电路。触摸电路是危险的，可能造成电击，尤其是用湿手触摸时。

（4）如血液标本采用开盖程序测试，开盖时应防止气雾胶污染环境。

（5）与血液标本接触的一切器皿、仪器组装/拆卸组合零件都应被视为污染源，因此操作人员应采取必要的保护性措施，如穿保护性外套、戴手套等。不小心接触了这种污染源时，应立即用清水冲洗被污染区域并用0.2%过氧乙酸溶液或75%乙醇溶液消毒。

（十七）变异的潜在影响因素

（1）严重的黄疸或脂血标本可使血红蛋白结果假性升高。

（2）标本溶血可使红细胞结果假性降低、血小板计数结果假性升高。

（3）红细胞冷凝集可使红细胞和血小板计数结果假性降低，白细胞计数假性升高（电阻抗法）或假性降低（激光法）和MCV假性升高。

（4）冷凝球蛋白或冷纤维蛋白升高使白细胞和血小板计数结果假性升高。

（5）有血小板凝集者血小板计数结果假性降低。

（6）试剂的温度。

（7）检测器微孔不完全堵塞。

（8）标本采集后放置的环境温度过高、时间过长。

（9）试剂变质。

五、血液分析流水线操作规程（以CAL8000为例）

（一）适检项目

血液分析流水线操作规程适用于血液白细胞计数及分类、红细胞计数、血红蛋白测定、血小板计数、红细胞压积测定、红细胞体积分布宽度测定、平均红细胞血红蛋白含量测定、平均红细胞血红蛋白浓度测定、平均红细胞体积测定、平均血小板体积测定、血小板体积分布宽度测定、血小板压积测定、网织红细胞计数及分类等。

（二）仪器与试剂

1. 仪器　1台BC-6800、1台BC-6900血液分析仪、1台推片染片机。

2. 试剂　稀释液、白细胞计数溶血剂、白细胞分类计数溶血剂及荧光染色液、血红蛋白测定溶血剂、清洁液、网织红细胞测定试剂和血涂片染液等。

（1）M-68DS稀释液：规格为20L；试剂主要成分为氯化钠、硼酸缓冲液；试剂主要用于血细胞分析前标本的稀释、细胞悬液的制备。

（2）M-68LB溶血剂：规格为4L；试剂主要成分为聚氧乙烯醚、甘氨酸缓冲液；试剂主要用于白细胞计数、嗜碱性粒细胞分类检测。

（3）M-68LD溶血剂：规格为4L；试剂主要成分为聚氧乙烯醚、羟乙基哌嗪乙磺酸缓冲液；试剂主要用于血细胞分析前破坏红细胞、维持所需分析细胞的形态，从而便于细胞分类计数。

（4）M-68LH溶血剂：规格为1L；试剂主要成分为曲拉通X-100、硼酸缓冲液；试剂主要用于血红蛋白检测。

（5）M-68FD染色液：规格为48ml；试剂主要成分为荧光染料、甘醇；试剂主要用于对白细胞染色，从而观察其形态结构，从而便于血液分析仪器进行白细胞分类计数。

（6）探头清洁液：规格为50ml；试剂主要成分为表面活性剂、次氯酸钠、氢氧化钠；试剂主要用于定期清洁仪器。

所有试剂应参照使用说明书于室温保存，注意防尘、防紫外线、防潮、变质、超过效期的试剂不能使用。新批号试剂使用前应进行性能验证，并记录验证过程和结果，验证合格后方可使用。

（三）标本

用EDTA-K$_2$抗凝真空管（紫帽）采集静脉血2ml。

（四）仪器设备性能参数

1. 检测原理 采用鞘流阻抗法、激光散射法，结合荧光染色的流式细胞技术进行细胞计数、白细胞分类；采用比色法进行血红蛋白测定。在实现白细胞五分类的基础上对血液中存在的幼稚细胞进行精准识别和检测。

2. 检测参数 全血细胞计数、白细胞分类及网织红细胞计数与分类等。

3. 参数显示范围 WBC 0.00～999.99×10^9/L；RBC 0.00～99.99×10^{12}/L；HGB 0～300g/L；PLT 0～9999×10^9/L；HCT 0.0%～100.0%；MCV 0.0～250.0fl；NEUT%、LYMPH%、MONO%、EOS%、BASO% 0%～100%。

4. 本底 WBC ≤0.1×10^9/L；RBC ≤0.02×10^{12}/L；HGB ≤1g/L；PLT ≤5×10^9/L。

5. 线性 WBC 0.00～500×10^9/L；RBC 0.00～8×10^{12}/L；HGB 0～250g/L；PLT 0～5000×10^9/L；HCT 0%～75%。

（五）仪器设备环境要求与使用安全措施

1. 仪器设备环境要求

（1）空间安装要求：仪器设备周围应尽可能无尘、无机械振动、无污染、无大噪声源和电源干扰；远离强电磁场干扰源；不要靠近电刷型电机、闪烁荧光灯和经常开关的电接触性设备；建议在运行设备之前对实验室的电磁环境进行评估；避免强光直接照射；避免置于热源及风源前；选择通风良好的位置；具有良好的接地环境；不要将主机放置在斜面上；室内使用。

（2）运行条件：环境温度为18～32℃（最佳温度22～25℃）；环境相对湿度为30%～85%。电源电压：主机（220V/230V）×（1±10%），50Hz/60Hz±2Hz；气源220V×（1±10%），50Hz±1Hz。

2. 仪器使用安全措施

（1）在电源打开状态下，禁止打开仪器前上面、侧面及背面面板，以免损害线路板；禁止触摸BC-6800/BC-6900血液分析仪外壳里面的电子元件，尤其应避免湿手触摸，以免造成电击。

（2）使用专用工具和零件进行系统检验和维修，禁止使用替代零件；也不可以对BC-6800/BC-6900血液分析仪做任何形式的系统上的修改。

（3）仪器设备使用前，必须认真检查设备之间连接及外接线（件）是否正确（连接方法见BC-6800/BC-6900使用说明书）、正常，电源插头是否正确插接，设备是否处于正常状态。实验过程中如遇水、电故障或中断，应立即关闭影响仪器设备安全的有关开关，并采取安全保护措施。

（4）禁止粗暴装卸仪器设备，运输过程中应避免倾斜、振动和碰撞。

（5）如果标本、试剂溢出至分析仪，应立即擦掉并依照检验科相关规范处理。

（6）在仪器设备上面和周围不要使用可燃性危险品，避免引起火灾和爆炸。

（7）在操作、维护仪器设备时有必要穿戴保护性的外套和手套，头发、衣物、手指等应与所有活动部件保持一定的距离。

（8）在仪器运转过程中，勿触及标本针、移动的传输装置等，避免造成人身伤害。

（六）每日开关机程序

1. 开机准备 ①检查试剂是否充足；②检查废液桶是否已满（非直排）；③检查推片染片机（如配置）中玻片、玻片篮是否充足；④确认标本处理系统轨道上、卸载平台无试管架；⑤确认推片机（如配置）玻片篮卸载平台已清空。

2. 开机程序 ①打开CAL8000血液分析流水线总开关；②打开装载模块柜体内计算机主机电源开关；③登录控制和管理单元（control and management unit，CMU）系统；④等待CMU系统中各模块状态指示灯变绿。

3. 关机程序 ①退出所有分析仪和推片机（如配置）的主机系统；②检查所有分析仪均处于等待执行关机探头液维护状态；③为联机的所有分析仪依次执行关机探头液维护（详细操作方法见分析仪附带的使用说明书）；④退出CMU软件；⑤关闭全自动标本处理系统总电源。

（七）仪器校准程序

1. 仪器校准原则

（1）血液分析仪校准周期为每半年一次。

（2）BC-6800/BC-6900血液分析仪更换了关键的部件（如宝石孔或电路板等）及仪器故障引起的失控，需要进行校准。

（3）血液分析仪维修后，应先测试质控品进行验证。如果质控结果合格，仪器不用校准；如果质控结果不合格，则需要进行校准。

（4）仪器在进行校准前必须对液路系统进行彻底清洗。

（5）校准用于校正影响准确性的系统偏差，因此校准对于系统准确性至关重要。偏差的校准是通过向BC-6800/BC-6900仪器的计算机中输入校准系数实现的。

（6）机器的初始校准是由厂家授权人员在安装机器时进行的。在安装校准后，使用者仅仅在需要时才进行机器校准，并维持良好的质控操作性能，确保系统的准确度。

（7）校准之后应将原始数据记录填写在BC-6800/BC-6900血液分析仪校准记录中，并报实验室负责人审核后才能投入使用。

2. 校准步骤

（1）配套校准物的校准：①将校准物从冰箱（2～8℃）取出后，应在室温（18～25℃）条件下放置15min。②检查校准物是否超出效期，是否有变质或污染。③轻轻地将校准物反复颠倒混匀，并置于两手掌间慢慢搓动，使校准物充分混匀。④打开瓶塞时，应垫上纱布或软纸，使溅出的血液被吸收。⑤将两瓶校准物合在一起，混匀后再分装于2个瓶内。

（2）新鲜血校准物：用EDTA-K$_2$抗凝的真空采血管取3例以上健康人新鲜血各10ml。每1ml血所需抗凝剂的量为1.5～2.2mg。要求新鲜血的HGB、WBC、RBC、MCV和PLT检测结果在参考值范围内（参考仪器说明书精密度要求范围）。每例标本分别按以下步骤进行操作：①将每例新鲜血混匀后分装于3个管内，每管的血量为3ml。②取其中1管，用二级标准检测系统或规范操作的检测系统连续检测10次，计算检测结果的均值，以此均值为新鲜血的定值。③其他2管新鲜血作为定值的校准物，用于仪器的校准。

（3）校准过程

1）校准物校准：取1瓶校准物，连续检测11次。取2～11次测定结果计算WBC、RBC、HGB、MCV及PLT参数的均值、标准差及CV值；用上述检测校准物的均值与定值比较，以判断是否需要校准仪器。具体的校准判断过程参见第三章第一节。

2）新鲜血校准：每例新鲜血按上述要求进行操作，分别计算出每例标本的校准系数，取校准系数的均值作为生效的校准系数。

3. 校准结果的确认　　BC-6800/BC-6900血液分析仪校准通过标准条件：仪器校准后，应重新测试同一份校准物10次。如各参数的差异全部等于或小于表3-1-5第一列数值，证明校准合格。如达不到要求，须请维修人员进行检修。

（八）质控品测定程序

（1）将质控品从冰箱取出放置15min，使其恢复至室温。

（2）先测1管静脉血（连续2次），再测质控品。

（3）检测前轻轻颠倒混匀10次，轻轻横搓10次，观察管底部有无沉积红细胞。

（4）"自动-全血"模式：①将质控品放在质控架的第一个试管位。②将放置质控品的试管架水平放置在标本装载机构的进样槽中，仪器自动启动质控分析。

（5）"开放-全血"模式：将质控品放在采样针下，按吸样键，启动质控计数过程，蜂鸣器响后移开质控品。

（九）常规标本测定程序

（1）检查标本是否有凝块、血量是否充足。

（2）检查标本条码是否清晰并贴好。

（3）将放置试管的试管架沿导向槽依次水平放入流水线装载平台（进样器右侧），仪器自动开始标本检测。

（十）试剂更换

（1）试剂用完时仪器报警，并弹出故障对话框。

（2）取1桶/瓶试剂，打开桶/瓶的包装盖，将试剂瓶盖组件插入后拧紧（更换稀释液时需用稀释液桶支撑板卡住桶口）。

（3）扫描试剂条码，并执行"试剂更换"操作。

（4）试剂更换后，仪器继续对标本进行分析。

（十一）仪器设备的维护程序

1. 仪器维护

（1）定时维护：在自动保护设置界面设置每天定时探头液浸泡的时间和提醒时间。

（2）定量维护：在仪器计数达到一定阈值时，提醒执行定量维护整机，该阈值可在自动保护设置界面查看。

（3）按需维护

1）清洗：需要对相应部件进行清洗的情况包括6个方面。①当散点图出现异常放大的细胞群，且WBC相关参数本底均偏高时，可能有气泡黏附于流动室，可执行流动室除气泡。②当分析仪各参数本底值均偏高时，可执行整机清洗。③如果残液盘有废液或结晶，应手工清洗残液盘。④分析仪运行2个月左右，应手工清洗分血阀。⑤如果发现开放进样拭子有血样或污物黏附，应手工清洗拭子。⑥如果采样针漏液池中累积有盐分和污垢，应手工清洗漏液池。

2）探头清洁液保养：用户可根据需要，利用探头清洁液对分血阀、流动室、红细胞池和整机进行日常清洗和浸泡。

（4）其他维护：如果分析仪较长时间（1周以上）不使用，应执行打包功能并关机。

2. 推片染片机维护

（1）定时维护

1）关机维护：要求用户每天必须关机。

2）预约维护：每天定时提醒用户维护。①整机探头液维护：每天一次（如已经执行过关机或即将执行关机，则不需要）。②染液管路甲醇维护：每周一次（如已经执行过关机或即将执行关机，则不需要）。③染色盒甲醇维护：每月一次。以上操作，均不需要手工维护，点击相关维护菜单后仪器自动完成。

3）设备维护工程师上门执行染色盒甲醇浸泡清洗：设备维护工程师上门使用甲醇进行机外染色盒浸泡清洗，对染色盒内外进行清洁，每半年一次。

（2）按需维护：以下情况需要对相应部件进行清洗。

1）推片机运行1个月之后，需手动清洗开放拭子、滴血针外壁及滴血针清洗池。

2）血膜出现延展问题时，执行刀片清洗管路探头液维护。

3）如果发现血涂片出现如下异常情况，可先执行染液管路甲醇维护，如果仍未解决问题，可再执行染色盒甲醇维护：①镜下血涂片细胞出现变形情况影响镜检；②镜下血涂片沉渣较多影响镜检；③镜下血涂片染色明显不均匀情况影响镜检。

（3）其他维护：推片染片机较长时间（1周以上）不使用时，开机后应执行一次染液管路甲醇维护。

（十二）仪器退役前的处理

1. 仪器表面消毒　用0.2%～1.0%的次氯酸钠溶液对仪器表面进行消毒处理。

2. 仪器内部消毒　用2%～3%的次氯酸钠溶液气雾胶对仪器内部进行消毒处理。

3. 管路消毒 用2%～3%的次氯酸钠溶液对仪器管道进行消毒处理。如果仪器不能正常使用，则只能对部分可能的管道用2%～3%的次氯酸钠溶液进行浸泡处理。

六、血液常规检验结果比对程序

1. 全血细胞分析仪

（1）频次：每6个月进行一次比对，了解实验室各台仪器检测结果有无显著性差异。

（2）参与仪器及执行人员：实验室的血细胞分析仪，基本同步进行比对。选择参与室间质量评价结果合格的仪器作为参考仪器，分别与实验室内血细胞分析仪进行比对。由当班人员与质控员共同完成标本收集、检测及数据统计，最终评估报告需组长签字确认。

（3）比对标本：新仪器使用前、常规检测仪器使用过程中，至少使用20份临床标本（血细胞计数项目所选标本的浓度水平可参考表3-1-2的要求），每份标本分别使用参考仪器和比对仪器进行检测，每份标本检测1次。标本应新鲜，尽量不要使用保存过的标本。

（4）比对项目：白细胞计数（WBC）、红细胞计数（RBC）、血红蛋白（HGB）、血小板计数（PLT）、红细胞压积（HCT）、平均红细胞体积（MCV）、平均红细胞血红蛋白含量（MCH）、平均红细胞血红蛋白浓度（MCHC）、中性粒细胞百分比（NEUT%）、淋巴细胞百分比（LYMPH%）、单核细胞百分比（MONO%）、嗜酸性粒细胞百分比（EOS%）、嗜碱性粒细胞百分比（BASO%）。

（5）同一检测系统不同吸样模式间的比对：仪器每次校准后，进行此模式的比对，选5份临床标本，分别使用不同模式进行检测，每份标本各检测2次。分别计算两种模式下检测结果均值间的相对偏差。

（6）数据处理：填写相关表格，以内部参考仪器的测定结果为标准，计算相对偏差，并以参考仪器测定值作为 X，以待比对仪器测定值作为 Y，计算相关系数 r 或 r^2、斜率、截距（b），以内部参考仪器的测定结果为标准计算中性粒细胞百分比、淋巴细胞百分比、单核细胞百分比的95%置信区间，白细胞分类计数值≤5%时，查《临床检验基础》第4版中的Rümke表，分类200个细胞时：0%的95%置信区间为0%～1.8%，1%的95%置信区间为0.1%～3.6%，2%的95%置信区间为0.6%～5.0%，3%的95%置信区间为1.4%～6.4%，4%的95%置信区间为1.7%～7.7%。

（7）判断标准：一般要求 $r \geq 0.975$（或 $r^2 \geq 0.95$），则可认为 X 值取值范围合适。每个检测项目的相对偏差符合表11-2-1要求的比例应≥80%。不同吸样模式下检测结果均值间的相对差异应符合表11-2-1的要求。

（8）比对试验不合格的仪器需启用校准程序。

2. 全血细胞分析仪白细胞分类计数与参考方法的比对

（1）频次：每年进行一次比对，以了解实验室仪器检测结果有无显著性差异。

（2）参与仪器及执行人员：血细胞分析仪由当班人员与2名具备血细胞形态学资格的检验人员共同完成标本收集、检测及血涂片的制备和数据统计，最终评估报告需组长签字确认。

（3）比对标本：选取在参考值范围内新鲜血液标本20例。每位患者的血液标本用仪器法进行测试，同时每份标本制备2张血涂片，分别标记为A、B。由2名具备资格的检验人员，按照参考方法步骤对每张血涂片分析200个细胞。其中一位检验人员使用血涂片A，另一位检验人员使用血涂片B，每份患者标本共分析400个细胞。标本应新鲜，尽量不要使用保存过的标本。

（4）比对项目：NUET%、LYMPH%、MONO%、EOS%、BASO%。

（5）数据处理：计算2张血涂片分类结果的均值、标准误$\left(SE = \sqrt{\dfrac{T}{n_t} + \dfrac{R}{n_r}} \times 100 ; 式中,\right.$

$\dfrac{T}{n_t}$ 为仪器法的估计变异，$\left.\dfrac{R}{n_r}\right.$ 为参考方法的估计变异 ），并以参考方法计数值为参考值计数95%置信区间（参考值±1.96×SE）。

（6）判断标准：若仪器法检测结果在95%置信区间的允许范围内，判定合格；若仪器法的数据点落在置信区间外，判定不合格，必须检查准确度。白细胞分类计数值5%以下细胞查《临床检验基础》第4版中的Rümke表。

（7）比对试验不合格的仪器需观察仪器的灵敏度或由工程师维修。

3. 白细胞分类检验人员间的比对

（1）频次：每年进行一次比对，以了解实验室检验人员间检测结果有无显著性差异。

（2）参与人员：具备资格的检验人员。由当班人员与质控人员共同完成标本收集、血涂片的制备及数据统计，最终评估报告需组长签字确认。

（3）比对标本：至少使用20份临床标本，每份标本制备2张血涂片，分别标记为A、B。具备资格的检验人员，按照参考方法步骤对每张血涂片分析200个细胞。

（4）比对项目：NUET%、LYMPH%、MONO%、EOS%、BASO%。

（5）数据处理：计算每份标本每种细胞检验人员得出的百分率均值、标准误$\left(SE_p = \sqrt{\dfrac{pq}{n}} ; 式中, n 为每位人员分类白细胞数, p 为计数百分比结果均值, q = 100 - p \right),$ 并以检验人员得出的百分率均值为参考值计算95%置信区间（参考值±1.96×SE_p）。

（6）判断标准：将每位检验人员的分类结果与置信区间比较，95%以上个体的检测结果应在95%置信区间的允许范围内，5%个体的结果可能会超出95%范围，但不应超出99%的限值，判定合格；若分类结果落在99%置信区间外，则判定为不合格，应重新比对。

（乐家新　刘培培　薛晓兴　吴　卫　张鑫垚　邓新立）

第三节　检验后质量管理程序

一、血液常规检验结果复核程序

（一）目的

血液常规检验结果复核程序用于规范血液常规检验报告前评估、复核检验结果的要求，保证结果正确、有效。

（二）范围

血液常规检验结果复核程序适用于血液常规分析所有项目检验结果的复核。

（三）职责和资格

（1）复核人专业技术资质：应有本专业的受教育经历，具有中级及以上技术职称，从事血液学检验工作至少3年。能力要求：审核者有较高的专业素养，对行业标准、仪器的工作原理、性能掌握透彻，具备一定的临床理论基础，并且有高度的责任心。

（2）实验室主任负责根据要求考核和授权检验结果复核人。科主任或质量负责人负责对复核人进行抽查、监督复核工作的落实情况。

（3）血液学专业组长负责组织相关专业技术人员制定、验证血液常规检验结果复核规则，经实验室主任批准后由LIS负责人上传发布实施。

（4）血液学专业组长负责对制定的血液常规检验结果复核规则进行全员培训，操作人员应熟知此程序。

（5）授权复核人负责检验结果报告前复核该领域的检验结果，复核人根据复核规则和相应方式处理、确认无误后发出检验报告。

（6）其他未经授权为检验结果复核人的不得擅自复核发出报告。

（7）值班人员按授权范围（显微镜镜检确认人员需授权）执行复核程序，遇到不能解决的情况必须电话请示授权复核/审核人、血液学专业组长。

（四）结果复核程序

1. 结果复核方式 使用自动选择和报告系统加人工评估、确认、处理。

2. 复核标准 根据多中心研究制定的血液分析自动审核规则，结合自身实验室具体情况、临床医生的建议制定本室的血液常规检验结果复检规则/审核规则。

3. 自动选择和报告 复检规则/审核规则维护到LIS中，通过验证LIS自动识别系统功能正确后使用。自动审核程序前台工作界面可维护不同的检验人员和复核人员信息，并可以快速暂停自动选择和报告。

4. 结果复核步骤

（1）授权复核人员在确认血细胞分析仪的工作状态正常，室内质控在控制状态，排除试剂、检测环境因素的干扰之后，才能对检测结果进行复核分析。

（2）未触发复检规则/审核规则的结果通过自动选择和报告程序复核、签字自动发出报告。如发现自动选择和报告程序功能异常，应立刻关闭该程序，采用人工复核。

（3）由人工输入信息系统的数据在发送前要进行复核，以在最终接受并由信息系统进行报告之前确认其正确性。LIS具有提示不合理或不可能的数据报告功能。

（4）触发复检规则/审核规则的结果复核：授权复核者先要检查标本外观，根据报警触发规则涉及的因素分析处理，如仪器报警提示、直方图或散点图变化、危急结果及临床符合性等，对报告结果进行初步判断，决定采取何种处理措施。须复检的情况举例及处理措施如下：

1）首次结果 PLT ＜ 80×10^9/L、Q 标识（血小板聚集）＞ 195。

处理措施：检查标本状态，如标本有凝集，重新采血复检；标本未凝集，涂片染色镜检未见血小板聚集，与临床医生沟通，结果与病情不符，重新采血复检，以排除弄错标本或不规范采血。结果与病情相符，直接发送报告；涂片染色镜检有血小板聚集，怀疑是冷凝集者应 37℃ 水浴 5min 后立即检测，PLT 恢复正常者发送报告。PLT 仍低者，则用 EDTA-K$_2$ 真空采血管、109mmol/L 或 3.2% 枸橼酸钠真空采血管（枸橼酸钠抗凝管采血量必须达到抗凝管要求量 1.8ml）同时重新采血，以排除抗凝剂诱导的血小板假性减少，先用 EDTA-K$_2$ 血重新上机检测，结果正常者发送报告。血小板仍聚集者，则用 3.2% 枸橼酸钠血重新上机检测，结果正常者发送报告。血小板仍然聚集者，则采用血小板手工计数的方法，修正 PLT 结果报告。

2）WBC、RBC、HGB、PLT、RET 结果超出设备的线性上限。

处理措施：用生理盐水或标本稀释液稀释标本后重新检测，WBC 稀释比例为 1∶4，RBC、HGB、PLT 稀释比例为 1∶1，结果乘以稀释倍数后报告。

3）HGB 首次结果 ＜ 70g/L 或 HGB 首次结果 ＞ 180g/L。

处理措施：确认标本合格后，与临床医生沟通，检测结果与病情相符，则直接发送报告；与病情不符的，重新采血复检，以排除弄错标本或不规范采血。

4）MCHC ＞ 380g/L。

处理措施：检查标本是否有脂血、溶血、RBC 凝集；标本乳糜需要 12 000r/min 离心 10min 后，吸出一定量的血浆，然后加入等体积的同型血浆、生理盐水、稀释液复检；如标本溶血，重新采血复检；如冷凝集需要 37℃ 水浴 5min 后立即检测，推片镜检观察有无球形红细胞。

5）MCHC ＜ 300g/L，且 MCV ＞ 80fl。

处理措施：寻找是否有静脉输液污染或其他标本原因，根据临床意见决定是否重新采血。

6）1～7 天内 RBC 前后两次结果差异 ＞ 20%、HCT 前后两次结果差异 ＞ 20%、MCV 前后两次结果差异 ＞ 5%、MCH 前后两次结果差异 ＞ 5%、MCHC 前后两次结果差异 ＞ 5%、红细胞体积分布宽度标准差（RDW-SD）前后两次结果差异 ＞ 20%、红细胞体积分布宽度变异系数（RDW-CV）前后两次结果差异 ＞ 15%、WBC 前后两次结果差异 ＞ 50%。

处理措施：与临床医生沟通，检测结果与病情相符，则直接发送报告；与病情不符的，重新采血复检，以排除弄错标本或不规范采血。

7）WBC、RBC、HGB、PLT 无结果。

处理措施：仪器检测后无结果，应检查标本有无凝集，有凝集则重新采血复检，没有凝集可再次检测，仍无结果者，应进行手工复检报告，同时检查仪器状态。

8）有核红细胞绝对计数（NRBC#）＞ 0.045×10^9/L、有核红细胞百分比（NRBC%）＞ 0.45%/WBC 假性升高。

处理措施：提示有核红细胞存在的涂片染色镜检，分类计数报告有核红细胞百分比，同时计算并纠正白细胞计数后报告。

9）血小板假性正常：当PLT＜50×10⁹/L且无聚集报警；血小板体积分布宽度（PDW）="未出检测结果"且小红细胞＞10%且PLT＜300×10⁹/L。

处理措施：涂片染色镜检评估血小板数量后报告。

10）原始细胞：Q标识（原始细胞/异常淋巴细胞）＞165或标识（原始细胞）＞100或标识（异常淋巴细胞）＞100或未成熟粒细胞比例＞5%、Q标识（原始细胞/异常淋巴细胞）＞100。

处理措施：涂片染色镜检确认是否有原始细胞。

11）不正常淋巴细胞：仪器报警Q标识（原始细胞/异常淋巴细胞）＞165或淋巴细胞比例＞70%或未成熟粒细胞计数＞0.755×10⁹/L。

处理措施：涂片染色镜检确认是否有异常淋巴细胞。

12）反应性淋巴细胞：仪器报警Q标识（异型淋巴细胞）＞195或高荧光大细胞比例＞1.5%。

处理措施：涂片染色镜检确认是否有异型淋巴细胞。

13）红细胞形态：RDW-SD＞70fl、RDW-CV＞22%、Q标识（破碎红细胞）＞99、小红细胞＞35%、网织红细胞分布异常＞0、FRC%＞1%。

处理措施：涂片染色镜检确认红细胞形态。

14）大血小板：仪器报警Q标识（血小板聚集）＞195或PDW＞24.45fl或PDW="未出结果"/WBC假性升高。

处理措施：涂片染色镜检确认是否有大血小板、血小板聚集，如果有，采用手工显微镜法计数白细胞。

15）中毒颗粒：淋巴细胞平均前向散射光强度＞390.5、中性粒细胞平均侧向荧光强度＞58；空泡变性：淋巴细胞侧向散射光强度的分布宽度＞766、淋巴细胞平均前向散射光强度＞450、单核细胞计数＞2.69×10⁹/L、淋巴细胞平均前向散射光强度＞65。

处理措施：涂片染色镜检确认报告中毒颗粒、空泡变性。

16）当天某一检测项目测定值超出或低于参考区间的个数超过该项目总检测数的20%。

处理措施：应立即查找原因，必要时停止使用此检测系统，使用替代检测系统检测标本，确定检验报告无误方可审核。

17）当天推片镜检标本个数超过总检测标本个数30%或当天推片镜检标本镜检结果与仪器检测结果不符，假阴性率＞5%。

处理措施：应立即查找原因，必要时停止使用此检测系统，使用替代检测系统检测标本，确定检验报告无误方可审核。

（5）危急值复核：在LIS中设置危急值项目的上限和下限。当出现危急值时，应提示工作人员及时处理；在复核报告时，应再次提示进行危急值处理。复核人员先要检查标本外观、查看历史结果、询问临床医生检测结果是否与病情相符，相符则复核报告，不符合则重新采集标本检测。处理后LIS将通过临床医生、护士工作站闪屏的方式及时通知检测结果。

（6）标本特殊情况的复核：在不足最小采集量或微凝、溶血情况下，因情况非常紧急（如遇到大面积烧伤、婴幼儿、危重症不能再次采集的非常特殊的情况）需要检测时，实验室可以使用最小检测量模式（如稀释模式）给予检测，结果仅供临床参考，有助于临床及时诊治。复核时在报告单上要备注。

（7）查阅医嘱申请信息：检验结果复核/审核完毕，应注意检查检验申请信息，做到不漏项且检验结果完整。如为白血病患者标本，每次检验均应人工分类。医嘱有白细胞人工分类申请，即使仪器检测未见结果异常或报警，也应涂片染色镜检进行人工分类。

（8）形态学复检方法

1）血涂片制备与染色：使用仪器法（全自动血液载片制备装置）和手工法（时间外血涂片制备）制备合格血涂片。

2）血涂片检查：如果形态学结果与仪器报告结果相符，可按仪器检测结果发出报告；不相符时应按复检结果修改报告并签字发出，填写《血涂片复检记录》。

（9）复核情况应填写《报告审核日志》。

（五）血液常规检验结果复核程序支持文件

血液常规检验结果复核程序支持文件包括《制定血细胞分析复检标准的依据、方法和验证报告》《血液涂片、染色、镜检标准操作规程》《血液常规检验结果报告及发布程序》《计算机信息系统和数据库管理程序》等。

（六）血液常规检验结果复核程序相关记录

血液常规检验结果复核程序相关记录包括《计算机信息系统和数据库权限设置一览表》《血涂片复检记录》《报告审核日志》等。

二、血液常规检验结果报告及发布程序

（一）目的

血液常规检验结果报告及发布程序用于规范血液常规检验结果报告形成和发布的各个环节，保证结果报告准确、及时、清晰、明确。

（二）范围

血液常规检验结果报告及发布程序适用于血液常规检验结果报告的制定、发布、传送、更改、补发、解释、危急值处理等活动。

（三）职责

（1）血液学专业组长负责组织相关技术人员制定和定期评审报告的格式、内容及报告发布、修改等程序。

（2）管理层负责对结果报告格式、内容及发布程序进行审核。

（3）实验室主任批准血液常规检验结果报告及发布程序。

（4）检验人员负责录入、核对检验数据和出具检验报告。

（5）检验报告的授权复（审）核/签字人负责复核、签发检验报告。

（6）卫生员负责发送纸质检验报告。

（7）信息管理员负责统计检验报告的TAT，管理层和专业组长负责对TAT总结、分析，提出预防或纠正措施。

（四）程序、内容和要求

1. 报告的格式、内容　应根据检验专业项目类型逐一设计，报告的表头、页眉、页脚等，实验室应统一标准。报告的格式、内容与临床讨论后确定。内容包括：①检验项目名称，应规范、清晰、明确；②单位、地址及实验室名称；③患者唯一标识，姓名、性别、年龄、科室、住院号、ID号、条形码每页均有；④患者的临床诊断；⑤检验申请者标识，姓名、科室；⑥原始标本采集日期和时间、标本接收日期和时间；⑦原始标本来源或类型，静脉全血、末梢血；⑧检验方法；⑨以SI单位或可溯源至SI单位报告检验结果；⑩成人参考区间使用WS/T 405—2012《血细胞分析参考区间》，儿童参考区间使用实验室公开发表的自建参考区间；⑪报告发布日期和时间；⑫页数和总页数；⑬检验人员、复（审）核/签字人的标识姓名。

2. 报告的介质　实验室规定以电子版作为日常的结果报告介质，需要时可发送纸质报告。

3. 报告发出方式

（1）电子版报告：LIS将结果报告以电子版形式发送到临床医生计算机工作站，住院患者的检验报告由临床各科室自行打印。

（2）纸质报告：LIS将结果报告以电子版形式发送到门诊的报告自动打单机上，门诊患者用条码或手机扫描自主打印纸质报告，遇到故障可以到实验室打印。

（3）口头报告：LIS故障、设备故障、停电等不能发送电子、纸质报告的情况，或是临床医生、患者需要口头报告的情况，由血液常规检验岗位工作人员将仪器或手工检测经复核的结果用电话的方式口头告知主管医生，临床医生和实验室均要记录报告时间和报告结果，即填写《口头报告记录表》。门诊患者发放《报告延迟发放通知单》，患者和其授权人可通过电话问询或到实验室获得口头报告，应仔细询问患者姓名、性别、年龄、检验项目、检验时间、申请者姓名、标本类型及患者的关系等信息，确认对方身份后发布报告，故障排除及供电后立即提供正式的电子版或纸版报告。

（4）手机APP查询报告：用手机注册医院APP，患者可以登录查询本人每次做检验的结果。

4. 结果转录

（1）专业组组长定期对输入、输出数据库的数据（包括检测系统与信息系统间，检验科数据库与医院其他数据库间传输的数据）与原始数据进行核验，检查在录入、传输、处理、存储等过程中出现的差错，以保证数据的正确性、完整性；新仪器接入LIS时至少核对5份检验报告患者数据与原始输入数据的一致性。填写《手工数据和报告的核查及验证表》。

（2）由人工输入计算机的数据在发送前要由授权复核人进行复核，以在最终接受并由计算机进行报告之前确认其正确性。

（3）科室信息管理员负责对医院APP查询结果与检验科LIS的一致性进行核查，频率每年一次。填写《自动传输接口程序间数据核查及验证表》。

5. 结果复（审）核 参照《血液常规检验结果复核程序》执行。

6. 检验报告周期

（1）门诊、急诊检验报告30min内发出，病房平诊检验报告30min～4h内发出，使用结果的自动选择和报告程序尽可能地缩短检验周期。

（2）确定为危急值时自仪器传输起10min内报告。实验室通过与临床沟通后设置危急值范围，在LIS-系统管理-专家规则管理中设置危急值项目的上限和下限。当出现危急值时检验科LIS将提示工作人员及时处理，在审核报告时，LIS会再次提示进行危急值处理。工作人员处理后LIS将通过临床医生、护士工作站闪屏的方式及时通知临床，同时，工作人员立即通过危急值报告通道将危急值电话通知临床申请人并填写《危急值报告登记表》。

（3）延迟报告：当不能按检验规定的时间报告检验结果，延迟报告又可能影响患者诊治时（主要是绿色通道和紧急标本），按以下程序通知申请者。

1）以电话或书面的方式通知申请者，说明延迟报告的原因及可能发出报告的时间，填写《报告延迟发放通知单》。

2）遇标本量大且仪器报警、故障无法恢复时应使用替代仪器进行标本检测，优先发送门/急诊患者报告；若在短时间内延迟报告的原因不能解除，应送至委托实验室检验，检验完成后及时通知申请者。

3）若经常发生延迟报告，应与申请者协商，对检验程序、资源、周期进行重新评审，采取相应措施完善。

4）信息管理员负责每月统计检验报告的TAT，专业组长负责对TAT进行总结、分析，提出预防或纠正措施；技术管理层应对TAT及临床医生对该周期的反馈意见和采取的纠正措施进行监控、评审，必要时应与实验室服务对象联系。

7. 结果发布者 授权复（审）核/签字人负责签发血液常规检验报告。如遇不能处理的特殊情况需报告技术负责人组织相关人员共同商讨确定。

8. 结果接收者 报告只能发给合适的对象，通常发给合法的申请人或授权接收和使用医学信息者，患者最有知情权，在不影响治疗或不违背法律规定的情况下可以直接发给患者和其授权人。

9. 补发报告 当实验室服务对象遗失报告或在检验报告发送过程中造成遗失时，应根据患者唯一标识、收集标本日期、姓名、性别、年龄、检验项目等信息查询检验结果，经专业组长批准，可补发检验报告，并注明"补发"及补发者签名和日期。补发的报告不得对原始结果做任何修改，填写《补发或更改检验报告申请单》。

10. 报告的保存 所有报告均以电子形式或结果登记形式存档保存至少3年。登记信息应包括标本的唯一标识，患者信息、检验项目及结果等内容，以备快速检索。实验室所采取的数据备份措施通过信息工程部的服务器进行数据备份（含本地和异地服务器备份），信息工程部定期（每季度）检查备份的有效性（通过还原法）。数据备份的周期为每天一次，包括数据库每天晚上11时自动备份及手动进行的异地备份，数据保存期限为至少5年。如在备份过程中发现数据备份错误，信息工程部将及时采取纠正措施，并报告检验科责任人。

11. 报告的修改

（1）未发出的报告需更改时，由原检验者提出，经原授权签字人批准。

（2）已发出的报告须改动时，由原检验者提出，经原授权签字人批准。原报告收回、注销，重新发出新的报告，新报告与原报告编号一致。在原始申请表和检验科数据库中注明更改原因和情况，填写《补发或更改检验报告申请单》。

（3）电子记录中更改前的内容保持清晰可辨，也可以采用审核日志的方式标明更改的信息。LIS需通过工号及密码登录，登录系统后系统软件有自动跟踪功能，对查询记录、接触或修改患者数据、修改受控文件或计算机程序的所有人员进行登记。因此，要求每位工作人员保护好自己的工号及密码。

12. 报告的查询

（1）只有合法的报告接收人才可以查询检验结果和报告，如患者本人或临床医生、申请人等。本实验室工作人员出于工作需要，经检验科主任批准可以查询有关的检验结果和报告。

（2）代理他人领取报告或查询结果，须有被代领人的委托书及代领人的证件。

（3）检验数据和结果的查询：存储在LIS中的患者结果数据和档案信息可随时检索查询，LIS中的数据（包括检验结果、生物参考区间、检验报告的报告备注、标本备注、技术备注等）在距今至少3年可以"在线"检索和查询。

13. 报告结果的解释　由实验室医疗咨询组对检验报告提供解释。解释的内容和依据制成文件。

14. 审核日志　实验室建立《报告审核日志》，对检验报告整个过程做全面详细核对、记录，如标识、复检、检验延迟等，定期交管理层评审。

15. 检验报告质量调查　由质量负责人不定期对检验报告质量进行调查，包括标识、漏检、错检、检验延迟、手工输入一致性核查等，填写《检验报告质量调查表》。

（五）血液常规检验结果报告及发布程序支持文件

血液常规检验结果报告及发布程序支持文件包括《血液常规检验结果复核程序》《检验报告的检测周转时间月总结》《计算机信息系统和数据库管理程序》等。

（六）血液常规检验结果报告及发布程序相关记录

血液常规检验结果报告及发布程序相关记录包括《口头报告记录表》《手工数据和报告的核查及验证表》《自动传输接口程序间数据核查及验证表》《计算机信息系统和数据库权限设置一览表》《危急值报告登记表》《报告延迟发放通知单》《补发或更改检验报告申请单》《报告审核日志》《检验报告质量调查表》等。

（杜彦丹）

第十五章

血细胞形态学检验质量管理程序

第一节 检验前质量管理程序

检验前质量管理是保证检验结果准确的重要影响因素，实验室应制定血细胞形态学检验前质量管理活动的文件化程序，建议实验室结合自身实际情况编制适合本实验室的检验前质量管理程序。本节简要介绍检验前程序如血细胞形态学标本采集程序和血液细胞形态学标本运送、保存及处理程序中所涵盖的内容。

一、血细胞形态学标本采集程序

1. 目的 规范血细胞形态学标本的采集操作，减少检验前因素对检验结果的影响，确保检验结果的准确性。

2. 职责及范围

（1）职责：门诊采血室或住院部护士负责血液标本采集。

（2）范围：血液细胞形态学检查。

3. 物品准备 包括止血带、一次性垫巾、无菌棉签、皮肤消毒剂、一次性采血针、静脉真空采血管、口罩和手套。

4. 检验申请单 由医生在医生工作站申请，患者缴费后生成电子检验申请单；内容包括受检者姓名、性别、年龄、住院号/门诊号、开单时间、临床初步诊断、标本属性、检验项目、申请医生等基本信息。

5. 患者准备 采血当天避免剧烈运动。

6. 抗凝剂选择 EDTA抗凝或非抗凝静脉血或毛细血管血均可。

7. 操作步骤

（1）医生工作站录入电子检验申请单：门诊医生开具的检验申请单；病区医生工作站录入的电子检验申请单。

（2）门诊受检者一般采用坐位采血，病区受检者采用坐位或卧位均可。

（3）选择肘窝静脉、肘正中静脉或毛细血管采血。

（4）在进行静脉采血操作时应戴手套，建议选择无粉无菌橡胶手套。对血液传播性疾病患者采血必须戴双层手套。

8. 注意事项

（1）采血前应核对受检者姓名、床号及检验项目，明确标本要求。

（2）同时采多管静脉血时，用于血细胞形态学检查的标本在最后采集。

（3）采血后立即将试管轻轻颠倒混匀5～8次，使血液与抗凝剂充分混匀。

（4）止血带的使用：采血动作应快，止血带压迫尽量不超过1min。

（5）如遇受检者发生晕针，应立即拔出针头，让其平卧。必要时可用拇指压掐或针刺人中、合谷等穴位。

二、血细胞形态学标本运送、保存及处理程序

1. 目的　规范血细胞形态学标本的运送、保存及处理。

2. 职责和范围

（1）职责：门诊采血室或住院部护士/专职运送人员负责标本运输；科室标本接收人员负责标本在检验科内部运送。

（2）范围：血细胞形态学标本。

3. 程序

（1）送检登记：采样结束后须立即核对标本，登记确认，打印送检清单，记录采样人和采样时间。须注意原始标本标识必须与检验申请单标识一致。一般情况下，检验科不接收缺乏正确标识的原始标本。

（2）标本运送：通过物流、人工两种方式送达检验科。运送过程中严防泄漏或溅出，避免剧烈颠簸晃动和阳光直射。血细胞形态学检验标本常温运送，如果在医院外部运送，则须使用密封容器以专车送达，并遵守生物安全要求。

（3）标本在检验科内的运送：检验科收到标本后按要求核收并分发到血细胞形态学检查岗位，待检。

（续　薇　曲林琳　陈丽军）

第二节　检验中质量管理程序

本节主要介绍检验中质量管理程序中的血细胞涂片形态学检验标准操作规程、血液细胞形态学检验质量指标的制定与适宜性评价、血液细胞形态学检验人员比对程序、血常规复检规则建立操作规程、血常规复检规则验证程序。

一、血细胞涂片形态学检验标准操作规程

血细胞涂片形态学检查标准操作规程作为作业指导书应文件化，如果是简要形式文件如卡片、类似的应用系统，其内容应与文件化程序对应，其内容应涵盖CNAS-CL02：2023

7.3.6 条款的要求。

（一）检验目的

检验目的是通过血涂片、染色、镜检发现血涂片中的红细胞、白细胞、血小板异常形态，用于血细胞计数时触发复检规则或检验结果自动审核时触发拦截规则后的镜下显微镜检查。病理情况下出现异常细胞需进行形态学检验以纠正仪器测定的白细胞分类计数结果时，推荐报告形态学检验结果。

（二）瑞氏染色原理

瑞氏染料中含有亚甲蓝和伊红两种染料，前者为碱性，后者为酸性，它们与细胞内的各种物质具有不同的亲和力，使其显现出不同的色调，以便于辨认。细胞核染色质的核酸与强碱性的组蛋白、精蛋白等形成核蛋白，这种强碱性物质与瑞氏染料中的酸性染料伊红有亲和力，故染成红色；但核蛋白中还有少量的弱酸性蛋白及其氨基，它又与瑞氏染料中的亚甲蓝起作用，只因其量太少而不显蓝色，故细胞核呈紫红色。较幼稚细胞的胞质和胞核的核仁含有酸性物质，与瑞氏染料中的碱性染料亚甲蓝有亲和力，故染成蓝色；当酸性物质各半时，则染成红蓝色或灰红色，即所谓多嗜性。

（三）血涂片标本收集和保存

（1）标本：全血（EDTA抗凝血2ml）。
（2）保存条件：EDTA抗凝血在室温可稳定24h；收集后的标本应尽快检测，4h内检测完毕。

（四）试剂、耗材及仪器

（1）瑞氏染液：瑞氏染液A、缓冲液B。
（2）器材：载玻片、推片、加样枪和吸头。
（3）仪器：光学显微镜。

（五）操作步骤

1. 涂片　在玻片近一端1/3处，加一滴（约0.05ml）充分混匀的血液，握住另一张边缘光滑的推片，以30°～45°角使血滴沿推片迅速散开，快速、平稳地推动推片至玻片另一端。血涂片应薄厚适中，呈舌状，头、体、尾三部分清晰可分。

2. 染色　采用瑞氏染色法或瑞-吉染色法，用吸管取瑞-吉染液滴至血膜，以覆盖整个血膜为宜，染色约1min；加入等量缓冲液，用吸球将缓冲液与染液混匀，室温下染色5～10min；流水冲去染液，待干燥后镜检。

3. 显微镜检查

（1）浏览全片：低倍镜下评价血涂片制片与染片质量是否合格，找到血涂片体-尾交界处；评估白细胞和血小板数量上的变化；观察有无幼稚细胞。

（2）油镜观察：选择细胞分布均匀的部位分类100个白细胞，主要包括中性粒细胞、淋巴细胞、单核细胞、嗜酸性粒细胞、嗜碱性粒细胞。当分类时遇到异常白细胞如原始细胞、幼稚细胞时，应计入白细胞分类中。当白细胞分类遇到有核红细胞时，应计数有核红细胞数量。观察血小板数量和质量上的变化，如血小板聚集成堆、畸形血小板等。

4. 结果报告

（1）报告建议：①在进行血涂片白细胞形态学分类时，通常计数100个白细胞，报告每种细胞所占的百分比。②当见到原始细胞等异常细胞时，建议计数200个白细胞；中性杆状核粒细胞作为成熟中性粒细胞，与中性分叶核粒细胞一并以中性粒细胞进行分类计数报告。③当中性杆状核粒细胞＞5%时，提示存在核左移现象，应给予适当描述说明。④形态学白细胞分类计数时，如见到有核红细胞（NRBC），应以"NRBC：××个/100WBC"的格式报告NRBC的数量，必要时报告分化阶段。⑤如见到小巨核细胞或裸核巨核细胞，应予以提示，均不纳入白细胞分类计数。⑥报告其他可能需要描述的异常（如中毒性变化、遗传学变化、肿瘤学变化、反应性变化、病态造血等）。⑦描述性报告多集中于细胞的形态异常及外周血中出现幼稚细胞、原始细胞等情况。⑧报告内容应包括数量评估和形态学检查所见。

（2）报告内容主要包括以下6个要素：①白细胞有无明显增减，分类100个白细胞见到有核红细胞的个数；②中性粒细胞有无明显增减，有无核左移或核右移，有无幼稚细胞；③成熟红细胞的形态有无明显改变（如大小、形状、染色及结构）；④淋巴细胞及单核细胞形态是否正常，有无异常或原始、幼稚细胞；⑤血小板有无明显增减，形态是否正常；⑥其他变化，如有无疟原虫。

（3）描述性报告

1）层次1中对发现的异常进行报告，幼稚细胞直接报告百分比。

2）层次2中对怀疑的疾病给予提示，在怀疑血液系统肿瘤时，如慢性髓系白血病（CML）、慢性粒-单核细胞白血病（CMML）等，应给予相应提示。

3）层次3中对进一步诊断需要做的检查提出建议，如骨髓细胞学、细胞遗传学检查。

（4）异常血细胞形态可采用双层报告，即程度和（或）百分比，程度包括三个等级："1+（轻度）""2+（中度）""3+（重度）"，通常情况下异常血细胞形态达"2+"和"3+"时给予报告。

例如，2015年ICSH对粒细胞异常形态的阳性分级见表15-2-1。

表15-2-1　2015年ICSH对粒细胞异常形态的阳性分级

白细胞异常及阳性分级	1+	2+（%）	3+（%）
杜勒小体	N/A	2～4	＞4
空泡形成中性粒细胞	N/A	4～8	＞8
多颗粒中性粒细胞	N/A	4～8	＞8
少颗粒中性粒细胞	N/A	4～8	＞8

（六）参考值范围

白细胞分类参考值范围见表15-2-2。

表15-2-2　白细胞分类参考值范围

	细胞类型				
	中性粒细胞	淋巴细胞	单核细胞	嗜酸性粒细胞	嗜碱性粒细胞
百分比	40～75	20～50	3～10	0.4～8	0～1

（七）临床意义

病理性增多：中性粒细胞增多见于急性化脓性感染、粒细胞白血病、急性出血、溶血、尿毒症、急性汞中毒、急性铅中毒等；嗜酸性粒细胞增多见于过敏性疾病（如支气管哮喘）、寄生虫病、某些传染病（如猩红热）、某些皮肤病（如湿疹）、某些血液病（如嗜酸性粒细胞白血病及慢性粒细胞白血病）等；嗜碱性粒细胞增多见于慢性粒细胞白血病、转移癌及骨髓纤维化等；淋巴细胞增多见于百日咳、传染性单核细胞增多症、慢性淋巴细胞白血病、麻疹、腮腺炎、结核、传染性肝炎等；单核细胞增多见于结核、伤寒、亚急性感染性心内膜炎、黑热病、单核细胞白血病、急性传染病恢复期等。

二、血细胞形态学检验质量指标的制定与适宜性评价

（一）目的

质量指标是一组对内在特征满足要求程度的度量，可表示为百分比、级别等，可测量实验室满足临床需求的程度和质量。建立质量指标可用于监控和评估检验前、中、后过程的关键环节。建立血细胞形态学检验质量指标时应考虑监控质量指标的过程，包括建立目的、方法、解释、限值、措施计划和监控周期、定期评审。

（二）范围

该程序适用于实验室质量方针执行情况和质量目标及指标实施情况的调查、分析和评价。

（三）职责

（1）质量主管负责组织质量方针、质量目标和质量指标的数据、资料汇总及评审。
（2）科主任负责质量方针、质量目标和质量指标的考核。
（3）专业组长或岗位人员提供本组相关数据和资料。
（4）文件档案管理员负责结果的收集汇总和存档。

（四）质量指标的制定及评价方式

1. 细胞形态学检查的质量指标　①不合格标本（不合格率）；②人员比对符合率；③人员考核合格率；④骨髓涂片及免疫细胞化学染色的优片率；⑤骨髓细胞学阳性报告与阴性检查报告结果的复核；⑥细胞学报告与骨髓病理或临床诊断的符合率。

2. 质量指标的评价　应定期评审（如每年）质量指标是否满足所确定的限值，对质量指标应进行定期汇总（如每月），依据统计分析结果，结合内审或管理评审评价质量指标

的实施情况及适宜性，必要时对质量指标做出修改或完善。

三、血细胞形态学检验人员比对程序

（一）人员比对目的

血细胞形态学检验人员比对程序是为了规范血细胞形态比对，保证实验室从事形态学检验人员所出具报告能力与水平的一致性。

（二）人员比对范围

血细胞形态学检验人员比对范围为从事血细胞形态学检验的人员。

（三）职责

（1）临床血液检验组组长或形态学主管负责制订血细胞形态分类比对年度计划，比对计划应包括比对频次、参加比对人员、比对标本要求、比对结果的一致性判定、比对合格的质量指标如合格的得分限值及目标如合格率。

（2）临床血液检验组组长或形态学主管负责组织实施在岗员工的比对，包括标本选择、比对范围确定、比对结果统计和分析总结。

（3）临床血液检验组全体在岗员工完成血细胞形态分类比对并填写记录，比对结论不满意者分析原因，必要时接受培训及再次比对。

（四）人员比对程序

（1）标本选取：挑选5份涵盖形态、比例正常及异常的血涂片标本，必须包含7种类型白细胞（中性分叶核粒细胞、中性杆状核粒细胞、异型淋巴细胞、单核细胞、嗜酸性粒细胞和嗜碱性粒细胞），其中至少有一份标本含有少量有核红细胞，一份含有少量未成熟白细胞。

（2）镜下对5份血涂片标本进行形态学识别，包括对白细胞进行分类计数及形态识别，对红细胞及血小板进行形态识别，并对其他病理细胞及寄生虫进行形态识别。

（3）以有经验的形态学主管的检验结果为标准，查阅WS/T 246—2005中相应计数的允许范围，确定置信区间（95%或99%），判断每个标本分类是否在允许范围内。

（4）结果判断：每人≥80分为考核合格（指标）。整体比对符合率≥80%为合格（目标）。

（5）比对不合格情况的处理：如果整体合格率＜80%，实验室应进行整体培训；如果个体未能达到及格限值如80分，实验室应进行针对性的个体培训。培训宜结合实验室人员的不同情况进行。

（6）人员比对结果的记录应按照实验室规定保存。

（五）支持性文件

支持性文件包括《医学实验室质量和能力认可准则的应用要求》（CNAS-CL02-A001：

2023）和《白细胞分类计数参考方法》（WS/T 246—2005）。

四、血常规复检规则建立操作规程

（一）目的

建立血常规复检规则是为了通过显微镜检查的方法确认血细胞分析仪检测结果的真性或假性异常，确定需要进行显微镜检查标本的条件（规则）。

（二）范围

血常规复检的范围为血细胞分析仪检测的血常规标本。

（三）显微镜复检规则建立的步骤[同《全国临床检验操作规程》（第4版）]

建立血细胞分析显微镜复检规则，能够从大量的临床送检血常规标本中筛出异常，能通过镜检阅片确认血细胞分析仪检测标本异常的性质，既能充分发挥血细胞分析仪的功能，又能不断提高工作效率，对保证检验结果的准确性，减少漏检、误诊至关重要。

1. 国际血液学复检专家组推荐的血细胞分析显微镜复检规则　2005年，国际血液学复检专家组（International Consensus Group for Hematology Review）对13 298份血液标本进行检测分析，推荐了41条复检规则，于2005年发表了《关于自动化全血细胞计数和WBC分群分析后行为的建议规则》，见表15-2-3。

表15-2-3　国际血液学复检专家组推荐的41条复检规则

1.新生儿
（1）复检条件：首次检测标本；（2）复检要求：涂片镜检
2.WBC、RBC、HGB、PLT、RET
（1）复检条件：超出线性范围；（2）复检要求：稀释标本后重新测定
3.WBC、PLT
（1）复检条件：低于实验室确认的仪器线性范围；（2）复检要求：按实验室标准操作规程（SOP）进行
4.WBC、RBC、HGB、PLT
（1）复检条件：无结果。（2）复检要求：检查标本是否有凝块；重测标本；如结果维持不变，用替代方法计数
5.WBC
（1）复检条件：首次结果＜4.0×10^9/L或＞30.0×10^9/L；（2）复检要求：涂片镜检
6.WBC
（1）复检条件：3天内delta值超限，并＜4.0×10^9/L或＞30.0×10^9/L；（2）复检要求：涂片镜检
7.PLT
（1）复检条件：首次结果＜100×10^9/L或＞1000×10^9/L；（2）复检要求：涂片镜检
8.PLT
（1）复检条件：delta值超限的任何结果；（2）复检要求：涂片镜检
9.HGB
（1）复检条件：首次结果＜70g/L或大于其年龄和性别参考值范围上限20g/L。（2）复检要求：①涂片镜检；②确认标本是否符合要求
10.平均红细胞体积（MCV）
（1）复检条件：24h内标本的首次结果＜75fl或＞105fl（成人）；（2）复检要求：涂片镜检

---

11. MCV

（1）复检条件：24h以上的成人标本＞105fl。（2）复检要求：①涂片镜检观察大红细胞相关变化；②如无大红细胞相关变化，要求重新送新鲜血标本；③如无新鲜血标本，报告中注明

12. MCV

（1）复检条件：24h内标本的delta值超限的任何结果；（2）复检要求：确认标本是否符合要求

13. MCHC

（1）复检条件：≥参考值范围上限20g/L；（2）复检要求：检查标本是否有脂血、溶血、红细胞凝集及球形红细胞

14. MCHC

（1）复检条件：＜300g/L，同时MCV正常或增高；（2）复检要求：查找是否存在静脉输液污染或检查标本性状

15. RDW

（1）复检条件：首次结果＞22%；（2）复检要求：涂片镜检

16. 无白细胞分类计数（DC）结果或DC结果不全

（1）复检条件：无条件复检；（2）复检要求：涂片镜检和人工分类

17. 中性粒细胞绝对计数（NEUT#）

（1）复检条件：首次结果＜1.0×10⁹/L或＞20.0×10⁹/L；（2）复检要求：涂片镜检

18. 淋巴细胞绝对计数（LYM#）

（1）复检条件：首次结果＞5.0×10⁹/L（成人）或＞7.0×10⁹/L（＜12岁）；（2）复检要求：涂片镜检

19. 单核细胞绝对计数（MONO#）

（1）复检条件：首次结果＞1.5×10⁹/L（成人）或＞3.0×10⁹/L（＜12岁）；（2）复检要求：涂片镜检

20. 嗜酸性粒细胞绝对计数（EOS#）

（1）复检条件：首次结果＞2.0×10⁹/L；（2）复检要求：涂片镜检

21. 嗜碱性粒细胞绝对计数（BASO#）

（1）复检条件：首次结果＞0.5×10⁹/L；（2）复检要求：涂片镜检

22. 有核红细胞绝对计数（NRBC#）

（1）复检条件：首次出现任何结果；（2）复检要求：涂片镜检

23. 网织红细胞绝对计数（RET#）

（1）复检条件：首次结果＞0.10×10⁹/L；（2）复检要求：涂片镜检

24. 怀疑性报警[不成熟粒细胞（IG）/中性杆状核粒细胞（Band）报警提示除外]

（1）复检条件：首次成人结果出现阳性报警；（2）复检要求：涂片镜检

25. 怀疑性报警

（1）复检条件：首次儿童结果出现阳性报警；（2）复检要求：涂片镜检

26. WBC结果不可靠报警

（1）复检条件：阳性报警。（2）复检要求：①确认标本是否符合要求并重测标本；②如出现同样报警提示，检查仪器；③如需要，进行人工分类

27. RBC碎片

（1）复检条件：阳性报警；（2）复检要求：涂片镜检

28. 双形RBC

（1）复检条件：首次结果出现阳性报警；（2）复检要求：涂片镜检

29. 难溶性RBC

（1）复检条件：阳性报警。（2）复检要求：①检查WBC直方/散点图；②根据实验室SOP证实RET计数是否正确；③涂片镜检是否有异常形态的红细胞

30. PLT聚集报警

（1）复检条件：任何计数结果。（2）复检要求：①检查标本是否有凝块；②涂片镜检估计PLT数；③如PLT仍聚集，按实验室SOP进行

31. PLT报警

（1）复检条件：除PLT聚集外的PLT和MPV报警；（2）复检要求：涂片镜检

32. IG报警

（1）复检条件：首次结果出现阳性报警；（2）复检要求：涂片镜检

33. IG报警

（1）复检条件：WBC的delta值超上限，有以前确认的阳性报警结果；（2）复检要求：涂片镜检

34. 左移报警

（1）复检条件：阳性报警；（2）复检要求：按实验室SOP进行

35. 不典型和（或）变异淋巴细胞

（1）复检条件：首次结果出现阳性报警；（2）复检要求：涂片镜检

36. 不典型和（或）变异淋巴细胞

（1）复检条件：WBC的delta值超上限，有以前确认的阳性报警结果；（2）复检要求：涂片镜检

37. 原始细胞报警

（1）复检条件：首次结果出现阳性报警；（2）复检要求：涂片镜检

38. 原始细胞报警

（1）复检条件：3～7天内WBC的delta值通过，有以前确认的阳性报警结果；（2）复检要求：按实验室SOP进行

39. 原始细胞报警

（1）复检条件：WBC的delta值超上限，有以前确认的阳性报警结果；（2）复检要求：涂片镜检

40. NRBC报警

（1）复检条件：阳性报警。（2）复检要求：①涂片镜检；②如发现NRBC，计数NRBC，重新计算WBC结果

41. RET

（1）复检条件：散点图或直方图异常。（2）复检要求：①检查仪器状态是否正常；②如吸样有问题，重测标本；③如结果维持不变，涂片镜检

2. 血细胞分析显微镜复检规则建立的技术要点 2006年9月，国内血液学复检专家小组、《中华检验医学杂志》编辑委员会对国际血液复检专家组推荐的41条复检规则进行了恰当的注释，《中华检验医学杂志》于2008年7月发表了临床实验室和血细胞分析仪制造商共同制定的血细胞分析复检规则。发展至今天，国内不同地区众多实验室已依据国际实验室血液学协会（ISLH）的建议，在ISLH制定的标准基础上，建立了符合本实验室血细胞分析仪的性能特点、检验工作量、人员技术能力、科室病种差异、临床诊断需求的复检规则。建立的复检规则的技术要求如下：

（1）复检的标本要求：建立血细胞复检规则标本数量一般不少于1000份，这些标本从日常检测中随机抽取，其中包括800份首次检测标本、200份再次检测标本，用于验证差值检验（delta check）规则。此外，要求标本中含有一定数量的幼稚细胞。

差值检验规则指同一患者连续2次检测结果间的差异，用于判断由标本等错误引起结果的偶然误差。一般在仪器检测WBC、PLT、HGB、MCV、MCH时使用差值检验规则。

（2）复检的镜下检查：每份标本制备2张血涂片，由有血细胞形态学检验资质的检验人员（至少2人）按照标准操作程序进行镜检。检验人员依据卫生主管部门发布的《白细胞分类计数参考方法》进行白细胞分类计数，每人计数200个白细胞，共计400个，取值为人工分类值，并进行形态观察；进行白细胞和血小板数量评估；观察红细胞和血小板的大小、染色及形态；检查有无巨大血小板及血小板聚集；检查其他异常，如有核红细胞、红细胞冷凝集及寄生虫。对比双盲法分别做仪器和人工检测，也可应用血细胞分析仪的筛选软件，对触发复检规则的标本自动筛查、自动涂片，并得出复检百分率、假阴性率和假阳性率等。

（3）复检的参数内容：应涵盖仪器的所有参数及形态学特征。仪器将不显示WBC、

RBC、HGB、PLT检测数据，不显示分类信息，白细胞异常散点图、未成熟粒细胞、异常淋巴细胞/原始淋巴细胞、原始细胞、有核红细胞、双峰红细胞、血小板凝集列入复检规则中，并结合实验室血细胞危急值设定WBC、RBC、HGB、PLT复检标准。

（4）复检的人员配置：血细胞分析复检标本的数量每日在100份以下时，至少配备2人；复检标本量每日在100～200份时，至少配备3～4人；若采用自动化仪器进行形态学筛检，可适当减少人员数量。复检人员应根据《白细胞分类计数参考方法》对镜检操作人员进行培训。

（5）复检的关键指标：假阴性（≤5%）是最关键的指标，特别是具有诊断意义的指标不能出现假阴性，对所有诊断不明确的贫血、白血病或临床有医嘱的标本应做显微镜细胞形态学检查，血液病细胞无漏诊。

（6）复检的宽严程度：仪器对细胞形态的识别能力决定复检标准的宽严程度，不同型号仪器建立的复检参数不同，同一型号仪器因实验室要求不同，标准也可不同，复检参数也不同。在保证结果准确性的基础上，尽量降低复检率（<30%），假阳性率一般不超过20%。

（7）复检的涂片记录：实验室应记录显微镜复检结果，复检涂片应至少保留2周。

五、血常规复检规则验证程序

（一）目的

血常规复检规则验证程序用于验证血常规结果显微镜复检规则，保证血常规检验结果的准确性。

（二）范围

血常规复检规则验证程序适用于血常规异常的显微镜复检规则。

（三）验证程序

随机连续选取300份血常规标本，涂片、染色，以通过人员比对，采取双盲法进行镜检，记录白细胞及分类结果，红细胞、血小板及其他异常情况。

1. 显微镜阳性判断标准 ①血细胞计数异常；②原始细胞＋幼稚细胞≥1%；③早幼粒细胞＋中幼粒细胞≥1%；④晚幼粒细胞≥2%；⑤异型淋巴细胞≥5%；⑥红细胞形态异常；⑦见有核红细胞；⑧见巨大血小板；⑨血小板聚集现象。

2. 数据整理 分别计算镜检阳性、阴性，以及仪器检测阳性、阴性的标本份数。

3. 血细胞镜检规则的验证公式 见表15-2-4。

表15-2-4 血细胞镜检规则的验证公式

仪器检测	显微镜复检（金标准）	
	阳性（＋）	阴性（－）
阳性（＋）	a（真阳性）	b（假阳性）
阴性（－）	c（假阴性）	d（真阴性）

4. 规则验证

（1）复检率：

$$复检率 = \frac{a+b}{a+b+c+d} \times 100\%$$

（2）假阳性率：

$$假阳性率 = \frac{假阳性}{假阳性+真阴性} = \frac{b}{b+d} \times 100\%$$

（3）真阴性率：

$$真阴性率 = \frac{真阴性}{真阴性+假阳性} = \frac{d}{b+d} \times 100\%$$

$$假阳性率+真阴性率=1$$

（4）真阳性率：

$$真阳性率 = \frac{真阳性}{真阳性+假阴性} = \frac{a}{a+c} \times 100\%$$

（5）假阴性率：

$$假阴性率 = \frac{假阴性}{假阴性+真阳性} = \frac{c}{a+c} \times 100\%$$

$$真阳性率+假阴性率=1$$

5. 验证通过的标准 假阴性率≤5%。

（续　薇　曲林琳　赵　旭）

第三节　检验后质量管理程序

实验室应重视形态学检验后过程的质量管理，主要包括检验结果的复核及审核、检验结果的报告及发布、检验血标本与血涂片的保存、检验报告与临床或病理诊断的符合率、临床沟通与参与疑难病例讨论等，并应满足CNAS-CL02-A001中对检验后要素的要求。

一、血细胞形态学检验结果的复核及审核程序

（一）目的

血细胞形态学检验结果的复核及审核程序是为了对实验室已发出的血液细胞形态学检验报告进行复核，保证形态学检验报告的准确性。

（二）范围

复核的范围包括发出的形态学检验报告，在临床提出需求时、血常规计数触发复检规

则时、检验者认为需要镜下确认时、触发自动审核规则时等情况，应进行结果的复核。审核的范围包括血液细胞形态学检验报告发布前的全部检验结果，应对检验者的报告进行审核。

（三）职责

（1）建议由高年资、经验丰富的人员负责复核或审核检验报告。
（2）带有CNAS认可标识的报告单应由授权签字人负责签发检验报告。

（四）程序、内容和要求

（1）在已经发出的检验报告中随机抽取一定数量（一般为10%）的阴性报告及阳性报告，重新进行显微镜检查，观察与以往报告的一致性。在检验前、检验中、检验后过程中对存在可能影响检验结果准确性的因素进行复核，如血常规计数触发复检规则；当检验报告被自动审核规则拦截时进行审核。
（2）结果审核应结合临床，综合分析评价检验结果是否正确。
（3）当发现异常结果时，须根据患者的年龄、性别、临床诊断等信息进行系统性评价，给出合理的解释，必要时与临床医生沟通。
（4）同一标本不同项目结果的相关性分析：血细胞形态学检验各参数与许多检验项目或参数之间存在联系，如小细胞低色素性贫血结合MCV，通过分析这些参数的关系判断结果是否可信。
（5）同一患者同一时间不同检验目的结果的相关性分析，如尿毒症患者同一时间血液和尿液中肌酐、尿素氮都会升高，血常规红细胞数量减少，形态学分类属单纯小细胞性贫血，尿沉渣可见管型。
（6）结合既往检验结果分析，通过HIS和信息中心数据库可方便地与以往数据进行对比分析，可发现偶然差错，如贴错标签、抽错标本、抗凝不当、标本混合不充分等现象。

二、血细胞形态学检验结果报告及发布程序

（一）目的

血细胞形态学检验结果报告及发布程序用于规范报告形成的各个环节，加强对报告质量的控制，以符合CNAS关于结果报告和结果发布的相关要求。

（二）范围

血细胞形态学检验结果报告及发布程序适用于检验报告的制定、发布、传送、保存、更改、解释等活动。

（三）职责

（1）由有资质的检验人员负责出具检验报告。
（2）具有审核授权的检验人员负责审核检验报告。
（3）授权签字人负责签发带有CNAS标识的检验报告。

（四）程序、内容和要求

1. 检验报告的格式　与医院相关部门及临床科室讨论后确定。

2. 报告的内容　应符合CNAS-CL02：2023中7.4.1.6报告要求，检验结果填写无误、表述清晰易懂，符合行业标准要求，主要内容如下：①检验项目，必要时注明检验程序；②检验科标识；③患者标识，如姓名、性别、年龄、临床诊断、条码号，必要时注明报告单送达地点等；④申请人标识，如姓名、申请科室等；⑤原始标本采集日期和时间、标本接收日期和时间；⑥报告发布日期和时间；⑦原始标本来源和系统或类型；⑧检验结果以SI单位或可溯源至SI单位的统一格式报告；⑨生物参考区间；⑩结果解释（适用时）；⑪相关备注（如可能影响检验结果的标本质量和数量，委托检验的结果和解释，尚在研发的项目、检出限、测量不确定度等信息）；⑫检验人员及审核人员标识、授权发布报告人的姓名（认可项目）、签字；⑬必要时注明初始结果和修正后的结果。

对应形态学检验报告的内容检验采用分层报告模式：

例1：对形态学中性粒细胞颗粒减少（由于颗粒减少或缺如导致胞质呈现清澈灰蓝色、浅粉色或无色）的描述性报告：①可见中性粒细胞胞质少颗粒现象，并分级报告。②结合临床及其他细胞异常，可考虑MDS、骨髓增生异常/骨髓增殖性肿瘤（MDS/MPN）等疾病或放化疗后改变等。③必要时进一步完善MICM检查。

例2：分类时见到幼稚细胞的描述性报告，包括3个层次。层次1，建议详细分类计数早、中、晚幼粒细所占的百分比，在不能确定异常性质时做必要的细胞形态描述；层次2，不除外髓系白细胞；层次3，建议骨髓细胞学检查。

3. 检验报告的发布方式和对象　检验报告的发布应符合CNAS-CL02：2023中7.4.1.6报告要求，检验结果填写无误、表述清晰易懂，符合行业标准要求，主要内容如下：

（1）发送方式：通过院内网络（LIS与HIS）以电子版方式发送检验报告，也可以纸质版方式发送检验报告。口头方式仅限于紧急情况，但随后立即提供正式的报告并做好记录。

（2）发布对象：报告只能向合适的对象发布，通常发给合法的检验申请人，即授权接收和使用医学信息者，在不影响治疗或不违背法律规定的情况下可以直接发给患者。

4. 检验结果发布的有关规定

（1）检验报告对检验操作和结果描述使用标准术语。

（2）检验报告中有检验人员、审核人员、授权签字人（CNAS认可项目）标识。

（3）特殊检验结果如HIV阳性，由上级检验部门确证后报告，并遵照保密原则。

（4）当由于某种原因原检验报告遗失时，可向患者或申请者补发检验报告。补发的报告与原始报告必须一致，不得做任何修改。

（5）结果报告由授权人员签名发布，必要时，检验科指定人员发送纸质报告。

5. 检验报告的保存　所有报告均以电子版形式保存，保存期至少2年。

6. 报告结果的解释　由检验科授权的咨询人员对检验报告提供解释。

（续　薇　曲林琳　李映潼）

第十六章

血栓与止血检验质量管理程序

第一节　检验前质量管理程序

一、血栓与止血标本采集程序

（一）目的

通过规定标本采集程序保证检验结果的准确性。

（二）适用范围

血栓与止血标本采集程序适用于血栓与止血检验的所有项目。

（三）职责

（1）检验科通过多种形式告知临床医护人员血栓与止血标本采集要求和注意事项。

（2）临床医护人员负责告知患者标本采集前准备。

（四）工作程序

（1）患者处于平静状态。

（2）抗凝剂种类：0.109mol/L（3.2%）枸橼酸钠抗凝血浆，抗凝剂与全血的比例为1∶9。外送离心后标本需核实标本为枸橼酸盐抗凝血浆。

（3）采集顺序：根据CLSI H3-A6文件要求，直针采血时，如无血培养，血栓与止血管可作为第一管，其他特殊项目需弃掉第一管；蝶翼针采血时第一管标本应弃掉。

（4）标本量：成人管（抗凝剂0.3ml）2.7ml，儿童管（抗凝剂0.2ml）1.8ml。

（5）止血带使用时间小于1min。

（6）如使用注射器采血，拔下针头后缓慢注入采血管内。

（7）避免直接从治疗通道中采集血栓与止血标本。

（8）标本采集后充分混匀，尽快室温送检。

（五）支持性文件

支持性文件包括WS/T 359—2011《血浆凝固实验血液标本的采集及处理指南》；CLSI H3-A6：2007. *Procedures for the Collection of Diagnostic Blood Specimens by Venipuncture*；*Approved Standard - Sixth Edition*；CLSI H21-A5：2008. *Collection，Transport，and processing of Blood Specimens for Testing Plasma—Based Coagulation Assays*。

二、血栓与止血标本运送、保存及处理程序

（一）目的

通过规定标本运送、保存及处理程序，保证检验结果的准确性。

（二）适用范围

血栓与止血标本运送、保存及处理程序适用于血栓与止血检验的所有项目。

（三）职责

（1）检验科通过多种形式告知临床医护人员及标本外送人员血栓与止血标本运送、保存的要求。

（2）检验科工作人员负责标本的处理过程及不合格标本的识别，并及时将不合格标本通知临床。

（四）工作程序

1. 标本保存与运送　标本采集后常温（18～24℃）送检，保存及运送期间不可冷藏；全血标本室温下可保存4h；APTT用于肝素抗凝治疗监测时，标本需于1h内离心。血浆标本室温保存4h，–20℃可冻存2周，–80℃可冻存6个月。

2. 标本处理

（1）核对标本量是否在90%允许范围内，注意不同种类采血管采血量合格标志线位置不同。

（2）检查标本是否有凝块。

（3）标本采集后在规定时间内离心，离心条件：1500g不少于15min。离心后乏血小板血浆中血小板计数应＜$10×10^9$/L。

（4）检查离心后标本是否出现溶血、乳糜等现象，红细胞层表面是否平整，红细胞压积是否过高。

3. 标本拒收标准　①标本量少于90%；②溶血；③凝固；④中心静脉插管、肝素帽等保留的治疗通道中采集的标本；⑤输液同侧采血；⑥HCT＞55%，必须调整抗凝剂剂量后重新取血；⑦标本采集时间超过4h，APTT用于肝素监测时采集时间超过1h；⑧抗凝剂种类错误；⑨空管、条码标志不清、条码标志错误等。

4. 不合格标本　应及时通知临床，记录相关信息，并按要求妥善保管不合格标本。

5. 超过储存期限的标本 应放入双层黄塑料袋，由医院医疗废物处理中心统一收集处理。

（五）支持性文件

支持性文件包括WS/T 359—2011《血浆凝固实验血液标本的采集及处理指南》；CLSI H3-A6：2007. *Procedures for the Collection of Diagnostic Blood Specimens by Venipuncture*；*Approved Standard - Sixth Edition*；CLSI H21-A5：2008. *Collection，Transport，and processing of Blood Specimens for Testing Plasma—Based Coagulation Assays*。

第二节　检验中质量管理程序

一、血栓与止血检验性能验证程序

（一）目的

检验方法和检验程序应在常规应用前，在临床实验室条件下对其性能进行严格和公正评价，以保证所选用检验方法与检验程序能满足临床和患者需求，确认其符合相应用途。

（二）适用范围

血栓与止血检验性能验证程序适用于血栓与止血检验开设新项目，更改新方法及安装新仪器时对方法进行选择和评价的过程，以及涉及仪器、试剂、方法的定期性能验证工作。

（三）职责

（1）实验室负责人/技术主管共同负责新检验方法的选择与性能评价方案。

（2）实验室负责人/质量主管共同负责对检验方法的性能验证进行监督。

（3）检验人员负责按程序要求完成性能验证实验，并对实验结果进行收集和统计。

（4）经确认及验证的检验程序和方法由临床实验室负责人确认、批准施行。

（四）工作程序

1. 审批程序

（1）实验室负责人接到技术负责人制订的对新检测系统和检验方法的性能评价计划后，结合本组专业特点制定评价方案，报技术负责人批准。

（2）实验室负责人组织岗位人员熟练掌握仪器操作步骤，熟悉分析方法，岗位人员实施评价方案，做好各项试验。

（3）岗位人员认真收集实验开始到评价结束整个过程的数据，进行统计分析，形成评价报告上报实验室负责人审核，经技术负责人/质量负责人批准，由临床实验室负责人确认。

2. 性能验证

（1）精密度：包括批内精密度和批间精密度。

1）批内精密度：以连续检测结果的变异系数为评价指标。取低、中、高三个水平新鲜血，连续重复测定11次，计算后10次检测结果的算术平均值、变异系数和标准差。参考WS/T 406—2012《临床血液学检验常规项目分析质量要求》，出凝血试验批内精密度应符合的要求参见表3-1-6。

$$CV = \frac{s}{\bar{x}} \times 100\%$$

式中，CV为变异系数，s为标准差，$\bar{x}$为算术平均值。

2）批间精密度：以室内质控在控结果的变异系数为评价指标，批间精密度应符合的要求参见表3-1-7。取至少2个浓度水平质控品（包括正常、异常水平），在检测当天至少进行1次室内质控，剔除失控数据（失控结果已得到纠正）后按批号或月份计算在控数据变异系数。

（2）准确度：以总误差为评价指标，用相对偏差表示。至少使用5份质量评价物或定值临床标本分别进行单次检测，计算每份标本检测结果与靶值（公议值或参考值）相对偏差，每个项目的相对偏差符合表3-1-8要求合格比例应≥80%。

（3）线性范围：选取1份接近预期上限高值的全血标本（H），分别按100%、80%、60%、40%、20%、10%、0%比例进行稀释，每个稀释度重复测定3次，计算均值。将实测值与理论值比较（偏离应＜10%），计算$Y = aX + b$，验证线性范围。要求a值在1±0.05范围内，相关系数$r \geq 0.975$或$r^2 \geq 0.95$。Fbg项目满足要求的线性范围在厂家说明书规定范围内。

（4）携带污染：取高浓度血液标本，混合均匀后连续测定3次，测定值分别为H_1、H_2、H_3；再取低浓度血液标本，连续测定3次，测定值分别为L_1、L_2、L_3。计算携带污染率，一般要求采用绝对值，具体结合实验室检测系统制定要求。

$$携带污染率 = \frac{L_1 - L_3}{H_3 - L_3} \times 100\%$$

（5）生物参考区间：使用20例性别、年龄均匀分布的表观健康人新鲜血标本进行验证。将检测结果按照大小排序并计算极差R，分别计算最大值和最小值与其相邻数值之差D。若$D/R \geq 1/3$，则将最大值或最小值视为离群值予以剔除；将余下数据重复前述步骤进行离群值检验，直至剔除所有离群值。同时应另外选择符合要求的个体以补足20例。20例入选者不超过2例（或10%结果）观察值在验证参考区间外，生物参考区间可接受。若2例以上超出界限，再选20例参考个体进行验证，若少于或等于2个观察值超过验证参考区间，生物参考区间可接受。若又有2个以上观察值超过验证参考区间，考虑两个样本总体生物学特征上可能存在差异，应重新检查分析程序，参考CLSI EP28-A3c文件建立参考区间。

（6）正确度：以偏倚为评价指标，Fbg的偏倚应≤10.0%。至少使用10份检测结果在参考区间内的新鲜血标本，每份标本检测2次，计算20次以上检测结果的均值，以校准实验室的定值或临床实验室内部规范操作检测系统（Clauss法）测定均值为标准，计算偏倚。

（五）支持性文件

支持性文件包括WS/T 406—2012《临床血液学检验常规项目分析质量要求》；WS/T 408—2012《临床化学设备线性评价指南》；CLSI：C28-A3《临床实验室参考区间的定义、建立与验证——批准指南》。

二、常用仪器校准程序（以Sysmex系列仪器为例）

（一）目的

仪器校准是为了保证全自动凝血分析仪处于良好的运行状态，保证检测结果的准确性。

（二）适用范围

实验室内所有全自动凝血分析仪均需按照要求定期校准。

（三）职责

（1）实验室负责人制定仪器校准日程，指定人员联系厂家工程师进行仪器校准，负责校准报告的验收。

（2）仪器岗位人员负责配合工程师校准全自动凝血分析仪，完成校准后验证工作。

（3）仪器管理组负责监督凝血分析仪的校准工作，并将校准报告存档。

（4）每年实施一次校准。在规定校准周期内，如进行特定保养、故障维修、仪器搬运或质控失控无法纠正时，也可进行仪器校准。

（四）工作程序

（1）检验仪器电源电压在220V×（1±10%）范围内。

（2）检查仪器。

1）电路部分。

2）温控系统。

3）气路系统：在主菜单显示屏上，观察压力和负压力，如超出范围需调整。

4）机械部分：①检查机械臂传动有无阻力，各轴皮带张力是否达到要求，清洁传动轴并上润滑油；②调整位置；③检查吸光度变化值。

（3）调整光路（如需要）。

（4）用质控品进行项目的重复性实验，核实调整校正后仪器是否在正常良好工作状态。

（5）仪器调整校正后，由工程师填写书面报告，并与实验室负责人共同签字，报告存档。

（五）支持性文件

支持性文件包括CNAS-CL01《检测和校准实验室能力认可准则》；CNAS-CL25《检测和校准实验室能力认可准则在校准领域的应用说明》。

三、血栓与止血检验室内质控程序

（一）目的

血栓与止血检验室内质控程序是为了保证血栓与止血检验结果的准确性。

（二）适用范围

血栓与止血检验室内质控程序适用于常规血栓与止血筛查项目。

（三）职责

（1）进行常规标本检测的操作技术人员负责进行室内质控的检测、质控结果的判断及失控的处理。

（2）专业组长/指定人员负责质控失控记录的当日审核及每月（每批）室内质控的报表、失控处理记录的打印。

（3）质量负责人/科主任负责规定时间内如每月（每批）、每季度、每年室内质控结果的回顾及质量目标评估。

（4）质量负责人/专业组长负责组织对全科技术人员进行室内质控培训。

（四）工作程序

1. 质控判断规则、质控水平及频次　Levey-Jennings质控图及多规则：1_{2s}为警告，1_{3s}为失控，2_{2s}为失控。

（1）质控品及质控水平：每个项目至少包括两个浓度水平的质控品，包括正常值和异常值。

（2）质控频次：频率应基于检验程序的稳定性和错误结果对患者危害的风险而确定。

2. 质控靶值及标准差确定

（1）建立临时的靶值和标准差：在旧批号质控品使用结束前，将新批号质控品与旧批号质控品同时进行测定，10天或以上时间内获得至少20个新质控品的测定结果，剔除超过3个标准差（$3s$）的数据后计算均值和标准差，作为临时靶值和标准差启用新批号质控品进行室内质控。

（2）当检测系统（仪器、试剂、校准品）未发生变化，质控品水平未发生明显变化（根据实验室使用质控品及水平确定变化范围，如±7.5%）时，可参考上批号质控品变异系数设定本次的标准差，或使用前一年加权变异系数。注：试剂更换批号或仪器进行重要部件的维修后，应重新确定质控靶值。

（3）进一步处理：待1个月结束后，将该月的在控结果与前20个质控品结果汇集在一起，计算累积均值和标准差，以此作为接下来一个月质控图的靶值和标准差。重复上述操作过程，汇集连续累积6个月的在控数据，计算的累积均值和标准差作为该质控品在有效期内的靶值和标准差。

3. 质控失控处理

（1）在岗工作人员负责每日质控的执行和查看，质控失控后需分析原因，及时纠正失控，质控合格后方可进行当日标本检测，同时填写失控记录表。

（2）非当日第一次质控失控时，若判断是试剂原因，须复核两次质控之间的标本检测结果，必要时重新检测并发放报告。

（3）若由试剂原因导致失控，应纠正该项目所有水平质控；若由质控原因导致失控，应重新测定该水平所有项目。

（4）质控管理员负责失控记录的当日审核，查看失控处理是否及时，失控原因分析、临床影响评估等内容是否恰当。

4. 月报表、月质控失控记录表及年度总结

（1）专业组长或指定人员负责质控、失控记录的审核。

（2）每月月末打印当月质控统计表和质控失控记录表，特殊情况下也可按日期选择，打印月（批）报表。

（3）当月（批）精密度超出允许变异系数、与之前月（批）精密度相差较大时，注意查找、分析原因，必要时联系厂家工程师协助解决，及时纠正，并在报表中注明。

（4）组长审核月报表时核对失控次数、处理次数、未处理次数与实际处理次数是否相符及未处理原因、失控率，分析总结变异系数是否合理、月均值波动是否在控等内容。报科主任审核签字。

（5）实验室应定期进行室内质控运行有效性评估，如每年年末对各项目的失控率、变异系数、失控原因进行分析，并评估允许变异系数是否适用。

5. 质控记录的保存　所有质控原始数据、质控月报表、比对数据及失控处理数据均应打印仪器原始记录，签字、签日期并存档保存，保存时限为5年。无外接打印机时，须确认质控数据在控并传输到LIS质控菜单中。

（五）支持性文件

支持性文件为CNAS-CL02：2023《医学实验室质量和能力认可准则》。

四、凝血酶原时间、活化部分凝血活酶时间及纤维蛋白原项目标准操作规程（以Sysmex系列为例）

（一）检验目的

凝血酶原时间（PT）：评估机体外源性途径和共同途径凝血因子状态，以及进行华法林抗凝治疗监测等。

活化部分凝血活酶时间（APTT）：评估机体内源性途径和共同途径凝血因子状态，进行因子抑制物、狼疮抗凝物等循环抑制物筛查及肝素抗凝治疗监测。

纤维蛋白原（Fbg）：评估机体纤维蛋白原活性。

（二）检验原理和方法

检测原理：凝固法。

标本中加入试剂后，起始的散射（透射）光强度定为0，凝血过程完成时的散射（透射）光强度定为100%。凝血时间定义：在凝血过程凝血时间-散射（透射）光强度实时曲线上，50%的散射（透射）光强度所对应的时间。

（三）性能参数

参见具体仪器性能验证评估数据，包括准确度、不精密度、携带污染率、参考值范围验证及方法学比对等。

（四）标本要求

此部分可参见本章第一节"血栓与止血标本运送、保存及处理程序"相关内容。

（五）标本处理

此部分可参见本章第一节"血栓与止血标本运送、保存及处理程序"相关内容。

（六）标本拒收规则

此部分可参见本章第一节"血栓与止血标本运送、保存及处理程序"相关内容。

（七）试剂及配套品配制

试剂、质控品、标准品配制及稳定性详见试剂说明书。

（八）参数设置

参数设置详见仪器测试协议。

（九）校准程序

发生以下情况时应进行校准，但不限于：①试剂更换批号；②试剂成分发生变化；③测试协议发生变化；④重大维护保养之后；⑤质控出现明显偏移，在进行其他相应处理后，质控结果仍不满意的，应重新校准；⑥未发生上述变化时，至少每6个月一次；⑦制造商推荐时；⑧校准后需完成校准验证。

（十）质量控制

建议使用高、中、低3个水平质控，实施换瓶自动质控。

（十一）干扰因素

1. 乳糜对实验结果的影响　当实验标本血浆的浊度为0～2780个Formazine浊度单位时，乳糜对实验结果没有影响。

2. 黄疸标本对实验结果的影响　当实验标本血浆直接胆红素≤20.4mg/dl、间接胆红素≤18.7mg/dl时，黄疸标本对实验结果没有影响。

（十二）生物参考区间

1. 各实验室应建立或验证该项目生物参考区间　例如，笔者所在实验室：PT 10.4～12.6s，活动度74.0%～120.0%，INR 0.86～1.14；APTT 23.3～32.5s；Fbg 1.80～3.50g/L。

2. 生物参考区间验证

（1）以下情况应进行生物参考区间验证：①当试剂批号或成分发生变更时；②测试协议发生变化时；③至少每年进行一次。

（2）验证方法：①新批号试剂使用前完成生物参考区间验证。②收集20例表观健康人枸橼酸盐抗凝血浆，使用新试剂进行检测，按照检验科质量体系文件《生物参考区间建立及验证程序》要求进行生物参考区间验证。试剂敏感度接近时，可使用5份健康人标本进行结果比对，以确认参考区间的适用性。③若验证不通过，则按上述文件建立新试剂生物参考区间，并修改报告单及告知临床。

（十三）检验结果的可报告区间

各实验室应根据具体项目及仪器检测原理等评估检验结果的可报告区间。例如，笔者所在实验室报告范围：PT 9.0～90.0s，APTT 15.0～150.0s，Fbg下限0.4g/L。

（十四）异常标本处理

1. 乳糜标本　由于散射（透射）光本底过高，仪器很难找到准确的凝血时间，因此标本必须经高速离心分离血脂后测定。肉眼可见的乳糜血需经10 000g高速离心，离心时间依据乳糜程度而定，离心后取下层清亮血浆测定。报告单应备注"乳糜标本，高速离心后检测结果，供参考"。

2. HCT异常的标本　HCT＞55%时，血浆相对于抗凝剂量会减少，过剩的抗凝剂会与试剂中的钙离子螯合，影响凝血过程，使依赖钙离子的凝血试验结果假性延长。因此，当出现此种情况时需根据MaGann推荐的公式重新计算抗凝剂量，并和临床联系重新抽血测定。

计算公式：

$$抗凝剂量（ml）=采血量（ml）×0.00\,185×（100\text{–}HCT\%）$$

具体处理过程：查找该患者的血常规结果，如无，可将蓝帽管混匀后测定HCT值，然后除以0.9。

如HCT＞55%，根据公式即可得应加抗凝剂量和应取出的抗凝剂量（注：正常抗凝剂量为0.3ml）。取一支蓝帽管，用加样器取出通过计算得到的抗凝剂量，并用记号笔标记该管，将此管和抽血方法的说明一并送交临床，请临床严格按照说明取血。

报告单应备注"患者HCT＞55%，调整抗凝剂比例后结果"。

3. 溶血标本　血细胞破裂后，可以释放多种物质，激活凝血系统。因此，中至重度溶血标本应拒收，重新抽血；婴幼儿、老年人或血管采血条件不佳患者标本轻度溶血，可与临床沟通后进行检测，并备注"轻微溶血标本，结果供参考，必要时请复查"。

4. 黄疸标本 CS5100仪器为双波长，可以在一定程度上减少黄疸对光学法的影响；严重黄疸标本可因本底过高影响凝固时间的测定，该类标本建议更换检测系统测定。

（十五）异常结果处理

1. 出现星号且无测试结果

（1）不凝，检查是否为凝血、脂血等标本，凝固反应曲线是否正确；若无问题，联系临床询问采血情况，是否输液同侧采血，是否在治疗通道内采血，若为肯定回答，则应拒收标本；询问检测结果是否与患者临床表现相符；若标本无问题可按PT＞90.0s（此时INR报告为＞7.0，删去计算值PT%）、APTT＞150.0s、Fbg＜0.40g/L发放报告。

（2）结果超出测定范围，一般是凝血时间过短，凝固反应曲线及标本状态确认无误后，可按PT＜9.0s（此时删去PT%及INR数值）、APTT＜15.0s发放报告。Fbg浓度过高时会出现此种情况，需要稀释后重新测定。

（3）浓度过高，仪器自动稀释的倍数不够，Fbg可选择1/4倍稀释。

（4）测试没有完成，可能是试剂和标本的原因，也可能是操作错误引起，纠正错误后重新测定。

（5）凝固反应曲线报警及处理措施详见仪器说明书。

2. 出现星号但有测试结果 查看样本状态及凝固反应曲线，凝固反应曲线报警及处理措施详见仪器说明书。

（十六）危急值报告

各实验室应与临床沟通后设置该项目危急值，并定期评估。例如，笔者所在实验室为PT≤9.0s，或PT≥70.0s；APTT≤15.0s，或APTT≥100.0s；Fbg≤1.00 g/L（急诊标本≤0.80 g/L）。危急值确认无误后须报告临床，并进行记录。

（十七）临床意义

1. PT延长 见于先天性凝血因子Ⅱ、Ⅴ、Ⅶ、Ⅹ缺乏症，低（无）纤维蛋白原血症，异常纤维蛋白原血症；获得性凝血因子缺乏，如肝脏疾病、弥散性血管内凝血（DIC）、原发性纤溶亢进症、维生素K缺乏症、血液循环中存在抗凝物质（如狼疮抗凝物）等；口服华法林等抗凝药物。

2. PT缩短 见于先天性因子Ⅴ增多、DIC早期（高凝状态）、长期口服避孕药、其他血栓前状态和血栓性疾病等。

3. APTT延长 见于先天性或获得性内源性途径和共同途径凝血因子水平降低；血中存在抗凝物质如因子抑制物、狼疮抗凝物；华法林或肝素抗凝治疗。

4. APTT缩短 见于高凝状态，如DIC早期（高凝状态）、血栓前状态及血栓栓塞性疾病。

5. Fbg水平升高 由于Fbg是一种急性时相反应蛋白，在组织坏死和炎症、恶性肿瘤、糖尿病等情况时可升高。Fbg水平升高是心血管病的危险因素。

6. Fbg水平降低 先天性降低见于遗传性低（无）纤维蛋白原血症及异常纤维蛋白原血症；获得性降低见于肝脏功能受损，使用纤维蛋白聚合抑制剂、高浓度肝素等药物，溶栓治疗。

（十八）支持性文件

支持性文件包括WS/T 359—2011《血浆凝固实验血液标本的采集及处理指南》；CNAS-CL02-A001：2021《医学实验室质量和能力认可准则的应用要求》。

五、D-二聚体项目标准操作规程（以Sysmex系列为例）

（一）检验目的

D-二聚体项目的检验目的是评估患者血浆中D-二聚体含量。

（二）检验原理和方法

检测原理：免疫比浊法。

试剂中单克隆抗体（8D3）与聚乙烯乳胶颗粒共价结合，与含有D-二聚体的标本混合后，可通过待测标本反应过程中吸光度的改变测定D-二聚体的含量。D-二聚体交联的区域具有立体对称结构，即试剂中单克隆抗体作用的抗原决定表位出现两次，一个抗体有足够能力促发凝集反应，补充试剂可封闭非特异性抗体。

（三）性能参数

性能参数参见具体仪器性能验证评估数据，包括准确度、不精密度、携带污染、线性范围、生物参考区间验证及方法学比对等。

（四）标本要求

此部分可参见本章第一节"血栓与止血标本运送、保存及处理程序"相关内容。

（五）标本处理

此部分可参见本章第一节"血栓与止血标本运送、保存及处理程序"相关内容。

（六）标本拒收规则

此部分可参见本章第一节"血栓与止血标本运送、保存及处理程序"相关内容。

（七）试剂及配套品配制

试剂及配套品配制包括试剂配制、质控品配制、标准品配制，同时要注意其稳定性。

（八）参数设置

参数设置详见仪器测试协议。

（九）校准程序

（1）发生以下情况时应进行校准，但不限于：①试剂更换批号；②试剂成分发生变化；③测试协议发生变化；④重大维护保养之后；⑤质控出现明显偏移，在进行其他相应处理后，质控结果仍不满意的应重新校准；⑥未发生上述变化时，至少每6个月一次；⑦制造商推荐时。

（2）校准后须完成校准验证。

（十）质量控制

使用高、低两个水平质控，实施换瓶自动质控。

（十一）干扰因素

干扰物在表16-2-1浓度范围时不会对D-二聚体检测产生影响。

表16-2-1　干扰物不会对D-二聚体检测产生影响的浓度范围

	类风湿因子（IU/ml）	甘油三酯（mg/dl）	血红蛋白（mg/dl）	胆红素（mg/dl）	总蛋白（mg/dl）	肝素（mg/dl）
CA7000	1330	400	200	60	75	8
CA1500	1330	600	100	15	75	8

（十二）生物参考区间

各实验室应建立或验证该项目生物参考区间，并应注意老年人和妊娠妇女生物参考区间不同。

（十三）异常标本处理

1. 乳糜标本　肉眼可见的乳糜血须经10 000g高速离心，离心时间依据乳糜程度而定，离心后取下层清亮血浆测定。报告单应备注"乳糜标本，高速离心后检测结果，供参考"。

2. 溶血标本　血细胞破裂后可以释放多种物质，激活凝血系统。因此，中至重度溶血标本须拒收，重新抽血；婴幼儿、老年人或血管采血条件不佳患者标本轻度溶血，可与临床沟通后进行检测，并备注"轻微溶血标本，结果供参考，必要时请复查"。

（十四）异常结果处理

出现星号并且无检测结果见于以下两种情况：

（1）检测结果超出测定范围，提示标本D-二聚体水平过高，需要在仪器上选择合适的稀释倍数重新测定；仪器自动稀释的倍数不够时，需手工稀释后重新测定。

（2）测试没有完成，可能是试剂和标本的原因，也可能是操作错误引起的，纠正错误后重新测定。

（十五）危急值报告

危急值报告不适用。

（十六）临床意义

D-二聚体（DD）是交联纤维蛋白在纤溶酶作用下生成的含有D-二聚体结构的、片段大小不同的混合物。D-二聚体可以作为体内高凝状态和（或）纤溶亢进的标志性物质。D-二聚体检测对深静脉血栓（DVT）和肺栓塞（PE）的排除，以及对弥散性血管内凝血的诊断价值已获得广泛认同，并在溶栓治疗监测过程中具有重要的临床意义。同时，对有缺血性心脏病、高危妊娠和恶性肿瘤等疾病的诊断也具有辅助意义。

（十七）支持性文件

支持性文件包括WS/T 359《血浆凝固实验血液标本的采集及处理指南》；CNAS-CL02-A001：2021《医学实验室质量和能力认可准则的应用要求》。

六、全自动凝血分析仪项目定标操作规程（以Sysmex系列为例）

（一）目的

全自动凝血分析仪项目定标操作规程是为了保证全自动凝血分析仪检测的准确性。

（二）适用范围

全自动凝血分析仪项目定标操作规程的适用范围包括PT（通过校准获得活动度和INR时）、Fbg、D-二聚体及纤维蛋白（原）降解产物（FDP）。

（三）职责

（1）实验室负责人负责制定校准方案和校准报告的审核。
（2）仪器岗位人员完成校准及校准后验证工作，并保留原始记录，分析汇总校准数据。

（四）工作程序

1. 准备工作
（1）检查反应杯、蒸馏水及洗液，清空废弃反应杯盒，仪器准备完毕。
（2）准备需校准项目试剂、校准品与质控品，并注意校准品配制后的使用时间。缓冲液启用新瓶。

（3）按要求准备校准验证标本。

2. 校准程序

（1）校准前执行洗针程序，必要时执行光校准程序。

（2）填写《检验科校准记录表》，记录旧标准曲线参数。

（3）输入校准品浓度值。

（4）执行校准。

（5）更新校准曲线。

执行质控及校准验证，保存原始数据，并汇总分析。

3. 校准频次 发生以下情况时应进行校准，但不限于：①试剂更换批号；②试剂成分发生变化；③测试协议发生变化；④重大维护保养后；⑤质控出现明显偏移，在进行其他相应处理后，质控结果仍不满意，应重新校准；⑥未发生上述变化时，至少6个月一次；⑦制造商推荐时。

4. 校准验证

（1）校准验证频次：①因试剂批号更换、试剂成分变化、质控偏移、仪器维护保养等情况，检测项目校准后须进行校准验证；②未发生上述变化，每6个月或在厂家推荐时须进行校准验证。

（2）可用于校准验证的物质，但不限于：①用于校准的校准品（另一批号）；②定值质控品；③厂家提供的用于校准验证的物质；④测试过已知值的患者标本（结果须稳定）；⑤一级或二级校准或参考物质，有适合的基质和靶值；⑥具有合适基质和靶值的室间质量评价标本。

5. 校准验证流程

（1）使用商品化校准验证物质时，至少使用5份，含2个或以上水平，浓度应覆盖线性范围，并包含医学决定水平。按照校准验证物质的使用说明书操作，使用待用批次试剂进行单次检测。计算每份标本检测结果与靶值（公议值或所赋参考值）的相对偏差。相对偏差满足说明书要求。

（2）使用临床标本进行验证时，选择在用试剂已测定的标本至少5例，标本水平应覆盖线性范围，包括医学决定水平。在4h内完成在用批号和待用批号试剂对标本的单次检测。

计算待用和在用批号间标本检测结果的相对偏差。≥80%标本测量结果的相对偏差应满足实验室校准验证标准要求。

6. 再次校准 校准验证不合格时，须重新查找试剂、仪器、质控原因，重新启动校准及校准验证程序，并判断是否合格。验证合格之前该仪器暂停检测该项目。

（五）支持性文件

支持性文件包括CNAS-CL02：2023《医学实验室质量和能力认可准则》；CNAS-CL02-A001：2021《医学实验室质量和能力认可准则的应用要求》。

七、凝血分析仪标准操作规程（以 ACL-TOP 700 为例）

（一）检验原理及项目

1. 检验原理

（1）凝固（浊度）法：通过检测血浆凝固过程中浊度的变化，记录血浆标本凝固所需要的时间。该项技术通过测量透射光光密度的变化，评估凝固终点，检测波长为 671nm。PT、APTT、Fbg 和 TT 等均使用该法检测。

（2）免疫比浊法：利用免疫学检测原理直接检测并记录待测物的量。该项技术通过检测光密度的变化，分析待测物的物理浓度（而非活性），检测波长为 671nm 或 405nm。D-二聚体和 FDP 使用该法检测。

2. 检验项目 ACL-TOP 700 全自动凝血分析仪主要用于凝血功能相关实验的各种检测，包括 PT、APTT、TT、Fbg、FDP、D-二聚体等。

（二）试剂

（1）PT 试剂、APTT 试剂、$CaCl_2$、Fbg 试剂、FDP 试剂、D-二聚体试剂、TT 试剂、AT 试剂、标化血浆及质控品等未开启使用的试剂于 2～8℃冷藏保存。清洗液、参比液、因子稀释液室温保存并注意防尘、防潮。开启后的试剂应尽快用完，超过有效期的试剂不能使用。不同批号的试剂不可混用。

（2）试剂配制及稳定性详见试剂说明书。

（3）性能参数：参见具体仪器性能验证评估数据，包括准确度、不精密度、携带污染、线性范围、生物参考区间验证及方法学比对等。

（三）标本处理

此部分可参见本章第一节"血栓与止血标本运送、保存及处理程序"相关内容。

（四）标本测定

（1）点击标本区图标。

（2）将标本架插入。条码标本直接扫描条码号和项目信息。

（3）非条码标本显示问号，点击标本架明细图标，修改标本信息并选择检测项目。

（4）如果属于急诊标本，点击急诊检测框。

（5）点击运行图标开始进行分析。

（五）试剂及耗材更换

（1）装载比色杯。

（2）装载冲洗液和清洗液。

（3）检查各类试剂容量、类型及位置：保证试剂量足够，注意试剂瓶身条码朝外，参照试剂位置摆放要求摆放各类试剂。

（六）质量控制

质控品水平及频次：正常、异常值2个水平，每日进行质控。

（七）校准

1. 仪器校准　每年由厂家工程师进行一次仪器光路、液路、温控系统和加样系统的校准。校准内容包括仪器内部状态检测；空气空白和因子稀释液读数；温度控制范围检测；加样的准确度与重复性检测；系统检测；项目定标及质控。具体内容参见《ACL-TOP 700仪器校准报告》。严重仪器故障维修后需重新进行校准，校准后所有项目均需定标。

2. 项目校准　同一批号试剂，每6个月进行一次项目校准。在使用新试剂、软件升级、试剂批号改变、仪器维修、更换零部件或由仪器原因导致测定结果失控时，均需要对Fbg、FDP和D-二聚体等项目进行校准，反复校准失败时，应请厂家工程师对仪器进行维修、维护和调试合格后再次校准。校准步骤参照各项目SOP。项目校准后，进行新旧批号间结果比对，新旧批号比对5份标本，要求结果偏差≤1/3总允许误差，填写《项目校准记录》和《试剂批间差评估记录》。重新分析质控品，要求质控结果在控后才可检测临床标本。更换新批号试剂后，如试剂敏感度差异明显，重新验证生物参考区间，检测20份表观健康人标本进行验证。如试剂敏感度接近，检测5份健康人标本进行验证。满足80%以上的标本在现行生物参考区间范围内定为合格，通过验证。如未通过验证，须分析原因，重新进行生物参考区间验证。验证结果填写《生物参考区间验证/评审报告》。

（八）维护保养程序

1. 仪器保养

（1）每日保养：①准备维护保养所需材料；②自动液路冲洗循环；③全部吸样针的常规清洗；④清洗废液杯抽屉；⑤填写《仪器使用与保养记录表》。

（2）厂家工程师定期对仪器进行保养。

2. 仪器维修

（1）仪器出现故障导致停机时，首先浏览仪器报警信息，根据提示进行下一步操作。必要时关机重新启动，观察是否恢复正常。

（2）遇到不能解决的故障时，联系厂家工程师。

（3）故障维修后，根据故障的类型进行如下操作：除光学系统、加样系统外的故障，重新检测质控品，质控在控后可进行临床标本的检测。由光学、加样系统故障导致的维修，维修后需重新定标、性能验证，以评估仪器状态，重新检测质控品及留样再测，质控在控、留样再测标本比对合格后，可进行临床标本检测。填写《仪器维修记录》。

八、止血与血栓检验结果比对程序

（一）目的

止血与血栓检验结果比对程序是为了确保临床实验室间及实验室内相同或不同仪器对同一项目的检测结果有一致性。

（二）适用范围

止血与血栓检验结果比对程序适用于血栓与止血检验项目比对。

（三）职责

（1）质量主管负责组织比对方案的实施，并确保比对计划按时进行，负责总结报告的确认签字。

（2）实验室负责人负责比对试验的实施，负责总结报告审核。

（3）岗位人员负责比对实验的检测、数据整理、统计分析、结果总结。

（4）质量监督员负责监督比对试验计划的执行。

（四）工作程序

（1）比对项目：实验室所开展的血栓与止血检验项目，包括INR等计算值。

（2）比对方式：仪器间比对，每台全自动凝血分析仪进行常规、微量两种进样模式比对。

（3）比对频率：比对每6个月进行1次。遇到特殊情况（更换设备、大维修）另行处理。室间质量评价成绩合格、性能状态良好（精密度）仪器为参照系统。

（4）比对用标本：20份患者标本，覆盖各项目不同浓度范围。

（5）比对方法：仪器比对由常规在岗工作人员按照标本检测流程检测比对标本，比对实验尽量在2h内完成，并填写比对数据，分析结果。

（6）比对结果（临床可接受性能）判定：实验室可以1/2室间质量评价要求为比对结果判定标准，即相对偏差小于1/2室间质量评价要求的允许误差，PT≤7.5%，APTT≤7.5%，Fbg≤10.0%。

（7）不合格比对结果应分析原因，提出整改方案，及时整改。若需对检测系统进行校准，应及时执行。处理后，应按原比对方案再次比对，以确认调整后是否合格。

（8）比对原始结果及分析记录由实验室负责人审核确认，并按要求时限妥善保存。

（五）支持性文件

支持性文件为WS/T 406—2012《临床血液学检验常规项目分析质量要求》。

第三节　检验后质量管理程序

一、血栓与止血检验结果复核程序

（一）目的

血栓与止血检验结果复核程序用于规范血栓与止血指标检验结果的复核流程，确保结果的准确性。

（二）适用范围

血栓与止血检验结果复核程序适用于常规血栓与止血检验项目。

（三）职责

血栓与止血室/组负责人及相应技术主管制定血栓与止血常规检验复核程序，并对血栓与止血室/组所有检验人员进行培训和考核。所有检验人员严格执行复核程序。

（四）工作程序

1. 各实验室建立自己的血栓与止血检测系统复核程序

2. 血栓与止血检验复检的规则

（1）检测结果为危急值，或与既往相差较大时，需再次核对标本质量，确保质控在控、仪器状态良好，在条件允许情况下更换仪器进行复检。

（2）当Fbg＜1.50g/L时，或Fbg与最近时间既往结果相比相差较大时，观察标本有无细小凝块，注意观察管帽部位，同时关注D-二聚体结果。

（3）若PT、APTT和Fbg首诊同时降低，或与既往相比同时降低，需观察标本有无凝块。

（4）如果血常规等抗凝标本发现有凝块，则应同时检查该患者的血栓与止血标本是否合格。

（5）D-二聚体和FDP的比例不合适时，或者D-二聚体结果大于FDP结果时，需对两者进行平行稀释测定，观察是否存在后带效应或假阳性。

（6）核查反应曲线错误的报警信息，根据不同报警信息采取后续操作。

（7）重复或特殊处理均应在备注栏中标明。

（五）支持性文件

支持性文件为CNAS-CL02-A001：2021《医学实验室质量和能力认可准则的应用要求》。

二、血栓与止血检验结果报告及发布程序

（一）目的

血栓与止血检验结果报告及发布程序用于规范血栓与止血指标检验结果的审核流程，

确保结果的准确性。

（二）适用范围

血栓与止血检验结果报告及发布程序适用于血栓与止血筛查项目。

（三）职责

（1）所有检验人员均应保证检验结果客观、准确，不受任何外部因素影响。

（2）质量负责人及技术小组负责检验结果报告单格式的设计，由医院相关部门负责批准，质量负责人负责对报告单格式的定期审核。

（3）授权的检验专业人员负责检验报告审核。

（四）工作程序

1. 报告格式与内容

（1）检验报告的内容包括但不限于：中/英文检验项目，患者的姓名、性别、年龄，患者的唯一标识（病案号），标本的条码号，申请者姓名及部门，发布报告的实验室标识，标本采集时间，报告审核时间，标本类型，参考值范围，结果的报告单位，报告及发布的日期和时间，结果解释（必要时），其他备注（如可能影响结果的因素等），检验者及审核者签字栏。

（2）PT报告内容应包括INR。

（3）专业小组设计合理的报告单格式，并经医院医疗、行政管理部门批准，每年由专业组主任/质量负责人进行报告格式、内容的审核。

2. 结果报告（以Sysmex系列为例）

（1）显示不凝，报告方式：PT＞90.0s，APTT＞150.0s，TT＞150.0s，Fbg＜0.40g/L。

（2）检测结果显示"++++"，表示浓度过高，仪器自动稀释的倍数不够，需增大稀释倍数后重新测定。

（3）结果显示超出测定范围，核查反应曲线后，报告方式：PT＜9.0s，APTT＜15.0s，Fbg、D-二聚体和FDP出现此报警，增大稀释倍数后重新测定。

（4）乳糜标本高速离心处理后检测结果、HCT＞55%调整抗凝剂比例后重新采血检测结果需在报告备注中进行说明。

3. 检验结果审核

（1）培训考核合格后的授权检验技术员负责检验报告的审核，在发出报告前确保仪器状态良好，所有的室内质控结果在控，仪器无报警信息。

（2）一般审核：患者基本信息、检测项目与申请单/条码内容是否一致。

（3）异常检验结果的审核：如过高、过低的检验结果，与临床基本信息及诊断有矛盾的结果，检验结果之间关系不合理的结果，与近期测定结果不相符的结果，应进行分析。分析内容包括：①对检验过程进行审核，如标本编号是否正确、在试管架放置的位置是否正确（未实现双向传输时）、LIS的结果传输是否正确等；②反应曲线图有无报警信息；③分析是否存在标本采集、运送及保存中的问题，并及时与临床联系；④分析是否存在与治疗及病程进展有关的问题，并及时与临床联系。

如果无法确认以上情况，应对标本进行必要的复检，所有重复检测或特殊处理均应在备注栏中标明。

4. 检验报告的发放 检验报告通过自助打印、APP、转回病历等方式发放。检验报告的修改需遵循科室相关规定。

5. 危急值报告制度

（1）对触发危急值的结果，检验人员应检查室内质控是否在控，必要时与临床沟通确认标本采集质量（是否为输液同侧采血，是否为留置导管等治疗通道采血等），运送程序是否符合要求；条件允许情况下更换仪器重新检测同一标本，判断复查结果与前一次检测结果差值是否在规定的允许误差范围内；通过上述程序确认为危急值后，按照危急值处理要求进行回报。如果采用电子回报，危急值上报规定时间内临床医生仍未"确认"，则检验人员电话通知临床医生并记录被通知者姓名等信息。

（2）血栓与止血检验可针对不同科室设置个性化危急值。

（3）危急值示例：PT$\leq$9.0s或$\geq$70.0s；APTT$\leq$15.0s或$\geq$100.0s；Fbg$\leq$1.00g/L；TT$\geq$150.0s。

（4）个性化危急值：急诊Fbg$\leq$0.80g/L，其余同前；血管外科取消TT$\geq$150.0s，其余同前。

（五）支持性文件

支持性文件为CNAS-CL02-A001：2023《医学实验室质量和能力认可准则》。

（崔 巍 吴 卫 寿玮龄）

第十七章

尿液检验质量管理程序

第一节　检验前质量管理程序

一、尿液标本采集程序

（一）目的

尿液标本采集程序用于有效指导尿液标本的采集，确保尿液检测结果准确、可靠。

（二）检验范围

尿液标本采集程序适用于尿液标本（包括尿常规、一般检查、定量生化检测、免疫学检测及微生物检查等）采集活动。

（三）职责

（1）实验室负责编写尿液标本采集说明资料。

（2）临床医护人员负责指导患者（及家属）尿液标本的采集，清楚告知患者尿液标本的采集方法及注意事项。

（3）检验人员有义务向患者提供采集前的指导和向临床医护人员或患者解释尿液检验项目标本采集的类型、尿液量、保存条件、注意事项、生物参考区间及临床意义等。

（四）工作程序

1. 检验申请单　申请单是实验检查的第一步，由临床医生填写。一份完整的申请单应包括患者姓名、性别、出生日期或年龄，申请科室，患者ID号、住院号和床号（适用时），申请日期、申请序号，标本类型，临床诊断，申请检验项目及有关治疗情况（如用药情况），医生姓名等。

2. 患者准备　医护人员应根据尿液检验项目，口头或书面指导患者如何正确收集尿液标本及告知收集尿液标本过程中的注意事项。

（1）一般要求：尿液标本采集前，应避免跑步、骑自行车、爬楼梯等剧烈运动，要求患者休息15min后方可采集标本。

（2）合理容器：尿液标本应使用清洁一次性尿杯留取，不能使用未经洗涤的药瓶或试剂器皿；用于微生物培养的尿液标本，必须在抗生素治疗前使用无菌容器采集。

（3）避免污染：留取尿液标本时避免分泌物、月经血、粪便及其他污染物混入，以免影响检测结果。

3. 采集流程

（1）住院患者：医生申请（医嘱）→护士准备器材（指导患者）→患者自行采集（或医护人员采集）→正确处置（护士记录采集时间）→医院护工送检（与实验室交接）。

（2）门诊患者：医生申请（检验申请单）→患者或家属到检验科取器材（实验室指导）→患者自行采集→家属或患者送检（与实验室交接，记录采集时间）。

4. 标本采集容器和采集量

（1）收集尿液标本的容器要求：①用于收集尿液标本的容器应保证清洁、无渗漏、无颗粒，其制备材料与尿液成分不发生反应。容器和盖子无干扰物附着，如清洁剂等。②容器的容积≥50ml，收集24h尿标本容器的容积应为3L左右。③容器的开口为圆形，直径≥4cm。④容器具有较宽的底部，适于稳定放置。⑤容器具有安全、易于开启且密封性良好的盖子。⑥推荐使用一次性容器。⑦收集微生物检查标本的容器应干燥、无菌。

（2）采集尿液标本的具体要求

1）常规和一般检查的尿液：推荐使用一次性尿杯和尿管，采集量12ml。

2）微生物检查的尿液：推荐使用一次性专用的无菌瓶，采集量5～10ml。

3）特殊检查的尿液：推荐使用一次性清洁、干燥容器。尿卟啉定性：100ml尿液；定量检测：规定时间内的全部尿液。结核分枝杆菌感染涂片：可用清洁容器留12～24h尿液静置后取其沉渣部分10～15ml送检；结核分枝杆菌培养：用无菌尿瓶留取晨尿（至少40ml）送检，连续送3天。

5. 采集方法

（1）患者自行采集

1）自然留尿法：收集时先排弃前段尿液，留取中段尿液于一次性塑料尿杯内，将混匀尿液倒入一次性尿管内加盖送检。此法适用于常规筛查。

2）清洁中段尿法：收集标本前患者应先用肥皂洗手或消毒湿巾擦手；指导未行包皮环切术的男性患者退上包皮露出尿道口（女性患者则无此步骤）；用消毒湿巾或类似消毒物清洁尿道口及周围皮肤；患者将开始部分的尿液排出，收集中段尿于适当且无污染的容器中；如患者自己不能采用所推荐的收集方法，医务人员应给予帮助，操作时应戴无菌手套。此法适用于微生物培养。

（2）医护人员采集

1）导尿法：按常规方法对会阴局部进行消毒后，用导尿管直接经尿道插入膀胱，获取膀胱尿液，一般插入导管后先让尿液流出部分后，再留取培养标本。此法适用于抢救危重、休克患者的常规筛查、微生物培养。本法极易将下尿道细菌引入膀胱，导致继发感染，一般不提倡使用。

2）穿刺法：使用无菌注射器直接从耻骨上经消毒皮肤穿入膀胱吸取尿液，是评估膀胱内细菌感染的"金标准"检查方法，尤其做厌氧菌检查时必须采用膀胱穿刺法。但本法会对患者造成一定的痛苦，患者难以接受。穿刺时膀胱应充盈，皮肤严格消毒后用装有19号或20号针头的注射器在耻骨联合距脐1/3处穿刺。主要用于厌氧菌培养或留取标本困难的婴儿尿液标本的采集。

3）婴幼儿尿液标本：新生儿及婴幼儿收集尿液标本时，应注意用0.1%新洁尔灭消毒尿道口、会阴部，然后将洁净的标本瓶紧贴尿道口收集尿液标本或采用小儿尿袋收集，整个过程应由儿科医护人员指导。不能从尿布或便池内采集尿液标本。

6. 采集时段

（1）随机尿：可使用任何时间的尿液。随机尿液标本的收集不受时间的限制，但应有足够的尿量用于检测。此尿液适用于常规筛查，最适合形态分析。

（2）晨尿：清晨起床、未进早餐和做运动之前所收集的第一次排出的尿液。此尿液适用于常规筛查（细胞与管型阳性率较高）、微生物培养及直立性尿蛋白检查。

（3）第二次晨尿：指采集晨尿后2～4h的尿液，要求患者从前一天晚上起到采集此次尿液标本时，只饮少于200ml的水。此尿液适合于常规筛查、有形成分分析（住院患者推荐）。

（4）计时尿：应临床诊断和治疗需要，采集患者一定时段内的全部尿液。

餐后尿：午餐后2～4h的尿液标本，适用于尿胆原（此时分泌量最大）、尿糖和尿蛋白检查。

3h尿：上午6～9时的尿液标本，适用于尿液有形成分检查。

12h尿：晚上8时到次晨8时的全部尿液，适用于白蛋白、白蛋白排泄率测定。

24h尿：早晨8时到次晨8时的全部尿液，适用于尿蛋白、电解质、内分泌激素、结核分枝杆菌检查。

计时尿收集完毕后应将全部尿液混匀。如果有条件，门诊患者可以度量全部尿量或用秤称取全部尿液的重量并记录，留取混匀尿液10～20ml送检，不能度量者应将全部尿液标本送检；住院患者由医护人员进行收集，记录患者全部尿液尿量，取混匀尿液10～20ml送检。

7. 尿液标本采集的注意事项　尿液标本采集前，患者禁止大量饮水，停服影响尿液分析的药物，避免剧烈运动；医护人员应教给患者进行正确尿液采集的方法。

尿液标本采集前应用肥皂洗手，以清水或消毒液清洗尿道口及其周围皮肤。避免月经血或阴道分泌物、精液或前列腺液、粪便、清洁剂等各种物质污染；不能从尿布或便池内采集尿液标本。

尿液标本采集类型、采集尿量须与申请检验要求相符合，计时尿必须为规定时段的全部尿液，不要丢失部分尿液。

尿液标本采集后应立即送检，不能送检的标本应置于2～8℃冰箱保存。计时尿应根据检验要求加入相应防腐剂，并将集尿瓶置于2～8℃冰箱。微生物培养的尿液标本不得加防腐剂，否则会影响检出的阳性率。

8. 采样物品使用后的安全处置

（1）废弃物：患者在留取尿液标本过程中产生的废弃物按一般性废弃物处理；由医护人员进行导尿所产生的废弃物和实验室尿液检验过程产生的废弃物应按医疗废弃物处理。

（2）意外情况：对于实验室意外情况如尿液标本溅落，留尿容器导致患者刺伤、切割伤或擦伤等，实验室应立即采取安全措施，将事件损失降至最低，其处理参见实验室突发事件应急预案。

（五）支持性文件

支持性文件包括CLSI GP16-A3《尿液分析操作指南》（第3版）；WS/T 348—2023《尿液标本的收集及处理标准》。

二、尿液标本运送、保存与处理程序

（一）目的

尿液标本运送、保存与处理程序用于有效指导尿液标本的运送、保存、接收及处理，使标本中的待测成分不受影响，确保尿液检测结果准确、可靠。

（二）检验范围

尿液标本运送、保存与处理程序适用于尿液标本（包括尿常规、一般检查、定量生化检测、免疫学检测及微生物检查等）的运送、保存、接收及处理活动。

（三）职责

（1）实验室负责编写尿液标本采集说明资料。
（2）临床专职运送人员负责住院患者尿液标本的运送。
（3）检验人员或专职运送人员负责尿液标本的接收与处理。

（四）工作程序

1. 标本的运送　所有尿液标本运送时必须加盖，并采用密闭容器（如适用，双层双密闭容器）进行运送。

门诊患者的尿液标本由患者本人或家属运送，住院患者的尿液标本由临床专职运送人员进行运送。

在运送过程中（包括管道运输），必须保证尿液标本的完整和环境安全。标本溢出后，应由工作人员立即按《实验室突发事件管理规程》对污染的环境进行消毒处置。

2. 标本的保存　尿液标本留取后应立即送检，不能立即送检的标本应置于2～8℃冰箱保存，但不得超过4h。

计时尿液标本留取后应立即送检，不能立即送检的标本应采用适当的保存措施。常用方法有两种：

（1）冷藏法：冷藏是保存尿液标本最好的方法，可抑制微生物生长，维持尿液pH恒定，通常保存在2～8℃冰箱内。

（2）化学防腐法：根据检测项目的需要，应选择适当的防腐剂（危害性最小）。常用的化学防腐剂有6种。①甲醛：每100ml尿加入400g/L的甲醛0.5ml，用于管型、细胞检查。由于甲醛具有还原性，不适用于尿糖等化学成分检查。②硼酸：每升尿中加入约10g硼酸，用于蛋白质、尿酸、5-羟吲哚乙酸、羟脯氨酸、皮质醇、雌激素、类固醇等检查，不适用于pH检查。③甲苯：每100ml尿加入0.5ml甲苯，用于尿糖、尿蛋白检查。④盐酸：每升尿加入10ml浓盐酸，用于钙、磷酸盐、草酸盐、17-酮类固醇、17-羟类固醇、肾上腺素、儿茶酚胺等项目检查；因可破坏有形成分，沉淀溶质及杀菌，不能用于常规筛查。⑤碳酸钠：24h尿中加入约4g碳酸钠，用于卟啉、尿胆原检查，不能用于常规筛查。⑥麝香草酚：每100ml尿加入0.1g麝香草酚，用于有形成分检查。

检验科收到标本后，应及时分析；不能及时分析的标本应置于2～8℃冰箱保存。

3. 标本的接收标准 检验申请单必须清楚填写、内容齐全，尿液标本标识应与检验申请单的相应内容完全一致。

尿液标本类型和标本量应符合所申请实验项目的要求。

尿液标本的采集方式和送检时间应符合实验室规定。若添加防腐剂，应符合实验检测的要求。

4. 标本的拒收标准 ①尿液标本无标识、标识错误、标识不清楚、标识脱落或丢失者；②尿液标本类型错误者；③尿液标本容器误用（微生物培养采用非无菌容器）或破损导致标本遗漏者；④尿液标本量不足（尿常规检查：不需要镜检>4ml，需要镜检>12ml）或无尿液标本；⑤尿液标本未按规定添加防腐剂导致标本变质者；⑥标本采集到接收时间过长对检测结果有影响者。

5. 标本的接收流程 尿液标本接收时，实验室应首先对标本与申请单信息进行核查，检查尿液标本状态与申请内容是否一致，验收合格后方可接收。

接收门诊患者尿液标本时，检验接收员应在信息系统登记，打印标本接收信息、报告时限、取化验单方式及地址，并交给患者；接收住院患者尿液标本时，临床专职运送人员应先在信息系统登记，检验接收员再对标本进行核对。

6. 标本拒收后处理 拒收的尿液标本，实验室应及时与送检部门相关人员联系，建议其核实或重新取样，并进行记录。

对于尿液检查拒收的特殊标本，如临床上不可替代、难得的标本（再次取样困难者，且患者在特殊病理状态下，急诊抢救情况下采集的标本）可与临床医生协商先处理标本或进行部分内容的检验，待申请医生或采集标本者承担识别和接收标本责任或提供适当的信息后再发结果，但必须在检验报告上注明标本不合格原因及"检验结果仅供参考"字样。

7. 已检标本的存放与处理 常规尿液检查用过的标本不必保存；其他尿液检查用过的标本应置于2～8℃冰箱保存24h。

检测过的尿液标本及尿液标本检测过程中产生的各种废物，按《废物处理制度》进行处理。

（五）支持性文件

支持性文件包括CLSI GP16-A3《尿液分析操作指南》（第3版）；WS/T 348—2023《尿液标本的收集及处理标准》；GB/T 38735—2020《人类尿液样本采集与处理》。

（马骏龙）

第二节　检验中质量管理程序

一、尿液分析仪性能验证程序

（一）目的

尿液分析仪性能验证程序用于规范尿液分析仪性能验证，保证其检测结果准确。

（二）适用范围

尿液分析仪性能验证程序适用于尿液干化学分析仪、尿液有形成分分析仪性能验证的所有活动。

（三）职责

（1）实验室负责人负责制定尿液分析仪性能验证程序。

（2）实验室质量主管负责对尿液分析仪性能的定期评审和验证的监督。

（3）体液实验室授权人员负责尿液分析仪性能验证的具体实施。

（四）工作程序

1. 尿液分析仪性能验证的时机

（1）尿液分析仪常规应用前。

（2）任何严重影响尿液分析仪分析性能的情况发生后，应在尿液分析仪重新启用前对受影响的性能进行验证。影响尿液分析仪分析性能的情况包括但不限于仪器主要部件故障、仪器搬迁、分析仪任一要素变更等。

（3）常规使用期间，实验室可基于尿液分析仪的稳定性，利用质控数据、质量评价数据和尿液分析仪日常运转资料，定期（每年至少1次）对尿液分析仪的分析性能进行评审，应能满足检验结果预期用途的要求。

2. 尿液分析仪性能验证的要求

（1）尿液分析仪性能验证应遵循GB/T 22576.3《医学实验室质量和能力的要求 第3部分：尿液检验领域的要求》和实验室《性能验证和方法确认程序》。

（2）实验操作人员应熟悉方法原理与日常操作，包括标本处理、校准、维护程序、质量控制等，确保检测系统工作状态正常。实验操作镜检人员应具有从事形态学检查5年以上中级资历。

（3）实验仪器应在性能验证前进行校准和维护保养，对性能过程实施质控，确保检测系统功能正常。

（4）实验室应独立完成性能评估，每份性能验证报告应有原始数据支持。

3. 尿液干化学分析仪性能验证　参数验证内容包括阳性符合率、阴性符合率和生物参考区间；适用时，也可验证准确度、重复性、检出限、批间差等。

（1）符合率、阳性符合率、阴性符合率

1）验证方法：取一定数量的尿液标本（首次使用尿液标本数应不少于200份，其阳性数不低于30%），分别用尿液干化学分析仪和参考方法（金标准）进行对比，以参考方法为标准，计算仪器检测的阴性符合率、阳性符合率，必要时还可计算总符合率、假阴性率等。尿液分析参考方法：葡萄糖为酶法，蛋白质为加热醋酸法，红细胞、白细胞为镜检法等。

2）计算方式：以参考方法为标准，将验证方法结果和参考方法结果做成四方表格。计算公式：

$$符合率 = \frac{真阳性例数 + 真阴性例数}{总检测例数} \times 100\%$$

$$阳性符合率 = \frac{真阳性例数}{真阳性例数 + 假阴性例数} \times 100\%$$

$$阴性符合率 = \frac{真阴性例数}{真阴性例数 + 假阳性例数} \times 100\%$$

（2）生物参考区间

1）验证方法：可参考WS/T 402—2012《临床实验室检验项目参考区间的制定》和C28-A3《临床实验室参考区间的定义、建立与验证——批准指南》，每个参考区间应选用20份随机健康人尿液标本，用尿液干化学分析仪检测。

2）结果确认：验证结果95%置信区间满足生物参考区间为合适；当95%置信区间超过生物参考区间时，应扩大验证人数进行验证，否则应重新建立生物参考区间。

（3）准确度

1）验证方法：可参考YY/T 0478—2011《尿液分析试纸条》和YY/T 0475—2011《干化学尿液分析仪》，按照尿液分析试带说明书提供的检测参数各量级标示值自制参考溶液（或厂家提供的标准参考液），对各个检测项目自制的相应参考溶液重复测定3次，观察每份标本检测结果的准确性。

2）结果确认：检测结果与参考溶液标示浓度的量级差，其准确性结果应满足阴性与阳性不交叉，阳性结果相差不超过1个量级。

（4）重复性

1）验证方法：可参考YY/T 0478—2011《尿液分析试纸条》和YY/T 0475—2011《干化学尿液分析仪》，取高、低浓度尿液质控液或正常、异常尿液标本各1份，至少连续检测10次，观察每份标本检测结果的一致性。

2）结果确认：同一标本的检测结果的一致性不低于90%（或反射率测试结果的CV≤1.0%）。

（5）检出限

1）验证方法：可参考YY/T 0478—2011《尿液分析试纸条》，按照尿液分析试带说明书提供的性能指标，对除比重和pH外各检测项目的第一个非阴性量级进行检测，重复测定20次，观察其检测结果的检出限。

2）结果确认：非阴性标本阳性检出限不低于90%。

（6）批间差

1）验证方法：可参考YY/T 0478—2011《尿液分析试纸条》，随机抽取不同批号的试带，每批20条，分别对同一份阳性结果进行检测，观察各项检测结果的批间差。

2）结果确认：检测结果之间相差不超过一个数量级。

4. 尿液有形成分分析仪性能验证 参数验证内容包括精密度、携带污染率、可报告范围和生物参考区间；适用时也可验证检出限、单项识别率、假阴性率等。

（1）精密度

1）批内精密度：可参考YY/T 0996—2015《尿液有形成分分析仪（数字成像自动识别）》，采用多个水平（至少高、低2个水平）的新鲜尿液标本对尿液分析仪连续测定20次，分别计算均值（$\bar{x}$）、标准差（s）、变异系数（CV）。

2）批间精密度：采用多个水平（至少高、低2个水平）的尿液质控品对尿液分析仪连续测定20天，每天1次，分别计算$\bar{x}$、s、CV。

3）试验标本的选择：进行批间精密度验证标本必须具有很好的稳定性和唯一性。校准液、质控品、患者标本均可用于精密度评价，视其用途而定。①校准液简便易得，可制成不同浓度、干扰因素少，可作为评价随机误差的最佳标本。②质控品稳定、使用方便，适用于进行批间精密度试验，但应注意质控品与患者标本不同，加入的稳定剂、防腐剂可干扰某些成分测定。

4）验证物浓度的选择：进行精密度验证的被测物宜选择医学决定水平的浓度，同一指标常常可有不止一个医学决定水平，通常选择2～3个不同水平。

5）结果判断：包括两个方面。

一方面，与厂家声明的精密度进行比较：如根据实验数据得到的精密度小于厂家声明的精密度，则表明厂家声明的精密度得到验证；如根据实验数据得到的精密度大于厂家声明的精密度，说明厂家声明的精密度有问题，此时应进行显著性比较，在EP5-A3和EP15-A3中有详细介绍。

另一方面，与权威机构规定的总允许误差（TEa）进行比较：将计算精密度与权威机构规定的TEa进行比较，判断其精密度是否可接受。一般情况下，批内精密度≤1/4TEa和批间精密度≤1/3TEa。YY/T 0996—2015《尿液有形成分分析仪（数字成像自动识别）》规定，细胞浓度为200/μl时，CV≤15%；细胞浓度为50/μl时，CV≤25%。

（2）携带污染率

1）验证方法：取高浓度（约为5000/μl）的尿液标本和低浓度（参考区间内）的尿液标本，先对高浓度的尿液标本连续检测3次，检测结果分别为i_1、i_2、i_3；紧接着对低浓度的尿液标本连续检测3次，检测结果分别为j_1、j_2、j_3。按照下列公式计算携带污染率：

$$携带污染率=\frac{j_1-j_3}{i_1-j_3}\times100\%$$

2）结果确认：尿液分析仪细胞携带污染率应≤0.05%。

（3）可报告范围

1）标本浓度：高浓度标本，选取待检项目的高浓度标本，建议浓度高于说明书给定上限；低浓度标本，可用稀释液或低值标本。

2）标本数量：在已知线性范围内选择5～7个浓度水平，应覆盖定量限（低值或高值）。

3）标本配制：可将低浓度和高浓度标本按不同比例混合（按4：0、3：1、2：2、1：3、0：4;5：0、4：1、3：2、2：3、1：4、0：5;6：0、5：1、4：2、3：3、2：4、1：5、0：6）可得到位5～7份线性试验标本。

4）标本测定：全部试验在同一工作日内完成，检测序列应为随机排列，有显著携带污染时，应用空白隔开标本。每份标本测定3～4次，计算其平均值。

5）离群点检查：观察结果有无明显的数据错误，有明显异常时，应判断是否为离群点。全部数据中的离群点如果有2点或以上，则应放弃全部数据或重新进行实验。

6）统计学处理：以分析物浓度（已知）为Y轴，测定均值为X轴，绘制X-Y线性图，目测分析测量范围。若所有实验点在坐标纸上呈明显直线趋势，用直线回归统计方法对数据进行处理，得直线回归方程$Y = bX + a$，并计算相关系数r。

7）临床可接受性能判断：理想状态下，预期值和实测值间呈通过原点、斜率为1的回归线，即b为1，a为0。若b在0.95～1.05，a接近于0，则可直接判断测定方法可报告范围在实验所涉及浓度。若b不在0.95～1.05，a较大，试着舍去最大一组数据，另作回归统计，缩小分析范围后，回归式有明显改善。若b接近于1，a趋于0，此时，缩小的分析范围可作为真实的可报告范围。

（4）生物参考区间

1）验证方法：可参考WS/T 402—2012《临床实验室检验项目参考区间的制定》和C28-A3《临床实验室参考区间的定义、建立与验证——批准指南》，每个参考区间应选用20份随机健康人尿液标本，用尿液有形成分分析仪检测。

2）结果确认：验证结果95%置信区间满足生物参考区间为合适；当95%置信区间超过生物参考区间时，应扩大验证人数进行验证，否则应重新建立生物参考区间。

（5）单项符合率：符合率可参考YY/T 0996—2015《尿液有形成分分析仪（数字成像自动识别）》，单项符合率是指自动化仪器识别与镜检结果符合程度。

1）验证方法：取一定数量的尿液标本（至少150份临床尿液标本，其中要求红细胞至少有90份为病理标本，白细胞至少有90份为病理标本，管型至少有30份为病理标本），分别采用尿液分析仪和人工镜检法（显微镜检查均由2位有经验的专业技师采用盲法独立完成，取2人计数结果的均值）进行测定，分别计算红细胞、白细胞和管型仪器检测阴、阳性结果与镜检阴、阳性结果的符合率。

2）计算方法：

$$符合率 = \frac{t_1 + t_2}{t_总} \times 100\%$$

其中，t_1为镜检阳性结果同时待检仪器测试阳性结果的标本数量；t_2为镜检阴性结果同时待检仪器测试阴性结果的标本数量；$t_总$为总标本数量。

3）结果判定：红细胞、白细胞和管型的单项符合率应分别≥70%、≥80%和≥50%。

（6）假阴性率：可参考YY/T 0996—2015《尿液有形成分分析仪（数字成像自动识

别）》，假阴性率是指某一自动化仪器识别与镜检结果符合程度。

1）验证方法：取一定数量的尿液标本（至少200份），分别用尿液有形成分分析仪和人工镜检方法进行对比，以人工镜检为标准，计算尿液分析仪的假阴性率。

2）计算方法：

$$假阴性率 = \frac{t_{假阴性率}}{t_{总}} \times 100\%$$

其中，$t_{假阴性数}$为红细胞、白细胞和管型镜检阳性结果而待检仪器测试阴性结果的标本数量；$t_{总}$为总标本数量。

3）判定结果：假阴性率应≤5%。

（五）支持性文件

支持性文件包括YY/T 0475—2011《干化学尿液分析仪》；YY/T 0478—2011《尿液分析试纸条》；YY/T 0996—2015《尿液有形成分分析仪（数字成像自动识别）》；CNAS-CL02-A002：2018《医学实验室质量和能力认可准则在体液学检验领域的应用说明》；CLSI：EP6-A2《定量分析方法的线性评价》；WS/T 402—2012《临床实验室检验项目参考区间的制定》；CLSI：C28-A3《临床实验室参考区间的定义、建立与验证——批准指南》。

二、尿液分析仪校准程序

（一）目的

尿液分析仪校准程序用于规范尿液分析仪校准规程，保证其检测结果准确。

（二）适用范围

尿液分析仪校准程序适用于尿液干化学分析仪、尿液有形成分分析仪校准的所有活动。

（三）职责

（1）实验室设备管理负责人负责仪器设备校准管理和监督。
（2）体液实验室负责人负责制订尿液分析仪校准计划和监督实施。
（3）体液实验室授权人员和厂家授权工程师负责尿液分析仪校准的具体实施。

（四）工作程序

1. 尿液分析仪校准频率

（1）定期校准：干化学项目每月1次，浊度、比重项目每月或每半年1次（视尿液干化学分析仪品牌而异），有形成分项目每年1次。

（2）不定期校准：分析仪主要部件故障（影响性能）、环境变更（如仪器搬迁）、检测结果发现偏离又无法纠正时。

2. 尿液分析仪校准要求

（1）尿液干化学分析仪校准首选按制造商校准程序进行校准，也可参考 JJF 1129—2005《尿液分析仪校准规范》。校准项目包括光学系统、比重、浊度等。

（2）尿液有形成分分析仪校准首选按制造商校准程序进行校准，也可参考 JJF 1823—2020《全自动尿沉渣分析仪校准规范》。校准项目数字图像原理包括空白值、示值误差等；流式细胞原理包括总粒子数、电导率、灵敏度等。

3. 尿液分析仪的校准

（1）准备工作：①检查仪器状态和试剂状态；②清理仪器各部件卫生；③准备校准器材。

（2）校准：①标准过程严格按实验室制定的校准程序进行；②校准的结果应在允许的范围内。

（3）校准后验证：校准完成后应立刻验证，如果验证不通过，须排除原因重新校准。

（五）支持性文件

支持性文件为尿液分析仪使用操作手册和维修手册。

三、尿液检验室内质量控制程序

（一）目的

建立尿液检验室内质量控制程序是为了规范尿液检验室内质量控制活动，确保尿液检验结果稳定。

（二）适用范围

尿液检验室内质量控制程序适用于体液实验室尿液检验项目室内质量控制所有活动。

（三）职责

（1）实验室技术主管负责批准尿液检验室内质量控制程序。

（2）体液实验室负责人负责制定尿液检验室内质量控制程序。

（3）体液实验室工作人员负责具体室内质量控制活动的实施。

（4）实验室监督员负责对尿液检验质量控制活动的监督和评价。

（四）工作程序

1. 尿液检验内部质量控制的要求

（1）尿液检验所有项目应进行内部质量控制，定量试验应遵循 WS/T 641—2018《临床检验定量测定项目室内质量控制》。

（2）每天尿液分析时都必须选择两个水平的质控品控制，全天运行的尿液分析仪须追加质控次数。

（3）只有当批次质控结果在控时，方可发出当天的尿液检测报告。

2. 尿液检验室内质控品的选择

（1）定量试验：尿液有形成分分析仪的质控品首选仪器配套的质控品，至少选择正常和异常两个浓度水平。

（2）定性试验：尿液干化学分析仪的质控品首选仪器配套的质控品，至少选择阴性和阳性两个浓度水平，适用时可使用弱阳性质控品。

实验室使用非配套质控品时，在使用前应评价质控品的质量和适用性。

3. 靶值和控制限的设立

（1）暂定靶值和标准差的建立：在项目初始化时，要求每台设备每天1次，连续测定20天或更多，根据20个或更多次质控测定结果，对数据进行离群值检验（剔除3s外的数据），计算均值和标准差（首次）作为室内质控图的暂定靶值。以此暂定靶值和标准差作为下个月室内质控图靶值进行室内质控；1个月结束后，将该月与上个月的质控测定结果汇集在一起，计算累积均值，此累积均值作为下个月质控图的靶值。

（2）质控品批号更换时靶值与标准差的设立

1）新批号靶值的设立：拟更换新批号的质控品时，应在旧批号质控品使用结束前，与新批号质控品一起，进行新旧批号质控品平行检测20天，以此计算设立新的靶值。每个检测系统应建立自己的靶值，相同检测系统、不同仪器设备的靶值设置应相近。

2）加权平均CV的计算：至于标准差，使用的数据量越大，其标准差估计值越好。因此，推荐某一浓度水平以前6个月CV作为相同水平新的标准差，其计算公式为

$$加权平均 CV\% = \frac{CV_1 \times n_1 + CV_2 \times n_2 + \cdots + CV_n \times n_n}{n_1 + n_2 + \cdots + n_n}$$

式中，CV_1、CV_2和CV_n代表同一水平每次质控品的CV，n_1、n_2和n_n代表每次质控测量的数量。

3）新批号标准差的计算：新批号标准差来源于连续测定20天的靶值与相同水平浓度加权平均CV%，其计算公式为

$$s = \bar{x} \times 加权平均 CV\%$$

式中，s代表新批号质控品将来采用的标准差；$\bar{x}$代表新批号质控品检测的均值；加权平均CV%代表相同水平浓度加权平均CV%。

4. 室内质控的操作

（1）实验室每天按常规方法使用两个浓度的质控品进行室内质控，确认合格后才能检测患者标本。

（2）质控频率：检测当天至少1次或依据分析批长度选择频率。一般来说，检测项目每天至少检测1次，当更换新批号试剂或仪器重要部件维修后应追加一次质控。

（3）质控记录：定量项目应绘制质控图，定性项目应记录质控结果，形成《室内质控记录》。

（4）专业实验室负责人或指定质控员月末应对当月室内检测结果计算$\bar{x}$、s及CV，并进行图形分析和总结后，交实验室管理层审阅及签字。

5. 室内质控失控规则

（1）警告规则：1_{2s}规则，即1次质控结果超过2s，为报警。

（2）定量测定

1_{3s}规则：1次质控结果超过$3s$，为失控。

2_{2s}规则：①同天2个质控结果同方向超过$2s$为失控；②同一质控结果连续2次超出$2s$为失控。

$10x$规则：质控结果连续10次在均值的同一侧为失控，且有1个结果超出$\pm 2s$。

（3）定性试验：阴性不可为阳性、阳性不能为阴性；阳性结果不超过1个数量级，否则为失控。

6. 室内质控失控的处理　室内质控用于实验室每天对患者尿液测定结果的稳定性监测，理想的情况是天天在控，但实际情况是失控常见。失控后应立即停发检验报告，通知体液实验室负责人，采取纠正和预防措施。

（1）失控情况处理：操作者在测定质控品时，如发现质控数据违背了控制规则，应立即填写失控报告，上交体液实验室负责人，由体液实验室负责人做出是否发出与测定质控品相关的那批患者标本检验报告的决定。

（2）失控原因分析：体液实验室负责人应根据失控数据信息、操作信息、试剂及仪器信息等综合判断失控为系统误差还是随机误差，是真失控还是假失控。

（3）消除失控的原因：对判断为真失控的情况，首先应消除失控原因，确保室内质控在控。对失控的最佳处理是确认原因，发现问题并提出妥善解决的办法，消除失控原因，并防止再次发生。

（4）验证患者结果：如果失控信号被判断为假失控，尿液测定报告可以按原先测定结果发出，不必验证。对判断为真失控的情况，首先纠正质控结果，确保在控，并对相应的所有失控患者标本（至最后一次成功室内质控）进行重新评估验证。评估验证方式：①已做标本，但报告未发，实验室暂停报告发布，通过重新测定或其他评审方式验证其合格后方可发出报告。②已经被患者取走或临床参考利用者，立即与患者或临床联系，说明原因并取回检验结果，采取必要的措施：一方面，重新检测标本，重新发布检验结果；另一方面，与临床医生协商，共同评估检验结果对临床诊断和治疗的影响，采取补救措施，使影响程度降到最低。

7. 室内质控的总结　实验室月末应对当月室内质控数据总结，计算$\bar{x}$、s及CV，并进行图形分析（包括趋势变化）和总结后，交相关人员（科主任和技术主管）审阅及签字。

总结的内容主要包括基于统计数据（当月质控的$\bar{x}$、s及CV与累积$\bar{x}$、s及CV之间有无差异）及质控图数据分布资料（有无趋势变化）的总体评价；当月质控失控情况（如失控多少、失控原因分析、失控处理情况及失控后检测结果的影响评估等）；相关试剂、仪器运转情况（如有无更换试剂批次、仪器设备是否维修）；本月质控存在的主要问题（如有无趋势变化，如有应采取预防措施）及持续改进的建议。

（五）支持性文件

支持性文件包括GB/T 22576.3《医学实验室质量和能力的要求 第3部分：尿液检验领域的要求》；WS/T 641—2018《临床检验定量测定项目室内质量控制》。

四、尿液检验结果比对程序

（一）目的

尿液检验结果比对程序是为了规范实验室内尿液检验仪器之间、人员之间检测结果的比对，确保检验结果准确一致。

（二）适用范围

尿液检验结果比对程序适用于实验室尿液检验仪器之间、人员之间的比对活动。

（三）职责

（1）技术负责人负责组织实验室内的比对计划。
（2）体液实验室负责人负责对尿液常规检验项目的仪器和人员之间的比对活动。
（3）监督员负责监督比对试验计划的执行。

（四）工作程序

1. 实验室比对的要求
（1）比对频率：每6个月进行1次。
（2）标本要求：至少5份临床标本（覆盖高、中、低浓度）。
（3）比对方式：尿液干化学分析仪可采用符合率法；尿液有形成分分析仪可采用可比性比对和符合性比对；人员之间可采用一致性比对。

2. 尿液干化学分析
（1）方法设计：至少5份（至少含3份异常水平标本，尽可能覆盖各检测量程）临床标本，对多台尿液干化学分析仪进行检测。
（2）结果统计：以参加室间质量评价仪器为靶值，其他仪器与其进行符合率统计。
（3）计算方法：

$$符合率=完全一致率+一般一致率$$

$$完全一致率=\frac{靶值的结果个数}{总检测次数}\times100\%$$

$$一般一致率=\frac{与检测项目靶值相差在一个量级之内的结果个数}{总检测次数}\times100\%$$

（4）判定标准：当使用小标本时（$n=5$），符合率≥80%为合格；当使用大标本时（$n\geq20$），符合率≥90%为合格。

3. 尿液有形成分分析
（1）可比性比对：实验方案可参考CLSI EP9-A3和WS/T 407—2012《医疗机构内定量检验结果的可比性验证指南》。可比性比对适用于相同厂家（参考值范围相同）的仪器，可用定量数据进行统计学处理。

1）方法设计：选择一定数量的尿液标本（包含高、中、低浓度），对多台尿液有形成分分析仪进行检测。

2）结果统计：以某一尿液有形成分分析仪为靶值，其他仪器与其进行符合率统计。

3）计算方法：

$$偏倚\,CV（\%）=\frac{X_{测定}-X_{靶值}}{X_{靶值}}\times100\%$$

4）判定标准：尿液有形成分分析仪测定的红细胞、白细胞、上皮细胞和管型的偏倚小于制造商规定的数值。当使用小标本时（$n=5$），符合率≥80%为合格；当使用大标本时（$n\geq20$），符合率≥90%为合格。

（2）符合性比对：当不同厂家的尿液有形成分分析仪的原理不同，其检测结果不具备定量可比性时，ISO 15189又要求对检测结果的医疗风险进行评估，因此寻找妥善的办法——采用符合性比对，评估不同仪器（参考值范围不同）。

1）方法设计：选定一定数量的尿液标本（包含高、中、低浓度，重点选择参考值范围周围的标本）临床标本，对多台尿液有形成分分析仪进行检测。

2）结果统计：以同一尿液标本检测结果为对象，观察两种有形成分分析仪。以各参考值范围为基础，观察检测结果的阴性和阳性符合程度。

3）判定标准：同一尿液标本，两种方法的检测结果均正常为一致，均异常也为一致；反之为不一致。当使用小标本（$n=5$）时，符合率≥80%为合格；当使用大标本时（$n\geq20$），符合率≥90%为合格。

4. 形态学人员比对

（1）人员的选择与频率：实验室所有可能涉及尿液有形成分形态学检验的工作人员，每半年进行1次人员比对。

（2）考核方法与内容：每次至少使用5份临床标本，且至少应含3份阳性标本，阳性标本应包括细胞、管型、结晶、真菌等不同类型的有形成分。考核人员使用5份新鲜尿液标本完成离心、涂片的制备，独立完成镜检。

（3）结果计算：由于尿液镜检结果是一个半定量的范围，无法用定量方法进行统计学处理，为便于计算，实验室应建立标准评价人员比对的符合性。这里推荐采用镜检结果的中位数作为尿液镜检衡量值，以此值95%置信区间为判定标准，在此范围内可以接受，否则为不接受。尿液形态学镜检结果的参考标准一般以经验丰富者的观察值为靶值，其他人员与其比对。

（4）结果判定：5份临床考核尿液标本有形成分识别符合率≥80%为合格。

（五）支持性文件

支持性文件为GB/T 22576.3《医学实验室质量和能力的要求 第3部分：尿液检验领域的要求》。

五、尿液常规操作规程（以 AX-4030 和 UF-1000i 尿液分析仪为例）

（一）检验目的

尿液是由肾脏生成的，是机体的代谢产物。肾脏通过泌尿活动排泄废物，调节体液及酸碱平衡，此外，肾脏还兼有内分泌功能。因此，通过检测尿液的颜色、浊度、pH、比重、蛋白、葡萄糖、酮体、亚硝酸盐、胆红素、尿胆原、隐血（红细胞）、粒细胞酯酶及有形成分（红细胞、白细胞、管型等），不仅能诊断与泌尿系统有关的疾病，还能为判断治疗效果提供线索和依据。

（二）检测原理

尿液常规包括理学检查、干化学分析和有形成分检查（流式细胞术和显微镜检查）。

1. 理学检查

（1）尿液颜色：光透射原理（470nm、535nm 和 635nm 多波长的透射光，计算颜色值）。

（2）尿液浊度：透光指数原理（635nm 波长，尿液与洗净液的透射和散射光相比较，计算浊度）。

（3）尿液比重：折射计测量相对折射率的原理。

2. 干化学分析

（1）尿pH：采用酸碱指示剂法（适用范围为 5.0～9.0）。

（2）尿蛋白：pH 指示剂的蛋白误差法（在 pH 3.2 条件下，四溴酚蓝产生阴离子，与带阳离子的白蛋白结合发生颜色变化）。

（3）尿糖：葡萄糖氧化酶-过氧化物酶法。

（4）尿酮体：亚硝基铁氰化钠法（与乙酰乙酸或丙酮反应）。

（5）尿胆红素：偶氮法（在强酸介质中，直接胆红素与硝基苯胺发生偶联反应生成红色的复合物）。

（6）尿胆原：偶氮法（在强酸条件下，尿胆原与四氟硼酸重氮盐发生重氮偶联反应生成胭脂红色的化合物）。

（7）尿亚硝酸盐：Griess 法，亚硝酸盐与对氨基苯磺酸发生重氮化反应后，再与萘基乙胺结合形成红色化合物。

（8）尿红细胞或隐血：类过氧化物酶法（红细胞或血红蛋白均含有亚铁血红素，后者具有过氧化物酶样活性，可使尿试带模块中无色的色源脱氢变成蓝色的物质）。

（9）尿白细胞酯酶：中性粒细胞酯酶法（酯酶作用于吲哚产生吲哚酚，后者与重氮盐反应形成紫色缩合物）。

3. 有形成分检查

（1）流式细胞术：UF 尿液分析仪使用流式细胞术（FCM）获得尿细胞前向散射光和荧光及侧向散射光和荧光的强度参数，使用电阻抗技术获得尿液细胞信息和电导率参数。

鞘流装置将经过特定物质染色的单个细胞通过半导体激光束照射时，单个细胞会从不同角度发出荧光和散射光（前向和侧向），系统将对这些电信号进行分析，按荧光强度生成一维直方图，并按荧光强度和散射光强度生成二维散点图，再分析直方图和散点图，识别细胞类型并计数。

（2）显微镜检测技术：尿液有形成分有细胞、管型、结晶、细菌、寄生虫等，这些物质虽然具有不同的形态，但是由于细胞太少，肉眼不可见，利用显微镜放大的特性能够将尿液沉渣中的有形成分放大，根据细胞形态加以识别鉴定。

（三）性能特征

尿常规检查项目的性能特征见"AX-4030尿液分析仪操作规程"和"UF-1000i尿液分析仪操作规程"。

（四）设备

设备包括AX-4030尿液分析仪、UF-1000i尿液分析仪、显微镜和离心机。

（五）容器准备及标本

尿常规标本采集中段尿，一般用一次性塑料杯收集30ml尿液，倒入一次性专用尿管中（大约12ml）。住院患者：第一次晨尿、第二次晨尿（推荐）和随机中段尿；门诊和急诊患者：随机中段尿。患者、容器准备和尿液标本采集详见"尿液标本采集与处理规程"。

（六）试剂

AX-4030尿液分析仪专用试剂：配套试带10PA（储存于干燥、1～30℃环境，避免阳光直射）；配套专用校准试带（储存于干燥、2～30℃环境，避免阳光直射）；BIO-RAD尿液质控品（储存于2～8℃环境）。

UF-1000i尿液分析仪专用试剂：UFⅡ SHEATH鞘液、UFⅡ SEARCH-SED染色液、UFⅡ PACK-SED稀释液、UFⅡ SEARCH-BAC染色液、UFⅡ PACK-BAC稀释液和UFⅡ CONTROL质控液。所有试剂储存于2～35℃（染色液放冰箱2～8℃保存最佳），须储存在干净避光环境中。

（七）校准程序

1. AX-4030尿液分析仪的校准 定期进行光度计校准（每月1次），对浊度、比重进行校准（每半年1次）。当检测系统发生变更时应实施校准。校准操作流程见"AX-4030尿液分析仪操作规程"。

2. UF-1000i尿液有形成分分析仪的校准 每年校准1次，当检测系统发生变更时应实施校准。UF-1000i尿液有形成分分析仪的校准只能由经过制造商严格培训并授权的工程师操作。操作流程见"UF-1000i尿液分析仪操作规程"。

（八）室内质量控制

1. AX-4030尿液分析仪

（1）质控品准备：将质控品从冰箱中取出放于室温一段时间，待质控品恢复至室温后轻摇混匀。

（2）上机检测：将装有质控品的专用试管轻轻摇匀后放于质控架上（质控液的量不能少于2ml），具体操作流程见"AX-4030尿液分析仪操作规程"。

（3）失控规则：阴性不能为阳性；阳性不能为阴性，阳性等级不能超过1个数量级。

（4）结果分析：质控品检测完毕，立即分析质控结果。发现质控数据违背质控规则时，认真分析失控原因，并做出停发检验报告判断的决定。

（5）失控处理：当出现失控信号时，寻找失控的原因，并采取一定的措施加以纠正，必要时填写《失控报告》。

2. UF-1000i尿液分析仪

（1）质控品准备：将质控品从冰箱取出并恢复至室温；轻摇混匀20～30次，倒出0.9ml质控液于小试管内。

（2）上机检测：具体操作流程见"UF-1000i尿液分析仪操作规程"。

（3）失控规则：1_{3s}、2_{2s}和$10\bar{x}$规则。

（4）结果分析：质控品检测完毕，立即分析质控结果。在发现质控数据违背质控规则时，认真分析失控原因，并做出停发检验报告判断的决定。

（5）失控处理：当出现失控信号时，寻找失控的原因，并采取一定的措施加以纠正，必要时填写《失控报告》。

（九）尿液标本检测

1. 标本的准备

（1）标本接收和评估：实验室人员应按相关规定对尿液标本进行验收，只有合格的标本才能进行检测。

（2）标本核对：合格的尿液标本，再一次整理、分类，确认信息无误，将尿液常规归在一起。

（3）标本上架：将扫描接收后的标本轻轻颠倒混匀，拔帽，按标本序号顺序放入试管架，准备上机。

2. 上机测试 参见"AX-4030尿液分析仪操作规程"和"UF-1000i尿液分析仪操作规程"。

3. 显微镜检查

（1）标本的准备：选择需要镜检的尿液标本，核对信息，对每个标本加盖。

（2）离心：用有效离心半径15cm的水平式离心机，1500r/min（相对离心力400g）离心5min。

（3）尿沉渣制备：离心后，待离心机自然停转，取出离心管，手持离心管45°～90°倾斜并弃掉上清尿液，留取尿沉渣（大约0.2ml），轻轻摇动离心管，使尿沉渣有形成分混匀。

（4）镜检：将混匀后的尿液沉渣滴入一次性尿板内，在显微镜下先用低倍镜观察20个视野，再用高倍镜观察10个视野。

（5）结果的报告

1）细胞成分：检查10个高倍视野，以每个高倍视野的最低至最高数进行报告。

2）管型：应观察20个低倍视野，用高倍视野鉴定，以每个低倍视野的最低至最高数进行报告。

3）结晶及其他成分：检查10个高倍视野，以每个高倍视野的偶见、少量、中量及大量进行报告。

（十）镜检标本的筛选原则

（1）干化学法检测红细胞、白细胞和UF-1000i检测红细胞、白细胞、上皮细胞、管型及有形成分结果均为正常的患者标本，可以不做镜检。

（2）如果干化学法检测红细胞、白细胞与UF-1000i检测红细胞、白细胞结果均为阳性，且UF-1000i分析结果显示干扰因素（如结晶、酵母菌、细菌等）在正常范围内，细胞不超过一个数量级，可以免除镜检。

（3）临床要求镜检的标本或以镜检作为诊断依据者（如磺胺结晶、三聚氰胺、胆红素结晶等）必须镜检。

（十一）结果计算

1. 尿液浊度

$$T = \frac{\dfrac{S_S}{T_S} - \dfrac{S_W}{T_W}}{K}$$

式中，T 为尿液浊度；S_S 为尿液散射率；S_W 为尿液透光率；T_S 为清洗液散射率；T_W 为清洗液透光率；K 为系数。

2. 尿液比重

$$SG = 1.000 + r \times Brix + SG_{校正}$$

式中，r 为折射率与尿液比重的系数，Brix 为尿液的折射率，$SG_{校正}$ 为尿液蛋白、糖、温度对尿液比重的校正系数。

3. 干化学参数

$$R(\%) = \frac{T_m \times C_s}{T_s \times C_m} \times 100\%$$

式中，$R(\%)$ 为反射率；T_m 为测定波长下，试剂模块的反射强度；C_s 为参考波长下，标准模块的反射强度；T_s 为参考波长下，试剂模块的反射强度；C_m 为测定波长下，标准模块的反射强度。

（十二）干扰因素

1. 理学检查的干扰因素

（1）尿液颜色：尿液放置时间过长，盐类结晶析出、尿胆原转变为尿胆素、细菌繁殖和腐败、尿素分解，均可使尿液颜色加深。

尿液颜色受某些食物或药物的影响，如食入大量胡萝卜，服用呋喃唑酮、维生素B_2、大黄和黄连等，均可使尿液呈亮黄色或深黄色，但振荡后所产生的泡沫无色，而尿液含有胆红素时产生的气泡呈黄色；氨基比林或碱性尿液中有酚红、酚酞时，尿液呈亮红色，但不难与血尿颜色（红色或暗红色，浑浊而无光泽）区别。

（2）尿液浊度：尿液放置时间过长，盐类结晶析出、尿胆原转变为尿胆素、细菌繁殖和腐败、尿素分解，均可使尿液浊度增加。

（3）尿液比重：尿液中非离子型化合物如葡萄糖、蛋白质、造影剂等，可导致比重和折射法测定结果偏高。每增加10g/L蛋白质，应在原测定值的基础上减去0.005；每增加10g/L葡萄糖，应在原测定值的基础上减去0.004。混浊尿液及细胞尿液也可影响尿液比重测定。

2. 干化学分析的干扰因素

（1）尿pH：标本放置过久，细菌大量繁殖可导致pH改变（大多数细菌如变形杆菌等分解尿素产生氨，可使尿液呈碱性，pH升高；但偶尔细菌也分解尿液成分产生酸性物质，使尿液偏酸性，pH偏低）。

（2）尿蛋白：强碱性尿（pH＞8.0）可产生假阳性结果；强酸性尿（pH＜3.0）可产生假阴性结果。干化学法对球蛋白的敏感性低于白蛋白。高浓度青霉素干扰可产生假阴性。血红蛋白、造影剂、高分子量物质、含有季铵盐的消毒剂等可导致假阳性结果。

（3）尿糖：高浓度维生素C、高浓度酮体尿液等可产生假阴性结果；高比重碱性尿液可降低试剂带对糖的敏感性，使低糖浓度尿液呈假阴性；尿液被过氧化物或次氯酸盐污染可产生假阳性结果。强酸性尿（pH＜4.0）可产生假阳性结果。

（4）尿酮体：尿液中含L-多巴、磺溴酞（BSP）、酚磺酞（PSP）、苯酮、先锋霉素和醛糖还原酶等可引起假阳性；标本放置过程中酮体易受热分解或细菌污染，酮体消失，可引起假阴性。

（5）尿胆红素：尿液中含高浓度维生素C、尿酸和亚硝酸盐可引起假阴性。依托度酸、尿胆原可使胆红素尿呈假阳性。胆红素对光不稳定。

（6）尿胆原：尿液中一些内源性物质如胆色素原、吲哚、胆红素等和一些药物如碳青霉烯类、吩噻嗪类、维生素K、磺胺药等，可使尿胆原呈假阳性。尿胆原对光不稳定。

（7）尿亚硝酸盐：非那吡啶可引起假阳性。大量维生素C、高比重尿和硝基呋喃等可引起假阴性。

（8）尿红细胞或隐血：肌红蛋白、菌尿、氧化物质如次氯酸钠可引起假阳性；维生素C、高比重尿、蛋白可引起假阴性。

（9）尿液白细胞酯酶：尿液受甲醛污染或含高浓度胆红素或使用某些药物时，可引起假阳性；尿蛋白＞5g/L，尿糖＞3g/L，低pH和比重升高的尿液，尿液中含有大剂量头孢氨苄、庆大霉素等药物时，可使测定结果偏低或出现假阴性。

3. 流式细胞术分析的干扰因素　尿液标本中的一些物质如结晶（草酸钙、尿酸、磷酸铵镁及非晶形盐结晶）、细菌、酵母菌、精子、黏丝菌等，可影响分析结果的准确性，使检测结果出现假阳性；标本若含有色防腐剂或荧光素，可降低分析结果的可信性。

（十三）生物参考区间

正常尿液呈淡黄色或黄色、清亮；pH为5.0～8.0（平均6.0），多数标本为5.5～6.5；随机尿比重为1.003～1.030（一般为1.010～1.025），首次晨尿应＞1.020；蛋白、糖、酮体、胆红素及亚硝酸盐定性呈阴性；尿胆原定性为正常；干化学法检查尿白细胞、红细胞没有生物参考区间，只起筛查作用。

UF-1000i尿液分析仪：参见生产商提供的参考区间，但实验室应对其进行验证。

尿沉渣显微镜检查：红细胞（0～3）/HPF；白细胞（0～5）/HPF；管型（透明）（0～1）/LPF。

（十四）患者检验结果可报告区间

1. 尿液分析仪测定患者结果可报告区间　参见"AX-4030尿液分析仪操作规程"和"UF-1000i尿液分析仪操作规程"。

2. 尿液沉渣显微镜检查患者结果可报告区间　红细胞、白细胞、上皮细胞以每高倍视野（HPF）报告：（0～满视野）/HPF；管型以每低倍视野（LPF）报告：（0～满视野）/LPF；其他沉渣成分（如结晶等）以高倍视野报告：以偶见、少量、中量和多量报告。

（十五）警告/危急值

尿液常规检测项目暂无警告/危急值。

（十六）实验室解释

1. 尿液分析的临床意义　参见"尿液标本采集与处理规程"。

2. 检验结果影响因素说明　影响检验结果的因素较多，应提醒临床结合患者病情及其他检验结果对本次检验结果综合分析，正确对待每一项检验结果（注意：部分干化学分析结果只起筛查作用，不能作为临床诊断的依据）。

（十七）安全防护措施

实验室及工作人员一般安全防护措施参见实验室安全管理程序。

（十八）变异的潜在来源

1. 标本因素　①剧烈运动和大量饮水、输液可能导致尿液假阳性或假阴性结果。②尿液放置时间过长或保存不当，尿液成分发生改变，可能使部分项目检测出现假阴性结果或检测值偏低和检测出现假阳性结果或检测值偏高。

2. 试剂和仪器因素　试剂变质、失效及污染，仪器准确性偏倚等，可产生尿液假阳性或假阴性结果。

（十九）报告时间

尿液常规分析住院患者当日出报告，门诊患者60min内出报告，急诊标本30min内出报告。

六、尿沉渣检查标准操作规程

（一）检验目的

尿液有形成分是尿液中一切以固定形态出现的物质的总称。尿沉渣检查是指尿液经过浓缩、离心、沉淀后，通过显微镜检查尿液中有形成分。

规范尿液标本有形成分形态学检验标准操作，有助于确保尿液检验结果准确、可靠。

（二）检测原理

尿液有形成分有细胞、管型、结晶、细菌、寄生虫等，这些物质虽然具有不同的形态，但是由于细胞太少，肉眼不可见，利用显微镜放大的特性能够将尿液沉渣中的有形成分放大，根据细胞形态加以识别鉴定。

（三）设备要求

显微镜：应使用内置光源的双筒显微镜；载物台能机械移动玻片；物镜能放大10倍、40倍，目镜能放大10倍；同一实验室使用多台显微镜，其物镜及目镜的放大倍数应一致。

离心机：应采用水平式有盖离心机，离心时应盖上盖，以保证安全。离心时机内温度应尽可能保持<25℃，离心机相对离心力（RCF）应在400g左右。

（四）容器准备及标本

尿常规标本采集中段尿，一般用一次性塑料杯收集30ml尿液，倒入一次性专用尿管中（大约12ml）。住院患者：第一次晨尿、第二次晨尿（推荐）和随机中段尿；门诊和急诊患者：随机中段尿。

（五）试剂与耗材

试剂：原则上尿沉渣一般不需要试剂，但对于特殊有形成分的鉴别需选择合适的染色剂。

耗材：推荐采用一次性专用尿杯、一次性专用尿液离心管和一次性专用尿液计数板。

（六）离心机的校准

每年至少1次对离心机的转速进行校准验证。

（七）操作方法

1. 标本的准备　选择需要镜检的尿液标本（尿液应准确10.0ml），核对信息，对每个标本加盖。

2. 离心　用有效离心半径15cm的水平式离心机，1500r/min（相对离心力400g）离心5min。

3. 尿沉渣制备　离心后，待离心机自然停转，取出离心管，手持离心管45°～90°倾斜弃掉上清尿液，留取尿沉渣（大约0.2ml），轻轻摇动离心管，使尿沉渣有形成分混匀。

4. 镜检　将混匀后的尿液沉渣滴入一次性尿板内，先用低倍镜观察20个视野，再用高倍镜观察10个视野。

（八）结果的报告

1. 细胞成分　检查10个高倍视野，以每个高倍视野的最低至最高数进行报告。

2. 管型　应观察20个低倍视野，用高倍视野鉴定，以每个低倍视野的最低至最高数进行报告。

3. 结晶、细菌与真菌、寄生虫等其他成分　检查10个高倍视野，以每个高倍视野所见数量换算为半定量的"−、±、+、2+、3+"等级报告（表17-2-1），也可按细胞成分进行报告。

表17-2-1　尿液结晶、细菌与真菌、寄生虫等报告方式

项目	报告等级				
	−	±	1+	2+	3+
结晶	0		（1～4）/HPF	（5～9）/HPF	＞10/HPF
细菌与真菌	0	数个视野散在可见	各视野均可见	量多、团状聚集	无数
原虫、寄生虫卵	0		（1～4）/HPF	（5～9）/HPF	＞10/HPF
无定形盐类	0	罕见	少量	中等量	多量

（九）质量控制

1. 检验前

（1）采集尿液标本前，禁止剧烈运动，尽可能减少喝水、避免输液，以免大量饮水、输液导致假阴性结果。

（2）尿液标本推荐采用晨尿，原因是晨尿浓缩，能最大程度地反映有形成分的情况；也可采集第二次晨尿，这样可避免因标本室温存放时间过长、细菌生长、蛋白分解、细胞和管型破坏等影响。

（3）采集尿液标本时最好清洁尿道口及外阴，留取中段尿，同时避免经血、白带、精液、粪便等混入。

2. 检验中

（1）尿液标本留取后应立即检查，可先用干化学和有形成分自动化仪器筛选后再进行镜检复核，以减轻劳动强度，有更多时间观察异常结果。

（2）实验室应制定尿沉渣检查的操作规程，统一尿量、离心力、离心时间、留取沉渣量、检查量及报告方式等，保证检查结果的精密度、准确度良好。

（3）实验室检验人员发现可疑成分时，要由高级人员复核，必要时可采取染色方式进行鉴别。

（4）形态学检验人员检验水平不一，实验室应对其能力进行培训和评估，使其基本达到同一观察水平，确保形态学结果的一致性。

3. 检验后 光学显微镜型号之间（如视场数差异），不同类型的显微镜（如光学、相差、偏振光显微镜）检测视野范围、亮度、液层深度有所差异，其参考区间也应有所差异。

（十）生物参考区间

红细胞：（0～3）/HPF；白细胞：（0～5）/HPF；管型（透明）：（0～1）/LPF。

（十一）临床意义

尿液有形成分的临床意义见表17-2-2。

表17-2-2 尿液有形成分的临床意义

有形成分	临床意义
红细胞	肾小球源性：见于各类肾小球疾病，如急性肾小球肾炎、无症状性血尿、IgA肾病、慢性肾炎、紫癜性肾炎、狼疮性肾炎等
	非肾小球源性：①暂时性血尿，见于剧烈运动、急行军、直立性血尿等；②泌尿系统疾病，见于肾结核、泌尿系结石、肿瘤、多囊肾、先天性畸形等；③生殖系统疾病，如前列腺炎、精囊炎等；④其他，如各种原因引起的出血性疾病
白细胞	中性粒细胞尿：常见于泌尿系统急性炎症如肾盂肾炎、膀胱炎、尿道炎等；生殖系统疾病如前列腺炎、阴道炎、宫颈炎、附件炎等，但也见于急性间质性肾炎、急性肾炎、急进性肾炎早期
	淋巴细胞尿：见于局灶节段性肾小球硬化及狼疮性肾炎
	单核细胞尿：药物性急性间质性肾炎及新月体性肾小球肾炎
	淋巴细胞和单核细胞尿：肾移植术后发生排斥反应或泌尿道慢性炎症
	嗜酸性粒细胞尿：急性间质性肾炎、药物所致变态反应、过敏性炎症、尿路血丝虫感染
吞噬细胞	提示泌尿道急性炎症，见于急性肾盂肾炎、膀胱炎、尿道炎等
肾小管上皮细胞	肾小管坏死性病变、间质性肾炎、肾移植排斥反应
移行上皮细胞	肾盂肾炎、输尿管炎、膀胱炎
鳞状上皮细胞	尿道炎
柱状上皮细胞	慢性尿道炎、慢性腺性膀胱炎或前列腺炎
脂肪颗粒细胞	脂肪颗粒细胞同时伴有明显蛋白尿是肾病综合征的典型特征，也可见于肾小管慢性炎症、肾梗死、晚期糖尿病肾病、多囊肾等
含铁血黄素颗粒细胞	见于阵发性睡眠性血红蛋白尿症、行军性肌红蛋白尿、自身免疫溶血性贫血、严重肌肉疾病等，也可见于大量输血后、心脏瓣膜置换术后
泡沫细胞	见于动脉粥样硬化性肾病（如局灶性节段性肾小球硬化和糖尿病肾病等）、肾小管间质病变及奥尔波特（Alport）综合征
透明管型	肾实质性病变（如急性肾小球肾炎、肾病综合征、急性肾盂肾炎、肾淤血）、恶性高血压、充血性心力衰竭等

续表

有形成分	临床意义
蜡样管型	提示肾功能严重受损，主要见于急性感染后肾小球肾炎和肾淀粉样变。膜性肾病、肾小球毛细血管性肾炎、糖尿病肾病、过敏性紫癜肾小球肾炎、坏死性肾小球肾炎、IgA肾病、弥漫增生性肾小球肾炎、局灶性肾小球肾炎、特发性膜性肾病等也可出现，但在微小病变性肾病中未检测到蜡样管型
红细胞管型	肾小球血尿的一个标志，常见于急性肾小球肾炎、IgA肾病、狼疮性肾炎、亚急性细菌性心内膜炎、肾梗死等。此外，系统性红斑狼疮（SLE）患者尿中出现红细胞和白细胞管型可以作为诊断复发性狼疮性肾炎的重要指标
白细胞管型	肾脏疾病的诊断：白细胞管型表明肾实质感染，见于急性肾盂肾炎（最常见）、间质性肾炎、狼疮性肾炎及肾综合征
	上尿路感染（肾盂肾炎）与下尿路感染的鉴别诊断：尿沉渣中出现白细胞管型是诊断肾盂肾炎的依据
	疾病预后的判断：SLE患者尿中出现红细胞和白细胞管型可以作为诊断复发性狼疮性肾炎的重要指标；肾移植患者出现淋巴细胞及管型表示发生排斥反应
肾小管上皮细胞管型	见于急性肾小管坏死、病毒性疾病（如巨细胞病毒病）或接触多种药物时，尿中可出现肾上皮细胞管型。重金属中毒、乙二醇和水杨酸盐中毒可导致肾小管细胞和管型出现在尿液中
混合细胞管型	肾小管上皮细胞/淋巴细胞的混合管型可见于肾移植后急性排斥反应、缺血性肾坏死、肾梗死等
	白细胞/肾小管上皮细胞混合管型见于肾小管疾病
	红细胞/白细胞混合管型见于急性间质性肾炎
	嗜酸性粒细胞/肾小管上皮细胞混合管型见于间质性肾炎
	红细胞/肾小管上皮细胞混合管型见于增生性肾小球肾炎
血液管型	同红细胞管型
血小板管型	见于弥散性血管内凝血
颗粒管型	可能见于肾小球和肾小管疾病，但也是肾小管间质疾病和肾同种异体移植排斥的特征性表现，同时可能伴有肾盂肾炎、病毒性感染和慢性铅中毒
脂肪管型	见于肾病综合征伴有大量蛋白尿，并且是肾病综合征和非增生性肾小球疾病的特征性管型
宽大管型	反映终末期肾病和尿流的极度停滞，提示慢性肾衰竭，预后不良
结晶管型	急性肾损伤
细菌管型	提示肾内感染，见于肾盂肾炎、肾脓肿
真菌管型	对原发性及播散性真菌感染有早期诊断意义，肾盂肾炎反复发作时可检出真菌管型
血红蛋白管型	可见于血红蛋白血尿、肾脏损伤，以及各种溶血性疾病，包括溶血性输血反应、其他免疫和非免疫溶血性疾病，包括阵发性寒冷性血红蛋白尿症、阵发性睡眠性血红蛋白尿症、运动相关性溶血（所谓的行军性血红蛋白尿）、镰状细胞病及人造心脏瓣膜引起的机械性创伤
肌红蛋白管型	见于急性心肌梗死、肌肉创伤、多发性肌炎、肌红蛋白尿症、进行性肌营养不良、遗传性特发性肌红蛋白尿、海蛇咬伤等
含铁血黄素管型	提示严重的血管内溶血所致的血红蛋白尿（阵发性睡眠性血红蛋白尿症、行军性肌红蛋白尿、自身免疫溶血性贫血、严重肌肉疾病等，也可见于大量输血后、心脏瓣膜置换术后）、肾慢性出血、肾梗死等
胆红素管型	见于各种阻塞性黄疸继发的胆汁性肾病，如继发于严重恶性疟疾的胆汁性肾病等
骨髓瘤管型	见于骨髓瘤管型肾病，AL型肾淀粉样变性、轻链沉积病、重链沉积病、轻重链沉积病，代谢紊乱肾损害（高钙血症、高尿酸症），高黏滞血症（高球蛋白血症）、肾静脉血栓，慢性肾小管损伤，肾组织浆细胞浸润，肾盂肾炎等
混合管型	肾小球肾炎和肾病综合征的特征性表现
黏液丝	尿道受刺激或有炎症反应

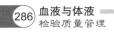

续表

有形成分	临床意义
草酸钙结晶	健康尿液中可见草酸钙结晶，无临床意义。大量草酸钙结晶并有红细胞存在，同时肾或膀胱刺激症状多为肾或膀胱结石的征兆
尿酸结晶	痛风肾或泌尿系统尿酸结石的征兆
胆红素结晶	见于黄疸患者尿液中，如黄疸性肝萎缩、溶血性黄疸、肝癌、肝硬化和有机磷中毒等
胆固醇结晶	可见于肾盂肾炎、肾病综合征等肾脏疾病，也可见于乳糜尿中（由肿瘤或丝虫病引起的乳糜尿）
胱氨酸结晶	为胱氨酸尿症特征性标志。尿液中胱氨酸结晶长期存在，可能与胱氨酸肾结石有关
亮氨酸结晶、酪氨酸结晶	见于严重肝脏疾病如肝末期肝硬化、严重病毒性肝炎和急性肝萎缩、急性磷中毒、糖尿病昏迷、白血病或伤寒等
含铁血黄素颗粒	同含铁血黄素管型
2,8-二羟基腺嘌呤结晶和黄嘌呤结晶	见于腺嘌呤磷酸核糖转移酶缺乏症和黄嘌呤尿症
各种药物性结晶	药物性肾损害、过敏性肾损伤，指导临床用药

七、AX-4030尿液分析仪操作规程

（一）适检项目

AX-4030尿液分析仪适用于尿液颜色、浊度、pH、比重、蛋白、糖、胆红素、尿胆原、酮体、亚硝酸盐、隐血（红细胞）和粒细胞酯酶（白细胞）等检验。

（二）试剂

AX-4030尿液分析仪专用试纸带、校准试带、浊度和比重校准液，储存于干燥、2～30℃条件下，防紫外线、防潮，避免阳光直射。变质、超过有效期的试带不能使用。

（三）标本

用清洁一次性塑料尿杯留取中段尿液，将尿液标本倒入一次性尿常规专用试管内，常规采集10～12ml尿液，加盖运送。

（四）仪器性能

1. 检测原理 干化学检测法（试纸条项目）、折射指数法（比重）、透光指数法（颜色）和散射光指数法（浊度）。

2. 检测参数 颜色、浊度、pH、比重、蛋白、糖、酮体、亚硝酸盐、胆红素、尿胆原、隐血（红细胞）和粒细胞酯酶（白细胞）。

3. 检测敏感度 蛋白10～20mg/dl（白蛋白）；糖30～50mg/dl；酮体5mg/dl（乙酰乙酸）；胆红素0.5～1.0mg/dl；尿胆原2mg/dl；亚硝酸盐0.08mg/dl；隐血0.03mg/dl（红细胞10/μl）；白细胞25/μl。

4. 检测区间 颜色：无色、黄色、橙色、棕色、红色、紫色、蓝色、绿色及其他；pH：5.0、5.5、6.0、6.5、7.0、7.5、8.0、8.5、9.0；浊度：清亮（−）、微浊（＋）和混浊（＋＋）；

比重：1.000～1.050；蛋白：半定量值（10mg/dl、20mg/dl、30mg/dl、50mg/dl、70mg/dl、100mg/dl、200mg/dl、300mg/dl、600mg/dl、＞600mg/dl）或定性值（阴性、微量、1+、2+、3+、4+）；糖：半定量值（30mg/dl、50mg/dl、70mg/dl、100mg/dl、150mg/dl、200mg/dl、300mg/dl、500mg/dl、1000mg/dl、＞1000mg/dl）或定性值（正常、微量、1+、2+、3+、4+）；酮体：半定量值（10mg/dl、20mg/dl、40mg/dl、60mg/dl、80mg/dl、100mg/dl、150mg/dl、＞150mg/dl）或定性值（阴性、微量、1+、2+、3+、4+）；胆红素：半定量值（0.5mg/dl、1.0mg/dl、2.0mg/dl、3.0mg/dl、4.0mg/dl、6.0mg/dl、8.0mg/dl、10.0mg/dl、＞10.0mg/dl）或定性值（阴性、微量、1+、2+、3+）；尿胆原：半定量（2mg/dl、3mg/dl、4mg/dl、6mg/dl、8mg/dl、12mg/dl、＞12mg/dl）；亚硝酸盐：阴性、1+、2+；隐血：半定量值（0.03mg/dl、0.06mg/dl、0.1mg/dl、0.2mg/dl、0.5mg/dl、1.0mg/dl、＞1.0mg/dl）或定性值（阴性、微量、1+、2+、3+、4+）；白细胞：阴性、25mg/dl、75mg/dl、250mg/dl、500mg/dl。

（五）环境要求

环境要求：温度为10～30℃，相对湿度为20%～80%。电源电压要求：AC 100～240V，50/60Hz。仪器设备周围避免电磁波干扰如无线收发机和移动电话。

（六）开关机程序

1. 起始准备 在每天开始检测前，需要确认：废弃物排空、检测条件的设定（初次使用时）、试剂和耗材的装载。

（1）废弃物：拉出废弃盒托盘，清理废弃盒内残留的已使用的试带（位于仪器左侧面）。清理废液瓶残留废液。

（2）检测条件的设定：一般由厂家工程师进行，无授权者不得修改。

（3）试带的装载：试带装载量的多少与当天工作量有关，勿多放。制造商建议试带在储存器的保质期为3天。勿用手直接接触试带试剂格。一旦皮脂等附着在试剂格上，将无法得到准确的检测结果。使用在有效期内的试带。如使用已经超过使用期限的试带，或虽在使用期限内，但试剂格已经变色，将无法得到准确的检测结果。

（4）清洗液装载：取下清洗液瓶盖，废弃清洗液瓶中剩余的清洗液。用过滤水清洗清洗液瓶。准备新清洗液：用过滤水稀释浓缩清洗液（按9：1比例），配制清洗液，混匀。将配制的清洗液装入清洗液瓶。装上清洗液瓶的瓶盖，并将清洗液瓶装回原处。

2. 开机程序

（1）启动联机程序：打开计算机，等程序装载后启动检验数据管理软件和联机程序。

（2）仪器开机：打开电源，打开仪器，预热2min左右，进入待机状态，屏幕显示现在的日期和时间、出厂设置的检测开始编号及试带的种类。

3. 关机程序

（1）清理：每日检测完毕后，清洁仪器表面；清除废弃盒托盘内的试带和废液桶中的废液。

（2）关闭电源：先关闭仪器电源，然后关闭计算机电源。

（七）日常检测操作流程

1. 常规检测中连续检测标本

（1）为保证得到准确的检测结果，强烈要求在1天检测开始前进行比重校正。

（2）将试纸条装入进纸器，并确认试纸条和进纸器的设定。

（3）设定检测的开始编号，在待机画面确认检测开始。

（4）准备标本，开始检测。标本放入标本架，放置于取样台，按开始键开始检测。所有标本检测完毕后，回到待机画面，从取样台取出已检测的标本架。

2. 用急诊通道检测插入1个标本

（1）准备急诊检测用的标本，将急诊检测用的标本笔直插入急诊通道，然后将通道推向内侧。

（2）切换到急诊通道检测，设定检测条件，开始通道急诊检测。在检测结束后，返回待机画面，返回常规检测。

3. 用试管架急诊检测插入数个标本

（1）常规检测中，在标本架之间插入急诊质控架，可让急诊质控架上的标本优先接受检测。

（2）准备急诊标本，将标本装到急诊质控架的通道（橙色固定具）中，设定进纸器和检测开始编号。放置急诊质控架，开始试管架急诊检测。试管架急诊检测结束后，急诊质控架移动到排出侧。

（八）仪器校准程序

1. 仪器校准的原则

（1）定期校准：干化学项目每月1次，浊度、比重项目每半年1次。

（2）不定期校准：分析仪主要部件故障（影响性能）、环境变更（如仪器搬迁）、检测结果发现偏离又无法纠正时进行校准。

2. 校准程序

（1）光学系统校准：打开校准界面，界面提示放入标准条。将第1根标准条（白色）装入试纸条放置槽，按开始键校准开始，按打印键可打印检测结果。按返回键，重复以上操作检测第2根标准条（灰色）。判定结果：在校准结束后，观察校准结果是否在允许范围内。

（2）比重校准：切换到比重校准界面→在低水平工作液中输入低工作液的比重值（默认值为1.000）；在高水平工作液中输入高工作液的比重值（默认值为1.040）；再按开始键开始比重校正。如果仪器校准完毕，自动显示测量完成，说明校准成功；否则为校准失败，须重新校准。

（3）浊度校准：进入浊度校准→输入标准浊度液的吸光度（默认值为1.000），按开始键→将装有2ml以上标准浊度液的试管放在急诊位置进行自动校准，显示"浊度校准完成"。校准完毕。

（4）校准结果验证：校准完毕，应使用质控品进行验证，确保仪器状态正常。

（九）仪器设备的维护程序

1. 日常维护

（1）清理废弃盒：在大约400次检测、仪器出现"W004"的警告或每天工作结束时应清理废弃盒。

（2）清理废液瓶：在大约600次检测或每天工作结束时应清理废液瓶。

（3）清理进纸器：进纸器内积留有试带的纸屑，纸屑可能会填塞滚筒槽，甚至黏附到试剂格上，影响检测结果的准确度，因此需每3天清理1次。

（4）清理试带出纸盖板：进纸器底部的试带出纸盖板处会积留试带的纸屑。如果不及时清理，将会导致试带卡在试带出纸盖板处，发生故障，使检测被迫中断，因此需每3天清理1次。

（5）清洗搬运托盘：随着检测次数的增多，搬运托盘上会附着纸屑或标本的结晶，导致试带搬运不顺利，故应每周消毒清洗搬运托盘1次。

（6）清洗比重单元：随着检测次数的增加，比重单元和流路等处会附着蛋白质等污垢故应每周清洗1次。

2. 每月维护及预防性保养程序

（1）厂家工程师每月来实验室对该仪器进行清洗保养。

（2）主要内容包括清扫试带出纸盖板及滚筒、清洗试带传送托盘整体、清空试带废弃盒及检查倾倒废液、适时配制清洗液，清洗清洗液过滤网、清洗吸样针洗涤槽、清洗管路与比重单元、清洁仪器内外灰尘和杂物、清洁白板后做光路校准等。

3. 每半年维护及预防性保养程序

（1）厂家工程师每半年来实验室对该仪器进行清洗保养。

（2）主要内容包括执行月保养、执行比重校准、执行灰白条、光反射率校准、检查引流用夹管阀导管（适时更换）、检查白板（按需更换）、检查清洗液过滤网（按需更换）等。

（十）仪器退役前的处理

1. 仪器表面消毒　用0.2%～1.0%的次氯酸钠溶液对仪器表面进行消毒处理。

2. 仪器内部消毒　用2%～3%的次氯酸钠溶液气雾胶对仪器内部进行消毒处理。

3. 管路消毒　用2%～3%的次氯酸钠溶液对仪器管道进行消毒处理。如果仪器不能正常使用，只能对部分可能的管道用2%～3%的次氯酸钠溶液进行浸泡处理。

（十一）支持性文件

支持性文件为AX-4030尿液分析仪操作手册。

八、UF-1000i尿液分析仪操作规程

（一）适检项目

UF-1000i尿液分析仪适用于尿液红细胞、白细胞、上皮细胞、管型、结晶、细菌、酵

母细胞及电导率等的检测。

（二）试剂

1. 鞘液　0.14%Tris缓冲液。

2. 沉渣染色液　①聚甲炔染料：对各有形成分的细胞膜、细胞核、细胞质进行特异性核酸荧光染色；②乙烯乙二醇溶媒（辅助色素）：对精子进行特异性染色。

3. 沉渣稀释液　①中性等渗缓冲液；②酵母样菌染剂：对酵母样菌进行特异性染色；③溶血抑制成分：避免红细胞被破坏；④EDTA-K$_3$：去除无定形的磷酸盐（形成螯合物）。

4. 细菌染色液　①聚甲炔染料：对细菌进行特异性核酸荧光染色；②乙烯乙二醇溶媒（辅助色素）：用于细菌外细胞碎片、杂质颗粒与细菌的区别。

5. 细菌稀释液　①有阳离子表面活性剂的酸性高渗缓冲液：破坏所有细胞；②含有去除亚硝酸的药物：去除所有含有亚硝酸的残留物（防止颜色干扰）；③非特异性染色抑制剂：抑制除细菌外其他杂质颗粒的非特异性染色（防止颜色干扰）。

6. 质控液　①高值：含有0.4%质控颗粒；②低值：含有0.1%质控颗粒。

所有试剂储藏温度为2～35℃（染色液最好放冰箱2～8℃保存），须储存在干净避光环境中。在有效期内使用，开封后有效期为60天。在15～30℃下使用，打开后避免污染及灰尘和细菌进入；浑浊或变色后及过期试剂不能使用。

（三）标本

用清洁一次性塑料尿杯留取中段尿液，将尿液标本倒入一次性尿常规专用试管内，常规采集量为10～12ml尿液（随机中段尿，晨尿最佳），加盖运送。

（四）仪器设备性能参数

1. 检测原理　流式细胞术。激光束照射经过核酸荧光染色后在鞘流贯流分析池中形成的鞘流标本，并通过对各粒子产生的前向散射光、侧向散射光及侧向荧光信号转换成的光电信号进行分析，从而对各个粒子进行识别。

2. 检测参数　红细胞、白细胞、上皮细胞、管型、结晶、细菌、酵母细胞及电导率等。

3. 显示范围　红细胞：0.0～99 999.9/μl；白细胞：0.0～99 999.9/μl；上皮细胞：0.0～99 999.9/μl；管型：0.00～99 999.9/μl；细菌：0.0～99 999.9/μl。

4. 允许空白值　红细胞：1.0/μl；白细胞：1.0/μl；上皮细胞：1.0/μl；管型：0.20/μl；细菌：2.0/μl。

5. 分析范围　红细胞：1.0～5000.0/μl；白细胞：1.0～5000.0/μl；上皮细胞：1.0～200.0/μl；管型：1.00～30.00/μl；细菌：5.0～10 000.0/μl。

（五）仪器设备环境要求

温度为15～30℃（最佳温度为25℃），相对湿度为30%～85%。电源电压要求：AC 100～240V，50/60Hz。仪器设备周围避免电磁波干扰，如无线收发机和移动电话干扰。

（六）每日开关机程序

1. 起始准备
（1）先检查各种试剂是否充足及废液装置的状况。
（2）保持进样架槽清洁。
（3）检查尿液分析仪与计算机通信的状况。

2. 开机程序
（1）打开主机电源，开启计算机电源，计算机程序启动并自动启动UF-1000i程序后，按仪器"启动开关"，仪器连接启动并进行自检，本底通过后进入主机屏幕。
（2）如本底确认没通过，在登录后执行自动清洗程序。
（3）启动"检验联机采集数据"系统。

3. 关机程序
（1）执行关机程序时，在菜单窗口中双击"关机"图标，按下绿色"手动分析启动开关"键启动关机程序，仪器自动开关程序并清洗。
（2）清洗程序结束后，关闭主机电源。
（3）启动计算机关机程序。

（七）仪器校准程序

1. 仪器校准原则
（1）尿液有形成分分析仪校准周期为1年。
（2）UF-1000i尿液有形成分分析仪安装后，或者更换关键部件（如电路板）后，以及仪器故障引起的失控，需要进行校准。
（3）尿液有形成分分析仪日常一般维修后，应先测试质控品。如果质控结果合格，仪器不用校准；如果质控结果不合格，必须进行校准。
（4）仪器在进行校准前必须对分尿阀、反应室等液路系统进行彻底清洗。
（5）"校准"用于校正由气动系统、液压系统和电子系统等可能影响结果准确性的系统带来的偏差，因此"校准"对于系统准确性是至关重要的。偏差的校准是通过向UF-1000i仪器上的计算机中输入校正系数实现。
（6）仪器的初始校准是由制造商工程师在安装仪器时进行的。安装校准后，在必要时才进行仪器校准，并定期开展质量控制，以维持仪器系统的精确性。

2. 校准步骤
仪器校准的过程由厂家授权的工程师完成。

3. 校准确认标准
如果S-FSC前向散射光位于靶值±1.5ch、S-FLH高灵敏度荧光位于靶值±1.0ch、S-FSCW前向散射光宽度位于靶值±0.4ch、S-FLL低灵敏度荧光位于靶值±10ch、S-SSC侧向散射光位于靶值±1.0ch、B-FSC前向散射光位于靶值±1.5ch及B-FLH高灵敏度荧光位于靶值±10ch的范围内为合格，否则应重新校准。

（八）质控标本测定程序

（1）将质控品从冰箱取出恢复到室温；来回轻轻混匀20～30次，倒出0.9ml质控液于小试管内。

（2）在屏幕主界面上选择"手动"，点击"质控"，选择相应水平的质控编号，点击"确定"。

（3）根据质控品批号选择相应水平的质控品，放在手动吸样针下方，按"开始"键进行分析。

（4）分析完成后，检查主机屏上的数据并按"确定"键，接受数据（如果质控数据结果通过，点击"接受"，如果未通过，点击"重新分析"）。

（5）在图像处理单元（IPU）中单击"质控"，查看质控图；测试结果在质控品数值允许范围内即为合格，否则应查找并排除影响后才能重新进行测试。

（九）常规标本测定程序

1. 自动进样

（1）将装有尿液标本的自动进样架放入自动进样槽中。

（2）点击显示屏左上角的"进样器"。

（3）在显示屏的"标本号"后输入下一检测标本编号，在"试管位置"后输入下一检测标本所在试管架位置号。

（4）点击"启动进样器"开始进行分析（仪器自动从休眠状态恢复至工作状态并开始检测，检测结果会自动传输至LIS）。

2. 手动进样

（1）先将尿液标本颠倒混匀。

（2）点击显示屏左上角的"手动"窗口，在"标本号"后输入下一检测标本编号，点击"确定"。

（3）将尿液标本试管盖打开，然后将标本放在仪器吸样针下，按绿色"手动分析启动开关"键进行分析。

（4）仪器吸样完成后，移开标本，仪器会自动检测并将结果自动传输至LIS。

（十）试剂更换

（1）在分析过程中，如果试剂耗尽，仪器就会在完成最后一次分析后自动停止运行，并显示帮助对话框。错误信息显示在信息提示栏中。

（2）点击帮助对话框中"报警消除"，然后再点击"确定"，主界面自动弹出试剂更换对话框，选择相应需要更换的试剂进行更换，更换完毕后手动输入或条码枪扫描新更换试剂序列号，如果序列号输入正确，将自动显示新更换试剂的批号及有效期，点击"执行"完成试剂更换，如果输入不正确，需重新输入，不能强制执行试剂更换。

（3）点击"菜单"窗口，进行"试剂更换"，查看相应更换试剂是否正确有效，更换完毕，即可进行标本分析。

（十一）仪器设备的维护程序

1. 每日维护和预防性保养程序

（1）当执行关机操作时，检测器和稀释导管将被清洗。如果仪器处于连续运行状态，必须在每天分析结束后或至少每24h执行一次仪器关机操作。

（2）执行"关机"程序（见上文）。

2. 每月维护及预防性保养程序

（1）厂家工程师每月来实验室对该仪器进行清洗保养。

（2）主要内容包括清洁吸样针及吸样针清洗杯、清洁反应室边缘结晶及搅拌棒、清洗SRV托盘、计数器复位、清洁鞘流注射器上的结晶、清洁进样器表面的结晶、确认混匀电机转速、确认正负压、检查质控-灵敏度及报警信息和清洁吸样针及吸样针清洗杯等。

3. 每个季节维护及预防性保养程序

（1）厂家工程师每个季节来实验室对该仪器进行清洗保养。

（2）主要内容包括清洁防逆流瓶、清洁标本过滤器、清洁全尿泵和采样泵下注射器结晶、检查正压干燥器是否有液体、清洗压缩机上的消音器及做仪器灌注清洗等。

4. 每年维护及预防性保养程序

（1）厂家工程师每年来实验室对该仪器进行清洗保养。

（2）主要内容包括清洁负压调节器、清洁散热风扇、清洁所有传感器、润滑进样器等机械部件、检查备用保险、检查废液管路（按需更换）和检查夹紧阀管路（按需更换）等。

（十二）仪器退役前的处理

（1）仪器表面消毒：用0.2%～1.0%的次氯酸钠溶液对仪器表面进行消毒处理。

（2）仪器内部消毒：用2%～3%的次氯酸钠溶液气雾胶对仪器内部进行消毒处理。

（十三）支持性文件

支持性文件包括UF-1000i尿液分析仪操作手册。

（马骏龙）

第三节　检验后质量管理程序

一、尿液检验结果复核程序

（一）目的

建立尿液常规复检程序是为了确保尿液和粪便检验结果准确，避免漏诊、误诊。

（二）适用范围

尿液检验结果复核程序适用于尿液常规检验的复核或复检活动，只有经培训、考核并获得授权的实验室工作人员才能进行操作。

（三）职责

（1）实验室主任批准检验结果复核人（授权签字人）。

（2）技术主管组织对检验结果复核或复检标准的可靠性和有效性进行评审。

（3）体液实验室负责人负责制定检验结果复核或复检标准。

（4）体液实验室授权签字人负责检验结果复核或复检过程的具体实施。

（四）工作程序

1. 体液镜检筛选标准的制定

（1）体液镜检筛选标准制定的原则：①保证假阴性率尽可能低；②在降低假阴性率的前提下降低假阳性率；③在满足原则①、②的前提下，尽量降低复检率，以便使临床报告时限尽可能缩短。

（2）体液镜检筛选标准制定的方法：选用一定量的新鲜体液标本（阳性率必须达到要求），先用分析仪检测，再由2名有经验的检验技师进行识别、人工镜检（在2h内检测完毕），以镜检结果阳性为参考，制定筛选标准。

（3）体液镜检筛选规则的验证：复检规则制定后，至少选用300例临床标本进行验证，确保假阴性率尽可能达到最低（至少＜5%）。

（4）体液镜检筛选规则的评审：体液实验室应定期对筛选规则进行评估，确认其有效性和合理性，以便在保证假阴性率较低的情况下尽可能降低假阳性率，减轻劳动强度。

2. 尿液镜检筛选一般原则　使用数字图像法仪器检测的结果为阳性时，需要对仪器拍摄的实景图像进行人工审核并确认；使用非数字图像法仪器检测的结果为阳性时，必须用尿液有形成分检测的参考方法进行镜检，其具体规则如下：

（1）当尿液干化学分析结果隐血（红细胞）、粒细胞酯酶（白细胞）、蛋白均为阴性时，尿液有形成分分析仪检测尿红细胞、白细胞和管型的结果在参考值范围内，可免除标本图像审核或镜检。

（2）尿液有形成分分析仪检测尿红细胞、白细胞、管型等结果呈阳性，均需进行图像审核，不具备能提供图像审核的仪器时，需镜检确认。

（3）当尿液干化学检查的隐血（红细胞）、粒细胞酯酶（白细胞）结果与尿液有形成分分析仪检查结果不符时，需进行图像审核，不具备能提供图像审核的仪器时，需镜检确认。

（4）尿液干化学分析仪检测尿蛋白阳性，需对尿液有形成分分析仪测得的结果进行实景图像审核，不能提供图像审核的仪器，需镜检确认。

（5）当尿液有形成分的图像审核依然不能满足鉴别要求时，应使用标准的尿沉渣检查方法进行镜检，必要时采用染色法或特殊显微镜法进行鉴别。

（6）临床医生提出特殊要求需镜检的尿液标本（如免疫抑制剂使用、肾病、泌尿系统疾病、妊娠、糖尿病等），需进行标本图像审核或镜检，必要时采用特殊鉴别方法确认。

3. 检验结果的审核

（1）审核的前提：体液分析由具备资质的本专业检验技师/医师进行审核。审核时必须满足以下3个要求。

1）检测系统：①仪器状态，确认仪器是否正常，仪器是否定期进行校准和保养；②试剂质量，试剂是否变质或存在质量问题，是否在有效期内；③操作过程，检验人员是否遵守操作规程，操作是否正规，没有其他突发干扰因素。

2）质量控制：该批次室内质控结果必须在控，结果计算准确无误。

3）标本质量：①标本的采集、送检和保存符合实验要求；②标本的质量满足检测要求；③标本类型符合检测要求。

（2）审核内容：体液分析检验报告主要采用电子形式，审核内容主要包括2个方面。

1）报告单基本信息的审核：①标本类型和来源；②标本采集时间和接收标本时间。

2）检验结果的审核：①检测项目是否齐全，检验结果必须与临床医生申请单一致。②检验结果是否需要复查，实验室必须制定复查制度，保证每份检验结果的准确性。出现下列情况必须复查：一是检验结果出现异常，二是与以前的LIS结果不符，三是违背临床诊断。③检验结果报告格式是否规范。检验结果主要分两类：一类是定量报告，另一类是定性定序报告。定量报告必须符合国家法定计量单位的要求；定性报告必须符合行业规范化管理的要求。④报告时限是否延迟。临床实验室应规定每个检验项目的时限，在规定时间内及时审核，延迟报告必须向临床解释。

4. 审核注意事项 结果审核岗位审核检验项目结果，要注意以下事项：

（1）三对：核对检验项目是否遗漏，核对结果是否正确，核对结果与诊断是否相符。

（2）三要：遇到问题时，要复查，要请教上级医（技）师，要与临床联系。

（3）危急：出现危急值及时报告，并做好记录。

（五）支持性文件

支持性文件为2016年中国医疗器械协会检验医学分会形态学自动化分析专业委员会达成的《尿液和粪便有形成分自动化分析专家共识》。

二、尿液检验结果报告及发布程序

（一）目的

为规范尿液检验报告的内容、格式及发布，保证报告符合规定要求，制定本规范。

（二）检验范围

本规范适用于尿液检验报告的内容、格式及发布的所有活动。

（三）职责

（1）实验室管理层与医务部负责确定检验报告的格式、发布方式。

（2）实验室检验人员负责实施尿液检验，以及结果传输和录入等具体工作。

（3）实验室审核人员负责尿液检验结果的审核、发布。

（四）工作程序

1. 尿液检验报告格式　2017 年中国医师协会检验医师分会推出了《尿液常规检验诊断报告模式专家共识》，为临床实验室各级人员书写尿液常规检验报告提供了依据。

（1）医嘱信息

1）患者身份信息：患者姓名、性别、出生日期（或年龄）、唯一标识（如 ID 号）、住院号（住院时）、床号（适用时）等。

2）申请者信息：申请医生姓名、申请科室、申请日期等。

3）检验申请信息：检验申请项目、原始标本的类型、原始标本采集的日期和时间等。

4）患者临床信息：患者临床诊断、服药情况等。

（2）检测信息

1）实验室信息：实验室名称和地址。

2）标本信息：标本唯一标识、标本接收时间。

3）检验信息：检验项目、检验结果、报告单位、形态学图片（必要时）、异常结果提示、生物参考区间、指导性诊断意见（可能时）等。

4）其他信息：检测时间、报告时间、检验者（签字）、审核者（签字）。

5）备注信息：应告知患者检验结果报告的一般局限性等，可根据各医院具体情况制定。

2. 尿液检验结果报告　临床检验报告单常见两种格式：①纸质检验报告单，常用于门诊患者。患者凭就诊卡或检验取条码到自助查询机打印，或到检验报告取单处人工打印检验报告单。②电子检验报告单：通过院内 HIS 或远程互联网以电子报告单的方式将检验结果报告给临床医生，实现了检验信息的无纸化传送，保护了患者的隐私，避免了检验报告单实验室内的交叉污染。

（1）干化学尿液分析仪报告方式：干化学检测项目报告结果应使用"半定量"结果（如尿葡萄糖为阴性、50mg/dl、100mg/dl、300mg/dl、1000mg/dl），不宜使用"符号"结果（如尿葡萄糖为 –、+、2+、3+、4+，因各品牌仪器设置不同），最好使用"半定量结果+符号"[如蛋白为 10mg/dl（±）、20mg/dl（±）、30mg/dl（+）、50mg/dl（+）、70mg/dl（+）]，以利于各实验室之间的比对与解释。

（2）尿液有形成分分析仪报告方式：流式尿液分析仪宜采用"定量"报告，不宜采用"视野"报告（容易与显微镜高、低倍视野检查混淆）；图像识别尿液分析仪可采用"定量"或"视野"报告，视医院情况而定，但不能两者都用。

（3）尿液显微镜检查报告方式：尿液显微镜检查法主要分为两大类，一类是离心镜检，另一类是直接镜检。染色不推荐作为尿液有形成分计数的首步操作，因为有色背景可能影响某些有形成分的观察如红细胞，但是染色有助于特殊成分的鉴别。

离心镜检宜采用"视野"报告（细胞：最低至最高数/高倍视野；管型：最低至最高数/低倍视野），不宜采用"定量"方式报告，原因是离心镜检定量结果产生误差较大。但对于结晶、原虫、寄生虫卵镜、结晶、细菌、真菌及黏液丝可采用半定量的"–、±、+、2+、3+"方式进行报告。

3. 尿液检验报告的发布

（1）检验报告发布：检验结果报告单实行"双签字"，即除操作人员签字外，还应由另一位经验丰富、技术水平和业务能力较强的检验人员核查并签名，最好由本专业组负责人审核、签名；计算机填写的检验报告，由签发者进入审核程序，审核无误后发出报告。

1）电子检验报告发布：授权签字人一旦确认检验报告，则检验结果报告会通过LIS发布，临床医生可在医生信息终端查看或打印，患者可到医院化验单领取处索取或自助终端打印。

2）纸质检验报告发布：检验科常规检查均采用电子介质，只有特殊项目如骨髓报告单采用纸质形式。住院患者由授权发布者送到临床科室，并由接收者签字；门诊患者由患者或患者家属到医院化验单领取处领取并签字。

（2）危急值或急诊的检验报告发布：当实验室出现危急值或急诊检验结果时，授权签字人可先以口头形式发布，然后以电子介质或纸质报告为准。

（3）检验结果的隐私保护：实验室工作人员须遵守职业道德和法律法规，保护受检者和咨询者的隐私权，不得将受检者个人信息和检验结果信息向外公布或传播。

实验室检验结果储存于HIS，设置有效的查询方式，其他人无权查看化验单记录。病房住院患者不能直接索要化验结果；门诊患者要出示医保卡方可领取报告。

4. 尿液检验结果修改　在实验室应建立《实验室结果发布管理程序》，对尿液检验结果的修改做出详细规定，确保实验室检验结果准确无误。

（1）尿液分析仪原始检验结果的修改：原则上讲，尿液干化学法和尿液有形成分分析仪检测结果应不做修改，但是由于许多影响因素会导致干化学和自动化有形成分检测结果出现假性结果，因此在结果报告时，如果存在明显干扰因素且经推荐确认方法验证有明显偏差，可做修改。

干化学法检测血红蛋白、粒细胞酯酶不应修改：由于干化学检测的是细胞内含物而显微镜检查的是完整的细胞形态，当尿液血红蛋白存在时，这两种方法必将存在差异，干化学法只起筛选作用，一般情况下应无参考区间。

其他化学检测修改：如干化学法检测尿液蛋白时，如果尿液pH呈强碱性，可能会导致尿蛋白出现假阳性，经磺柳酸或加热醋酸法验证为阴性时应做修改。

尿液有形成分分析仪检测结果的修改：尿液标本中的一些物质如结晶、细菌、酵母菌、精子、黏液丝等，可影响分析结果的准确性，使检测结果出现假阳性，因此是否需要进一步显微镜确认而进行修改，其修改的原则应由标准的镜检法决定。

（2）已发布尿液检验结果的修改：检验结果已经被患者取走或临床使用，应立即与患者或临床联系说明原因，取回检验结果，并采取必要的措施。一方面，由授权签发人报告授权的报告修改者对检验报告进行释放、更正，重新发布检验结果；另一方面，与临床医生协商，征得患者同意，共同评价检验结果对临床诊断和治疗的影响，采取补救措施，使影响程度降到最低。

（五）支持性文件

支持性文件参见中国医师协会检验医师分会2017年发布的《尿液常规检验诊断报告模式专家共识》。

（张　慧　马骏龙）

第十八章

粪便检验质量管理程序

第一节　检验前质量管理程序

一、粪便标本采集程序

（一）目的

粪便标本采集程序用于有效指导粪便检验标本的采集，保证检验结果准确可靠。

（二）适用范围

粪便标本采集程序适用于临床体液室所有粪便标本的检验。

（三）职责

（1）粪便标本由患者本人或临床医护人员帮助采集。医护人员必须明确告知粪便标本的采集要求和注意事项。

（2）临床体液室负责人应编制粪便标本采集手册，定期对患者和临床医护人员进行培训；对标本采集中的各种问题提供解释；对粪便标本采集过程进行管理和监督。

（四）程序、内容及要求

1. 申请单的开具　临床医生须熟知检验项目的临床意义。开具的检验申请单应具备患者的完整信息，包括患者姓名、性别、出生日期/年龄、科别、床号、门诊/住院号、申请单号、标本类型、临床诊断或主要症状、采集标本的日期和时间、申请检查的实验项目、接收标本日期和时间及特殊说明（如应用的药物）。

2. 患者准备

（1）临床医护人员须告知患者粪便标本的检验目的，指导患者正确收集粪便标本并告知采集注意事项。

（2）在采集标本前应避免月经血、尿液、消毒剂及污水等各种物质污染粪便标本。

（3）采集粪便标本前禁止服用影响检测的食物、药物（隐血试验化学法禁服铁剂及限定素食3天后留取粪便）。

3. 标本采集

（1）标本容器：粪便常规检验标本的采集，基本要求是使用一次性、清洁、干燥、有盖、无吸水、无渗漏的容器，如一次性塑料便盒；做粪便细菌学检验，要求采用无菌有盖容器，且标识明显，无任何添加剂。

（2）采集要求和方法

1）粪便常规检验：常规检验包括一般性状检验和显微镜检验。医护人员应告知患者取新鲜粪便标本的异常成分送检，如含有黏液、脓血等部分，外观颜色无异常的粪便则应从其表面、深处及末端等多处取材送检，标本量一般3～5g（约为蚕豆大小）。

2）隐血试验化学法：试验前3天禁食肉类、动物血和某些含有过氧化酶的新鲜果蔬（如萝卜、西红柿、韭菜、花菜、黄瓜、木耳、苹果、柑橘和香蕉等），并禁服铁剂及维生素C等干扰试验的药物。建议连续检查3天，选取表面及深处粪便检验。

3）寄生虫检验

A. 寄生虫虫体及虫卵计数：采集24h粪便。检查虫体时应仔细搜查或筛检，检查虫卵时应混匀标本后检查。

B. 血吸虫毛蚴：标本至少30g，必要时取全部标本送检。

C. 蛲虫卵检查：用浸泡生理盐水的棉签或透明薄膜拭子于深夜12时或清晨排便前，自肛门周围皱襞处拭取粪便，立即送检。

D. 阿米巴滋养体检查：挑取粪便脓血或稀软部分，立即送检。运送和检查时均需保温，以保证滋养体活力。

未查到寄生虫和虫卵时，应连续送检3天，即"三送三检"，以避免因某些寄生原虫或蠕虫的周期性排卵现象而漏检。

4）脂肪定量试验：先定量服食脂肪膳食，每天50～150g，连续6天，从第3天起开始收集72h的粪便，混合称重，取60g送检。如采用简易法，可在正常膳食情况下采集24h标本，混合后称量，采集60g粪便送检。

5）粪胆原定量试验：连续收集3天的粪便，每天将粪便混匀称重，从中取20g送检。查胆汁成分的粪便标本不应在室温中长时间放置，以免降低阳性检出率。

6）胆石、胰石检验：应收集24h粪便送检。

7）其他：无粪便排出而又必须检查时，可经直肠指诊或采便管采集标本。

（3）采集时间：粪便常规检验一般无采集时间要求。腹泻患者在急性期用药前采集；胃肠炎患者在急性期采集新鲜标本；沙门菌感染、肠热症患者在病程2周后采集；蛲虫卵检查在深夜12时或清晨采集。

二、粪便标本运送、保存及处理程序

（一）目的

粪便标本运送、保存及处理程序用于有效指导粪便标本的运送、保存及处理，使标本中的待测成分不受影响，保证检验结果准确、可靠。

（二）适用范围

粪便标本运送、保存及处理程序适用于临床体液室所有粪便标本的检验。

（三）职责

（1）粪便标本应由患者本人或专职人员运送。

（2）临床体液室负责人应编制粪便标本运送、保存及处理手册，定期对患者和临床医护人员进行培训；对标本运送、保存及处理中的各种问题提供解释；对过程进行管理和监督。

（3）检验后粪便标本由专职人员按相关程序进行处理。

（四）程序、内容及要求

1. 标本运送

（1）粪便标本留取后应立即送检，一般不超过2h。否则可因pH及消化酶等影响导致有形成分被破坏。

（2）门诊患者的粪便标本应由患者本人或家属送至检验科，住院患者的粪便标本由临床专职人员送至检验科。

（3）粪便标本必须保证运送过程中的安全，所有粪便标本必须加盖，以防漏出。标本溢出后，应由工作人员立即用0.2%过氧乙酸或75%乙醇溶液对受污染的环境进行消毒。

2. 标本保存　标本如不能及时送检或及时检测，必须采取保存措施，存放于冰箱内（如隐血试验标本保存于2～8℃，但不能超过24h；幽门螺杆菌试验标本保存于-20℃，但不能超过1h）；常规检查标本可用汞碘醛或邵氏固定液固定后保存。

3. 标本的接收与拒收

（1）合格粪便标本的接收标准

1）检验申请单应涵盖以下内容：患者姓名、性别、年龄、科别、床号、住院号、申请单号、标本类型、临床诊断或主要症状、所用药物、标本采集时间、标本接收时间及申请检查的实验项目。

2）标本容器应有清晰标识，且内容应与申请单完全一致。

3）标本量应符合实验要求。

4）标本送检及时并实施了相应正确的防腐措施。

5）标本的容器及采集过程应符合实验要求。

6）合格的粪便常规标本接收时应进行登记签收，包括患者姓名、科室、标本类型、检验项目及标本接收的日期和时间。

（2）不合格粪便标本的拒收标准

1）检验申请单上的内容必须与粪便标本容器标识完全一致，否则拒收。

2）粪便常规检验标本留取后必须在规定时间内送检，否则拒收。

3）申请溶组织内阿米巴病原体的检查，应于采样后立即送检并注意保温，否则拒收。

4）送检的申请单和容器应清洁卫生，不能溅有标本，否则拒收。

4. 检验后标本的处理 检验后的粪便标本不需要保存，应放置于医疗废物垃圾袋内，由专职人员送到医院焚烧炉统一处理。

（韩呈武　佟小萌　李林璋）

第二节　检验中质量管理程序

一、粪便分析仪检验性能验证程序

（一）目的

粪便分析仪检验性能验证程序用于规范粪便分析仪性能验证的流程，确认其分析性能符合临床要求，以保证检验结果准确、可靠。

（二）适用范围

粪便分析仪检验性能验证程序适用于临床体液室即将使用或在用的粪便分析仪的检验性能验证。

（三）职责

（1）临床体液室试验人员对粪便分析仪各项性能参数进行验证。

（2）临床体液室负责人负责对验证过程进行监督，对仪器性能报告进行审核并保存。

（四）程序、内容及要求

1. 仪器性能指标的验证

（1）检出限标本检出率验证

1）验证方案：用新鲜血常规标本加生理盐水配制成红细胞浓度为10/μl左右的模拟标本，仪器模式设置为不加注稀释液，按照正常测试方法测定20次，采用人工或计算机自动识别与分类，审核后得出仪器的检测结果，统计结果大于0的次数N（大于0的结果用"+"表示，等于0的结果用"−"表示），按照以下公式计算检出率：

$$检出率 = \frac{N}{20} \times 100\%$$

2）要求：分析仪对检出限标本（灵敏度质控品或模拟标本）的检出率应≥90%。

（2）精密度验证

1）验证方案：用新鲜血常规标本加生理盐水配制成红细胞浓度分别为100/μl、1000/μl、5000/μl左右的模拟标本，按照正常测试方法分别测试每种浓度的标本各20次，计算变异系数（CV，%），公式如下：

$$CV = \frac{s}{\bar{x}} \times 100\%$$

其中：

$$s = \sqrt{\frac{\sum_{i=1}^{n}(x_i - \bar{x})}{n-1}};$$

式中，$\bar{x}$ 为测量结果的算数平均值；x_i 为每次实测结果；n 为实测次数。

2）要求：有形成分分析精密度要求见表18-2-1。

表 18-2-1　有形成分分析精密度要求

	浓度（/μl）		
	50～100	101～1000	>1000
CV（%）	≤20	≤12	≤8

（3）携带污染率验证

1）验证方案：准备浓度为5000/μl左右的模拟标本和生理盐水，先对模拟标本连续检测3次，检测结果分别为H_1、H_2、H_3；接着对生理盐水连续检测3次，检测结果分别为L_1、L_2、L_3，按照以下公式计算携带污染率：

$$携带污染率 = \frac{L_1 - L_3}{H_3 - L_3} \times 100\%$$

2）要求：分析仪的携带污染率应≤0.05%。

2. 粪便有形成分仪器法与手工法的比较　由于粪便有形成分复杂多变，在进行粪便分析仪性能验证的同时，还应进行检出符合率的比较，即粪便有形成分仪器法与手工法的比较。

（1）检出符合率的确认：如果粪便分析仪的性能指标中不包括有形成分的检出符合率，在仪器应用于临床标本检测前，需对其符合率进行确认。

1）评价方案：收集临床粪便标本不少于200份，其中阳性标本比例不少于30%（当临床阳性标本比例低于30%时，可以增加标本采集例数并删除部分阴性标本，以保证阳性标本的比例；比对可分次进行）。分别采用仪器法和手工法进行粪便有形成分的检测。以手工法为金标准，分别用仪器法计算各种有形成分的灵敏度、特异性、正确率、κ值。手工法严格按照《全国临床检验操作规程》（第4版）要求执行，仪器法操作严格按照《仪器标准操作规程》执行。所有标本均在规定时间内完成检测。结果用SPSS22.0统计软件对数据进行统计学分析。仪器法和手工法检测结果的差异性采用McNemar检验，以$P < 0.05$为差异有统计学意义；一致性采用κ检验，$\kappa \geq 0.75$，说明仪器法和手工法一致性良好，κ为0.4～0.75，说明仪器法和手工法一致性一般，$\kappa \leq 0.4$，说明仪器法和手工法一致性较差。

2）要求：McNemar检验$P > 0.05$，仪器法和手工法检测结果的差异无统计学意义；κ检验中$\kappa \geq 0.75$，仪器法和手工法一致性良好。

3）示例：粪便仪器法与手工法白细胞结果比较，见表18-2-2。

表18-2-2　粪便仪器法与手工法白细胞结果　　　　　　（单位：例）

仪器法	手工法		合计
	阳性	阴性	
阳性	71	7	78
阴性	4	118	122
合计	75	125	200

运用SPSS进行统计分析，给出的McNemar检验结果，$P=0.549$（≥ 0.05），提示仪器法与人工法的白细胞检测结果无显著性差异；$\kappa=0.884$，$P<0.001$，提示两种方法的结果具有一致性，且$\kappa \geq 0.75$，表明一致性良好。

（2）检出符合率的验证：如果粪便分析仪的性能指标中包括有形成分的检出符合率，在仪器应用于临床标本之前和使用过程中，应定期对阴性和阳性符合率进行验证。

1）评价方案：收集临床粪便阴性、阳性标本各20份，分别用仪器法和手工法进行粪便有形成分的检测。以手工法为金标准，统计仪器法各种有形成分的阴性、阳性检出符合次数N，按照以下公式计算阴性（阳性）检出符合率：

$$阴性（阳性）符合率 = \frac{N}{20} \times 100\%$$

2）要求：粪便分析仪各项有形成分阴性（阳性）检出符合率应$\geq 90\%$。

3. 粪便隐血试带的性能验证　粪便分析仪采用的隐血试带无论配套与否，均应视为分析系统的一部分，因此其检出限、符合率也需验证。

（1）检出率验证

1）验证方案：用新鲜血常规标本加生理盐水配制成血红蛋白浓度分别为$0.2\mu g/ml$、$0.5\mu g/ml$、$2000\mu g/ml$的模拟标本。血红蛋白浓度为$0.2\mu g/ml$、$2000\mu g/ml$的模拟标本，分别用于验证单克隆胶体金试带法最低、最高检出限浓度；血红蛋白浓度为$0.5\mu g/ml$的模拟标本，用于验证干化学试带法（四甲基联苯胺为显色底物）最低检出限浓度。将仪器设置为不加注稀释液模式，按照正常测试方法分别测试每种浓度的标本各20次，统计隐血结果为阳性的次数N，按照以下公式计算检出率：

$$检出率 = \frac{N}{20} \times 100\%$$

2）要求：粪便隐血试带法对检出限标本（灵敏度质控品或模拟标本）的检出率应$\geq 90\%$。单克隆胶体金试带法最低检出限浓度不高于$0.2\mu g/ml$，最高检出限浓度不低于$2000\mu g/ml$；干化学试带法（四甲基联苯胺为显色底物）最低检出限浓度不高于$0.5\mu g/ml$。

（2）符合率验证

1）评价方案：取新鲜健康人全血标本一份，用于制备已知浓度的血红蛋白母液，通过标本稀释液将血红蛋白母液稀释成一系列理论浓度的悬液作为阳性标本（阳性标本浓度应在试剂说明书检出限范围内），阴性标本可采用新鲜生理盐水，阳性、阴性标本各20份，用试带进行隐血试验，统计隐血试带的阴性、阳性检出符合次数N，按照以下公式计算阴性（阳性）检出符合率：

$$阴性（阳性）符合率＝\frac{N}{20}×100\%$$

2）要求：粪便隐血试带的阴性（阳性）检出符合率应≥90%。

4. 结果的保存　性能验证结果应形成记录性文件，由临床体液室负责人负责将其保存于《仪器相关记录》。

二、粪便检验室内质控程序

（一）目的

粪便检验室内质控程序用于规范粪便常规的制片、显微镜检查和隐血检验流程，确保检验结果准确、可靠。

（二）适用范围

粪便检验室内质控程序适用于临床体液室所有粪便标本的检验。

（三）职责

（1）临床体液室检验人员负责粪便标本的涂片、显微镜检查和隐血检验。

（2）临床体液室负责人制订检验人员培训、考核计划，定期对人员能力进行评估，并将评估记录保存。

（四）程序、内容及要求

1. 粪便常规检验

（1）制片：在洁净的载玻片上滴加生理盐水1～2滴，挑取新鲜粪便标本的异常成分如黏液、脓血等部分直接涂片，外观颜色无异常的粪便则应从其表面、深处多处取材。涂片面积不小于一张盖玻片面积，厚度以能透视纸上字迹为宜，加盖玻片。涂片应使用新鲜生理盐水，避免杂菌生长影响结果。

（2）显微镜观察：应按"城垛式"观察顺序，先用低倍镜观察全片，检查有无虫卵、原虫和其他异物，再换高倍镜观察10个以上视野，检查有无各种病理成分、细胞，并计数其数量，以防漏检。

（3）检验内容

1）细胞：白细胞、红细胞、大吞噬细胞（巨噬细胞）、上皮细胞、肿瘤细胞。

2）食物残渣：淀粉颗粒、脂肪、肌肉纤维、结缔组织、植物细胞及植物纤维。

3）结晶：夏科-莱登结晶、血红素结晶、脂肪酸结晶。

4）病原微生物：细菌、寄生虫卵和原虫、真菌。

（4）质量控制

1）由于粪便中食物残渣种类众多，有形成分复杂多变，因此需要操作者有扎实的形态学识别能力及高度的责任心。

2）临床体液室负责人制定人员培训、考核制度，定期对人员能力进行评估，评估合格后才可上岗。

3）对于粪便寄生虫卵的检查，每份标本应按制片要求做3张涂片，然后依次检查每张涂片。必要时可采用集卵法，以提高虫卵的阳性检出率。

4）在温度较低时，检验阿米巴原虫要注意保温。除标本保温外，可将生理盐水及载玻片预温后涂片，并快速予以检验。

5）实验室如使用自动化粪便分析检验设备，每日应使用商品化质控品进行室内质控。质控品应包含阴性质控品、灵敏度阳性质控品、精密度阳性质控品。其中精密度阳性质控品的靶值和控制限应遵循《临床检验定量测定项目室内质量控制》要求设定。

2. 粪便隐血检验

（1）化学试带法（以四甲基联苯胺法为例）

1）操作步骤：①用采便棒多点采取粪便；②将采便棒放回采便容器内，将盖拧紧，与缓冲液充分混匀；③撕开铝箔袋，取出检测卡塞并平放于桌面上；④将采便器顶端盖拧下，将3～4滴粪便混悬液滴入检测板的加样孔中；⑤5min内直接在观察孔中读取结果。

2）结果判读：①阴性，滴入粪便悬液后5min内观察孔不变色；②阳性，滴入粪便悬液5min内观察孔由橙黄色变为黄绿色或深绿色；③强阳性，滴入粪便悬液5min内观察孔由橙黄色变为黄绿色或深绿色，逐渐变为深蓝色；④无效，滴入粪便悬液5min后显示结果无效。

3）质量控制：①试剂保存条件必须符合说明书要求，并且在有效期内使用。②新批号和（或）新到批号需与在用批号作平行检测，确保试剂的有效性。试剂更换批号需对血红蛋白最低检出限进行验证，其结果应满足试剂说明书要求。③实验室每天应至少一次，使用两个浓度水平（阴性和弱阳性）质控品进行室内质控。可购买商品化质控品或自行配制质控品，但自行配制的质控品应对其均一性和稳定性进行评价。阴性质控结果为阴性，弱阳性质控结果为弱阳性即表明在控，相反则为失控。④患者应于实验前3天禁止食用肉类等含动物血的食物，并禁服铁剂及维生素C，否则会对试验结果造成干扰。同时需注意患者口腔、牙龈是否存在出血现象。⑤成熟中性粒细胞富含过氧化物酶，当粪便中存在大量中性粒细胞时也可致假阳性。可将少许标本用等渗盐水制成糊状煮沸2min后冷却检查，破坏此酶。⑥消化道溃疡时可呈间断性出血，而消化道肿瘤出血可因出血量过少而一次检查呈阴性反应，故需连续检查3次。

（2）免疫法（以单克隆胶体金试带法为例）

1）操作步骤：①用采便勺在粪便标本的不同部位多点取样；②将取样后的采便勺放入小试管中，加入1ml蒸馏水；③将粪便与蒸馏水混匀，充分破坏红细胞；④将胶体金试纸条前端浸入试管内，液面不要超过最高位线；⑤5min内判读实验结果。

2）结果判读：①阴性，只有测试线（C）出现色带（红色）；②阳性，测试线（C）和反应线（T）同时出现色带（红色）；③无效，测试线（C）和反应线（T）均无明显的色带出现，或只在反应线（T）出现色带，而在测试线不出现。另外，测试时间超过5min后显示的结果无效。

3）质量控制：①试剂保存条件必须符合说明书要求，并且在有效期内使用。②新批号和（或）新到批号需与在用批号作平行检测，确保试剂的有效性。试剂更换批号需对血红蛋白最低、最高检出限进行验证，其结果应满足试剂说明书要求。③实验室每天应至少一次，使用两个浓度水平（阴性和弱阳性）质控品进行室内质控。可购买商品化质控品或自行配制质控品，但自行配制的质控品应对其均一性和稳定性进行评价。阴性质控结果为阴性，弱阳性质控结果为弱阳性即表明在控，相反则为失控。④采用试纸条检测时，粪便混合液不能超过试纸条上的最高位线，并在规定时间内观察结果。⑤肉眼看到血便，最好在显微镜下确认。由于单抗只与血红蛋白反应，需将红细胞破坏后方可检测。⑥胶体金试带法中血红蛋白与转铁蛋白的联合检测，可以提高粪便隐血的阳性检出率。⑦应用单克隆抗体免疫法检测粪便隐血无饮食要求，但受免疫学方法测定原理的限制。如出血过多，呈柏油样便时，血红蛋白浓度超过2000μg/ml检测范围，抗原过剩出现后带效应，结果呈假阴性，应稀释粪便标本再行检测。此时，胶体金免疫层析法中转铁蛋白为阳性。如标本颜色为绿黑色、灰黑色、深褐色等，可疑隐血阳性或患者情况疑似隐血阳性，而测定结果为阴性者，也需将标本加大倍数稀释后重复测定。⑧40%～50%的上消化道出血，粪便隐血结果为假阴性。原因是血红蛋白在消化道内存留时间过长，被肠道内细菌及蛋白酶分解破坏，使其免疫原性改变而失去抗体结合的能力，导致结果呈阳性减弱或假阴性，但胶体金免疫层析法中转铁蛋白结果为阳性。⑨与其他方法一样，免疫法隐血试验不能对胃肠道出血性病变做结论性诊断。此方法只能作为筛选或辅助诊断使用，不能替代胃镜、直肠镜及其他如X线检查方法。

三、粪便检验结果比对程序

（一）目的

粪便检验结果比对程序用于确保临床实验室内不同人员及仪器对同一项目的检测结果有可比性。

（二）适用范围

粪便检验结果比对程序适用于临床体液室粪便常规及隐血检验项目比对。

（三）职责

（1）临床体液室负责人负责设计比对的方案，实施组织方案，并在总结报告上签字。
（2）临床体液室实验人员负责比对实验的检测、数据整理、统计分析、结果总结。

（四）程序、内容及要求

1. 人员间的结果比对
（1）频率：至少每6个月1次。
（2）方法：形态学比对每次至少选取5份临床标本，其中阳性标本至少3份，采用统计学方法，以检测结果均值的95%置信区间为判断标准。粪便隐血检验比对至少选择2份阴性标本、3份阳性标本（至少含弱阳性标本2份），以技术主管的判读标准为靶值，其他人员与之比对。

（3）判断标准：形态学比对的判断标准为检验结果位于均值的95%置信区间内为符合，反之为不符合。隐血检测的判断标准为阴性结果为阴性，弱阳性结果为弱阳性，阳性结果为阳性。应有≥80%的结果符合要求。

2. 相同检测原理与灵敏度仪器间比对

（1）频率：至少每6个月1次。

（2）方法：每次至少选取5份临床标本，其中阳性标本不少于3份，以性能指标优良、维护保养良好的仪器作为靶机，其他仪器的检测结果与之比对。

（3）判断标准：偏移在厂家规定的数值内为符合，反之为不符合。5份标本比对符合率≥80%为合格。

3. 不同检测原理或灵敏度仪器间比对

（1）频率：至少每6个月1次。

（2）方法：每次至少选取5份临床标本，其中阳性标本不少于3份（应含有参考值范围周围的阳性标本），以性能指标优良、维护保养良好的仪器作为靶机，其他仪器的检测结果与之比对。

（3）判断标准：两台仪器结果阳性（阴性）一致为符合，反之为不符合，5份标本比对符合率≥80%为合格。

4. 人员与仪器的结果比对

（1）频次：至少每6个月1次。

（2）方法：每次至少使用5份临床标本，其中阳性标本不少于3份，以人工镜检结果为靶值，仪器检测结果与人工镜检结果进行比对。

（3）判断标准：阴性结果不为阳性，阳性结果不为阴性，5份标本比对符合率≥80%为合格。

5. 记录的保存　以上所有比对、考核记录应由体液室负责人审核并签字，且应保留至少2年。

四、粪便常规检验标准操作规程

（一）检验目的

粪便常规检验主要为了了解消化道及通向肠道的肝、胆、胰腺等器官有无炎症反应、出血和寄生虫感染等情况；根据粪便的性状和组成，了解食物的消化情况，借以粗略地评价胃肠、胰腺及肝胆系统的功能状况；检查粪便中有无致病菌以防治肠道传染病。

（二）检测原理和方法

1. 手工法　粪便颜色和性状采用目测法，粪便中的细胞、寄生虫、某些病原体等采用显微镜检验法，参见《全国临床检验操作规程》。

2. 仪器法　检测原理和方法参见"AVE-562粪便分析仪标准操作规程"。

（三）性能特征

1. 手工法　目前尚无可测定的性能指标。

2. 仪器法　性能指标参见"AVE-562粪便分析仪标准操作规程"。

（四）标本类型

通常采集自然排出的粪便，采样量为3～5g（蚕豆大小）。粪便标本要新鲜，且不可混入尿液。标本采集见"粪便标本采集程序"。

（五）患者准备

患者准备见"粪便标本采集程序"。

（六）容器和添加剂类型

1. 容器　收集粪便标本的容器多种多样，留取标本最基本的要求是使用清洁、干燥、方便的加盖容器，最好使用一次性塑料便盒。

2. 添加剂　粪便检查标本无任何添加剂。

（七）仪器和试剂

1. 手工法　显微镜、生理盐水、载玻片。

2. 仪器法　全自动粪便分析仪、配套标本稀释液、一次性计数池。

（八）环境与安全控制

1. 手工法

（1）实验室应有充分的工作空间，分析前、后标本应分区放置。

（2）试验台整洁干净，各种实验器材和试剂摆放整齐，试剂存放条件符合相关规定。

（3）粪便常规检验的操作，生物安全管理应严格按医院及科室的制度执行。在进行操作前，应采取必要的保护措施，如戴手套、口罩等。

（4）粪便标本的运送必须加盖，防止外溢。标本外溢后，工作人员应立即用0.2%过氧乙酸或75%乙醇溶液对污染的环境进行消毒。

（5）如果操作人员的皮肤或衣物沾到了粪便标本及稀释物，应立即用清水冲洗并用0.2%过氧乙酸或75%乙醇溶液进行消毒处理。如果眼睛被溅入粪便标本的稀释物，用大量的清水冲洗并采取必要的医疗措施。

（6）检验结束后，要用0.2%过氧乙酸溶液擦拭实验台、显微镜手柄、载物台等。

（7）对突发传染性疾病患者的粪便标本的防护应启动特殊的安全防护程序。

2. 仪器法　仪器法环境与安全控制参见"血液与体液检验质量管理的环境要求"。

（九）校准程序

1. 手工法　不需要此步骤。

2. 仪器法　校准程序参见"粪便检验质量管理的设备要求"。

（十）程序步骤

1. 手工法　①检验申请单开具；②患者准备；③标本采集；④标本运送及保存；⑤标本接收；⑥粪便常规检验；⑦检验结果的输入；⑧检验结果的确认；⑨检测完标本的处理。
以上程序步骤的详细内容详见前文。

2. 仪器法　仪器法程序步骤参见"AVE-562粪便分析仪标准操作规程"。

（十一）质量控制

粪便常规检验受患者饮食、标本采集、操作者能力、实验方法和技术条件等多种因素的限制，变异较大，不易标准化，这就要求检验人员应定期接受专业培训，技术过硬，且有高度责任心，严格按照实验室粪便标本质量管理和操作规程进行标本处理，确保检验结果准确、可靠。

粪便分析仪在使用前和使用过程中，应定期对其性能指标如检出限检出率、重复性、携带污染率等进行验证，并对主要检测项目如红细胞、白细胞、寄生虫及虫卵等和人工显微镜法进行比对，性能指标验证合格后方可使用。

（十二）计算

粪便检查不涉及计算。

（十三）干扰因素

粪便常规检查影响因素众多，涉及患者准备、标本采集、运送、制片、显微镜检查等一系列环节，详见前文。

（十四）生物参考区间

（1）颜色及性状：黄色软便。
（2）白细胞：未见或偶见/高倍视野。
（3）红细胞：未见/高倍视野。
（4）寄生虫病原体：未见/低倍或高倍视野。

（十五）检验结果的可报告区间

可报告区间参见"粪便检验结果报告及发布程序"。

（十六）警告/危急值

粪便常规检验无警告/危急值。

（十七）实验室解释

1. 粪便常规检验的临床意义　粪便常规检验涉及一般性状检验和显微镜检验两部分，

其临床意义见表18-2-3和表18-2-4。

表18-2-3 粪便一般性状检验及其临床意义

一般性状	临床意义
颜色及性状	
稀糊状或水样便	多见于各种感染性或非感染性腹泻、肠炎
柏油样便	提示上消化道出血
鲜血便	常见于痔疮、肛裂、直肠息肉和直肠癌早期
脓血便	多见于细菌性痢疾、溃疡性结肠炎、结肠或直肠癌、阿米巴痢疾等
黏液便	见于各种肠炎、细菌性痢疾、阿米巴痢疾、急性血吸虫病等。小肠炎症时黏液混于粪便中，大肠炎症时黏液附着于粪便表面
乳凝块样便	为脂肪或酪蛋白消化不完全表现，多见于消化不良、婴儿腹泻
白陶土样便	见于各种原因所导致的梗阻性黄疸，注意与服用钡餐后的乳白色粪便区分
米泔样粪便	多见于霍乱及副霍乱患者
球形硬便	常见于习惯性便秘
胨状便	常见于肠易激综合征和某些慢性痢疾患者
寄生虫体	
蛔虫、蛲虫、绦虫节片等较大虫体	提示相应寄生虫感染

表18-2-4 粪便显微镜检验及其临床意义

镜检表现	临床意义
细胞	
红细胞	见于下消化道炎症、痔疮、直肠息肉、肿瘤及其他出血性疾病，而上消化道出血时红细胞被胃肠道消化液破坏，故显微镜检验阴性
白细胞	主要为中性分叶核粒细胞，肠道炎症时数量增多。肠道寄生虫感染和过敏性肠炎时可见较多的嗜酸性粒细胞
大吞噬细胞	常见于细菌性痢疾，也可见于急性出血性肠炎或偶见于溃疡性结肠炎
上皮细胞	多见于坏死性肠炎、霍乱、副霍乱、假膜性肠炎
食物残渣	
脂肪	多见于腹泻、梗阻性黄疸、胰腺外分泌功能减退等
淀粉颗粒	大量见于碳水化合物消化不良及腹泻患者
肌肉纤维	大量增多见于腹泻、肠蠕动亢进、蛋白质消化不良、胰腺外分泌功能减退等
结缔组织	常见于胃蛋白酶缺乏患者
病理性结晶	
夏科-莱登结晶	多见于阿米巴痢疾及过敏性肠炎
血红素结晶	常见于胃肠道出血后
脂肪酸结晶	多见于梗阻性黄疸
病原微生物	
寄生虫卵	肠道寄生虫感染时可见到的虫卵有蛔虫卵、鞭虫卵、钩虫卵、蛲虫卵、血吸虫卵、肺吸虫卵、肝吸虫卵、姜片虫卵等，找到虫卵提示相应寄生虫感染
肠道原虫	肠道原虫包括溶组织内阿米巴、蓝氏贾第鞭毛虫、隐孢子虫、人芽孢子虫，找到原虫提示相应寄生虫感染
真菌	排除标本容器污染后，常见于应用大量抗生素所致的真菌性二重感染

2. 检验结果影响因素说明 粪便常规检验的影响因素较多，临床应结合患者情况及其他检验结果综合分析，正确看待每一次结果。粪便检验应尽量做到"三送三检"，结合多次结果综合判断。

（十八）变异的潜在来源

变异的潜在来源主要涉及患者准备、标本采集等环节，详见"粪便标本采集程序"。

五、粪便隐血检验标准操作规程

（一）检验目的

粪便隐血检验用于检测人粪便中的血红蛋白，对出血性胃肠道疾病（特别是消化道肿瘤）早期发现、诊断和治疗有重要意义。

（二）检测原理和方法

1. 干化学试带法（以四甲基联苯胺法为例）

（1）原理：粪便隐血化学法利用四甲基联苯胺作呈色指示剂，由于血红蛋白具有过氧化物酶活性，可使过氧化物分解释放出氧，氧通过氧化四甲基联苯胺指示剂，使指示剂发生颜色变化。当标本中含有一定量的血红蛋白时，试纸条会由橙黄色变为黄绿色或深绿色，非常高浓度的血红蛋白会使颜色继续变为深蓝色。

（2）方法：参见"粪便检验室内质控程序"。

2. 免疫法（以单克隆胶体金试带法为例）

（1）原理：乙酸纤维膜试带的反应线包被有抗人血红蛋白的单克隆抗体，质控线包被有羊抗鼠IgG抗体，在试带加样的一端固定有另一抗人血红蛋白单克隆抗体标记的胶体金颗粒和鼠IgG标记的胶体金颗粒。当患者粪便悬液中存在血红蛋白抗原时，先与金标抗体反应，形成抗原-金标抗体复合物，依靠毛细作用在纤维膜上层析，运行至反应线，遇到包被抗体形成抗体-抗原-金标抗体复合物，并在检测区上出现一条红色色带，结果为阳性；反之为阴性。试带上无关的鼠IgG标记的胶体金颗粒随粪悬液上行至羊抗鼠IgG处时，形成另一条红色色带，为试剂质控对照线。

（2）方法：参见"粪便检验室内质控程序"。

（三）性能特征

1. 化学法 干化学试带法（四甲基联苯胺为显色底物）血红蛋白最低检出限浓度不高于0.5μg/ml。

2. 免疫法 单克隆胶体金试带法血红蛋白最低检出限浓度不高于0.2μg/ml，最高检出限浓度不低于2000μg/ml，检测范围为0.2～2000μg/ml。

粪便隐血试验是定性试验，目前还没有过多的其他性能指标。

（四）标本类型

原始标本类型为自然采集的粪便，采样量为3～5g（蚕豆大小）。粪便标本要新鲜，且不可混入尿液。标本采集见"粪便标本采集程序"。

（五）患者准备

患者准备参见"粪便标本采集程序"。

（六）容器和添加剂类型

1. 容器　收集粪便标本的容器多种多样，留取标本最基本的要求是使用清洁、干燥、方便的加盖容器，最好使用一次性塑料便盒。

2. 添加剂　粪便检查标本无任何添加剂。

（七）仪器和试剂

1. 手工法　生理盐水、粪便隐血胶体金检测试纸（试剂于4～30℃避光保存，保持干燥，不得冻存）。

2. 仪器法　全自动粪便分析仪、配套标本稀释液、粪便隐血检测双联法试剂盒（试剂于2～30℃避光保存，保持干燥，不得冻存）。

（八）环境与安全控制

1. 手工法

（1）实验室应有充分的工作空间，分析前、后标本应分区放置。

（2）购买的试纸应放于4～30℃室温避光保存，保持干燥，不得冻存；开封后的试纸应尽快用完。

（3）蒸馏水应防尘、防污染。

（4）粪便隐血检验应严格按照医院及科室生物安全管理制度进行操作。

2. 仪器法　仪器法环境与安全控制参见"血液与体液检验质量管理的环境要求"。

（九）校准程序

1. 手工法　粪便隐血检验手工法不需要此步骤。

2. 仪器法　粪便检验仪器法校准程序参见"粪便检验质量管理的设备要求"。

（十）程序步骤

1. 手工法　①检验申请单开具；②患者准备；③标本采集；④标本运送及保存；⑤标本接收；⑥粪便常规检验；⑦检验结果输入；⑧检验结果确认；⑨检测完标本的处理。

以上程序步骤的详细内容见前文。

2. 仪器法　仪器法程序步骤参见"AVE-562粪便分析仪标准操作规程"。

（十一）质量控制

（1）确保试剂在规定的有效期内，变质、损坏的试剂不能继续使用，更换新试剂时需与原有试剂进行平行对照试验，试剂更换批号需对其检出限进行验证。

（2）由于隐血免疫法受试剂检测范围的限制，检验体系中抗原过剩可能出现后带现象，因此外观呈柏油样便应将粪便稀释后进行免疫法检测。

（3）实验室每天应至少一次对试剂进行室内质量控制，质控品为阴性和弱阳性。

（4）粪便分析仪在使用前和使用过程中，应定期对隐血项目和人工法进行比对，一致性符合要求方可使用。

（十二）计算

粪便检查不涉及计算。

（十三）干扰因素

粪便隐血检查影响因素众多，涉及患者准备、标本采集、运送、试验操作等一系列环节，详见前文。

（十四）生物参考区间

粪便隐血检查生物参考区间为阴性。

（十五）检验结果的可报告区间

检验结果的可报告区间为阴性、弱阳性、阳性。

（十六）警告/危急值

粪便隐血检验无警告/危急值。

（十七）实验室解释

（1）影响粪便隐血检验结果的因素较多，临床医生应结合患者情况及其他检验结果对本次结果进行综合分析，必要时应连续多次送检。

（2）粪便隐血化学法对消化道出血、肿瘤有一定的诊断意义，但因其特异性不强，易受某些食物、药物的干扰。

（3）粪便隐血免疫法及转铁蛋白试验对检测消化道少量出血非常有价值，可以帮助医生早期发现胃肠道病变。但部分家族性肠道息肉或直肠癌可能因不出血、间断出血或少量出血在粪便中分布不均，造成假阴性结果。

（4）生理情况下，胃肠道每日可排出血液 0.5～1.5ml，大多数人＜2ml/24h，个别可达 3ml/24h，马拉松长跑运动员平均可达 4ml/24h，某些健康人服用某些药物（如阿司匹林）刺激胃肠道可引起消化道出血（2.0～5.0）ml/24h，如果使用高度敏感的免疫学方法检查，粪便隐血试验可呈阳性，因此临床医生必须结合具体情况综合分析才能做出正确判断。

（5）粪便隐血试验不能对胃肠道出血性病变做结论性诊断，只能作为筛选或辅助诊断用，而不能替代内镜、X线和其他检查。

（十八）变异的潜在来源

变异的潜在来源主要涉及患者准备及标本采集，详见前文。

六、AVE-562粪便分析仪标准操作规程

（一）检验项目

1. 检验原理　AVE-562全自动粪便分析仪采用CCD相机对粪便外观进行拍照，通过图像处理算法自动检验粪便的颜色、性状等物理指标，然后自动对标本进行稀释、搅拌、吸样、滴注等操作。滴注了样本后的计数板经过一段时间的沉淀，通过显微摄像装置进行扫描获取图像，利用图像处理识别软件对粪便的有形成分进行识别分类和计数；滴注了样本的检测卡经过一段时间的反应后，利用CCD相机拍摄图像并上传至计算机，利用图像处理识别软件自动判断化学检测项目的结果。

2. 检验项目
（1）理学检查：包括颜色、性状、寄生虫虫体。
（2）免疫学检查：包括隐血（FOB）、细菌学（幽门螺杆菌）、病毒学（柯萨奇病毒、轮状病毒、腺病毒）。
（3）显微镜检查
1）细胞：包括白细胞、红细胞、大吞噬细胞（巨噬细胞）、上皮细胞、肿瘤细胞。
2）食物残渣：包括淀粉颗粒、脂肪、肌肉纤维、结缔组织、植物细胞及植物纤维。
3）结晶：包括夏科-莱登结晶、血红素结晶、脂肪酸结晶。
4）病原微生物：包括细菌、寄生虫卵和原虫、真菌。

（二）试剂

1. AVE-562全自动粪便分析仪稀释液　有效成分主要为磷酸盐、氯化钠、硫酸钠、山梨酸钾等，用于粪便标本的稀释、液化，溶出其中的有形成分、化学成分及微生物。
2. 隐血试验试剂盒（双联法）　检测卡由检测区T（包被鼠抗人Hb单克隆抗体）、质控区（包被羊抗鼠IgG多克隆抗体）、胶体金结合物垫（包被另一株鼠抗人Hb单克隆抗体）、硝酸纤维素膜、化学法检测区（四甲基联苯胺指示剂）、塑料检测卡支持物等组成，用于人粪便中血红蛋白的检测。
3. 一次性计数池　主要由底片和盖片组成，用于粪便分析仪在临床粪便有形成分分析时的辅助计数。

（三）性能参数

1. 分析速度　整机的分析速度≥80标本/小时。

2. 有形成分回收率 有形成分回收率≥80%。

3. 与人工法的比对 仪器法有形成分和隐血结果与人工法比对应具有良好的一致性。

4. 有形成分分析重复性 要求见表18-2-1。

5. 有形成分携带污染 分析仪的携带污染率应≤0.05%。

6. 计数板储存仓容量 本仪器最多可储存计数板200个。

7. 送样装置 轨道式送样，待检区容量可达到40个标本。

（四）标本处理

1. 标本采集 使用仪器配套的专用粪便采集处理杯采集新鲜粪便，患者准备和粪便采集要求见"粪便标本采集程序"。

2. 条码粘贴 将条码标签贴在已采好样的标本采集处理杯上，使条码（不是标签）的始端距标本采集处理杯的顶部约12mm，确保条码标签在样本架上的正确朝向。

（五）开关机程序

1. 开机程序 打开电源、计算机、显示器开关后进入仪器操作系统，输入用户密码后启动自检，完成后检查配套使用的计数板及病毒学或细菌学检测卡是否准备好。若已准备好，可将标本试管架放置于送样装置上，仪器将自动检测。检测结束后操作者需对颜色、性状、免疫金标卡、显微镜镜检结果进行审核、确认。

2. 关机程序 待标本完成检测后，点击"正常停止"按钮，后点击"退出系统"并关机。关机完成后关闭电源。

（六）标本测定

（1）执行仪器正常开机程序。

（2）对粪便隐血检查（双联法）、粪便转铁蛋白检查、粪便幽门螺杆菌抗原检查等试纸条进行定性质控检测。

（3）将标本上机进行检测。

（4）粪便分析仪显示并输出检测结果，操作者对仪器输出的结果进行审核、确认。任何原理的粪便有形成分分析仪，其阳性有形成分的发现均应对仪器拍摄的实景图像进行人工审核，确认后方可发出阳性报告。

（七）试剂更换

应于每日开机前检查仪器配套的稀释液是否需要更换，一次性计数板、粪便隐血检测试剂盒（双联法）是否足够。

（八）质量控制

（1）实验室应定期对从事形态学检验的人员进行培训、考核及评估，评估合格经过授权方可上岗。

（2）全自动粪便分析仪应按要求对仪器主要性能指标进行验证，如检出限标本检出率、重复性、携带污染率等，并对有形成分及隐血和人工法进行比对，性能指标符合要求方可使用。

（3）新批号隐血试带使用前必须与旧批号做平行对照试验，同时需对血红蛋白的检出限、样本符合率进行验证。

（4）每天需进行至少一次粪便隐血的室内质控，应采用阴性和弱阳性质控品。

（九）校准

校准程序见"粪便检验质量管理的设备要求"。

（十）性能验证

性能验证见"粪便分析仪性能验证"。

（十一）维护保养程序

1. 空间安装要求　AVE-562为大型台式仪器，需要有充足的安装空间，实验台面规格需满足仪器摆放要求，并与墙面保持至少50cm间隙以便散热及维修。

2. 运行条件　环境温度要求5～40℃，相对湿度为30%～80%，电源电压要求220×（1±10%）V AC，50Hz，电源插孔应符合电工规范，且有可靠保护接地线；仪器应避免阳光直接照射；远离震动干扰；如遇停电或电网电压不稳定，应配备功率不小于1000W的UPS，以保证仪器正常工作。

3. 仪器安全　在仪器设备周围不要使用可燃性危险品，避免引起火灾和爆炸。在运行状态下，禁止打开仪器侧面及背板和接触线路板以防受伤或触电。如遇水、电故障或中断，应立即关闭仪器设备开关。

4. 人员安全

（1）仪器设备中所有与患者的粪便标本接触或有潜在性接触可能的表面与零件都被视为污染物。在操作、维护仪器设备时有必要穿戴保护性的外套和手套，头发、衣物、手指等应与所有的活动部件保持距离。

（2）在操作、维护、保养和维修仪器设备时，操作人员必须遵守操作手册中的操作程序。操作人员必须注意观察仪器上所标示的"注意""小心""警告"事项。

（3）在仪器运转过程中，勿触及标本针、移动的传输装置等，避免人身伤害。禁止触摸AVE-562全自动粪便分析仪密封面板内的电路。触摸电路可能造成电击，尤其是用湿手触摸时。

（4）在处理废弃样本或组装/拆卸组合零件时不可触摸废弃物，一定戴手套和护目镜以避免直接接触。如果操作人员不小心接触废弃物，或皮肤或衣物沾上了粪便、废物，应立即用清水冲洗被污染区域，并消毒处理；如果眼睛溅到粪便及废液，应立即用大量清水冲洗并适当考虑用必要的医疗措施处理。

（5）所有标本、试剂和各种废弃物应按传染物处理。严格防止交叉污染，严格健全和执行消毒隔离制度。对于含有传染源和怀疑含有传染源的物质，应有合适的生物安全制度。

5. 每日维护　每日开机前应检查室内的温度和湿度，并记录。如果温度或湿度超出规定的范围，应采取措施予以纠正。每日检测完标本后，应对管路用稀释液进行灌注清洗，待机器停止工作后关闭软件，关闭主机电源。

6. 定期维护 厂家工程师应每月对仪器进行清洗保养，主要包括擦拭机器外壳、清洗液路及吸样针，检查机器吸样臂、加样臂、大盘齿轮工作状态等。更换泵管后，为了保证吸样及清洗的准确性，务必由工程师对蠕动泵进行校泵操作。

（十二）退役前处理

1. 仪器表面消毒 用0.2%～1.0%次氯酸钠或75%乙醇溶液对仪器表面进行消毒。

2. 仪器内部消毒 用2%～3%次氯酸钠溶液气雾胶对仪器内部进行消毒处理。

3. 管路消毒 用2%～3%次氯酸钠溶液对仪器管路进行消毒处理。如仪器不能正常使用，只能对部分可能的管道用2%～3%次氯酸钠溶液进行浸泡处理。

（佟小萌　芦宏凯　韩呈武　李玉茹）

第三节　检验后质量管理程序

一、粪便检验结果复核程序

（一）目的

粪便检验结果复核程序用于规范粪便检验复核制度，确保检验结果准确、可靠。

（二）适用范围

粪便检验结果复核程序适用于临床体液室所有粪便常规及隐血的检验结果复核。

（三）职责

（1）临床体液室负责人制定粪便检验的复核程序。

（2）临床体液室经过授权的人员对检验结果的正确性进行复核。

（四）程序、内容及要求

1. 检验结果的复核

（1）应结合临床资料综合分析检验结果：当出现异常结果时，需依据申请单上的临床诊断等信息进行综合分析，给出正确的解释，必要时联系临床医生获取患者信息。如进行寄生虫原虫及虫卵感染筛查，应详细了解患者居住地、旅行史、生活行为方式、饮食习惯、接触史等。

（2）应结合粪便检验不同项目结果的相关性进行综合分析：许多检验项目或参数存在内在联系，如免疫法隐血试验应结合粪便性状，标本为柏油样便或黑便时，需对标本进行稀释后测定，以避免抗原过剩的后带现象。

（3）应结合同一患者的所有检验结果进行综合分析：如钩虫感染患者粪便常呈柏油样，隐血试验阳性，血常规常伴有血红蛋白水平降低、嗜酸性粒细胞增多等表现；胆道蛔虫感染可结合CT、MRI、超声或胆道造影等影像学检查。

（4）结合既往检验结果分析：通过LIS可与以往数据对比分析，帮助发现试验中的偶然差错。

（5）结合检测方法的局限性分析：粪便隐血干化学试带法缺乏特异性和准确性，任何有类似过氧化物酶活性的物质均可出现假阳性结果。免疫法与干化学试带法相比，试剂对血红蛋白检测的灵敏度更高（单克隆胶体金试带法的灵敏度为0.2μg/ml，而干化学试带法的灵敏度为0.5μg/ml），其特异性也更好，基本排除了饮食和药物因素的干扰，但也需要考虑后带现象及上消化道出血时胃液和细菌对血红蛋白抗原性的破坏。

2. 粪便分析仪的结果复核　粪便分析仪发现有形成分阳性时，应对仪器拍摄的实景图像进行人工审核，确认后才能发出阳性报告。

二、粪便检验结果报告及发布程序

（一）目的

粪便检验结果报告及发布程序用于规范粪便检查的报告流程，确保检验结果准确。

（二）适用范围

粪便检验结果报告及发布程序适用于临床体液室所有粪便标本。

（三）职责

（1）体液室经过授权的人员对粪便检验结果进行规范的报告。

（2）体液室负责人对粪便检验结果报告的规范性进行监督和管理。

（四）程序、内容及要求

1. 结果报告　粪便常规检查报告单必须包括4个部分：一般性状检验（理学检查）、粪便隐血检验（化学检查）、显微镜检查、检验信息（检验者签名、检验完成时间等）。报告术语必须规范。

（1）一般性状检验：包括颜色和性状、特殊气味，寄生虫虫体也应报告。

1）颜色：建议用黄色、鲜红色、暗红色（果酱色）、灰白色、绿色、黑色（柏油色）报告。

2）性状：建议用软、硬、糊状、泡沫样、稀汁样、血水样、黏液血样、黏液脓样报告。不消化食物增多时应用文字记录。

（2）粪便化学检验：包括粪便隐血试验、转铁蛋白检验、幽门螺杆菌抗原检验、A群轮状病毒抗原检验等。

1）用"+"或"阳性"表示阳性结果；用"弱阳性"表示弱阳性结果；用"–"或"阴性"表示阴性结果。

2）同时应注明所用的方法。

（3）粪便镜检报告

1）细胞的报告方式：见表18-3-1。

表18-3-1 粪便中镜检细胞报告方式

10个以上高倍视野（HPF）某种细胞所见情况	报告方式（1/HPF）
仅看到1个	偶见
有时不见细胞，一个视野最多见到2～3个	0～3
一个视野最少可见5个细胞，最多10个	5～10
每个视野超过10个	多见
每个视野均匀分布，难以计数	满视野

2）虫卵的报告方式：未找到者注明"未找到虫卵"，找到一种报告一种，找到几种报告几种，并在该虫卵后注明平均数量（或最小值、最大值）/低倍视野。

3）其他有形成分报告方式：粪便中出现大量食物残渣（脂肪、淀粉颗粒、肌纤维、结缔组织、植物细胞及纤维）、出现部分有意义的结晶（夏科-莱登结晶、血红素结晶、胆固醇结晶）、细菌比例失调或真菌增多都应文字记载。报告白念珠菌须找到假菌丝和厚膜孢子，否则只能报告酵母样菌。

（4）检验信息：应包括检验者签名、标本接收时间、检验完成时间等。结果应用LIS保存以便随时查对。

2. 结果发布 审核后的结果通过LIS上传，医生可通过病历系统查看，患者可通过自助报告机、APP等途径查询或打印。报告的修改需遵循科室的相关规定。

（韩呈武 佟小萌）

主要参考文献

丛玉隆，黄柏兴，霍子凌．2015.临床检验装备大全·仪器与设备.北京：科学出版社.

樊绮诗，钱士匀．2015.临床检验仪器与技术.北京：人民卫生出版社.

顾兵，张丽霞，张建富．2016.临床血液检验图谱与案例.北京：人民卫生出版社.

李凡，徐志凯．2018.医学微生物学.北京：人民卫生出版社.

刘玉成，罗春丽．2012.临床检验基础.第5版.北京：人民卫生出版社.

尚红，王毓三，申子瑜．2015.全国临床检验操作规程.第4版.北京：人民卫生出版社.

王庚，赵天赐，张小江，等．2019.外周血涂片检出马尔尼菲篮状菌2例.临床检验杂志，37（1）：75-76.

王建中．2012.临床检验诊断学图谱.北京：人民卫生出版社.

吴忠道，诸欣平．2015.人体寄生虫学.第3版.北京：人民卫生出版社.

续薇，郝晓柯，崔巍，等．2018.血液分析自动审核规则建立与验证多中心研究.中华检验医学杂志，
    41（8）：601-607.

杨惠，王成彬．2015.临床实验室管理.北京：人民卫生出版社.

詹姆斯H.约根森，迈克尔A.普法勒．2017.临床微生物学手册.第11版.王辉等译.北京：中华医学电子
    音像出版社.

张峰，崔巍．2015.北京协和医院寄生虫彩色图谱.北京：中国医药科技出版社.

赵建宏，贾天军．2015.临床检验基础.第2版.北京：人民卫生出版社.

中国医师协会检验医师分会．2017.尿液常规检验诊断报告模式专家共识.中华医学杂志，97（18）：1369-1372.

中华医学会检验医学分会血液学与体液学学组．2020.血细胞分析报告规范化指南.中华检验医学杂志，
    43（6）：619-627.

诸欣平，苏川．2013.人体寄生虫学.第8版.北京：人民卫生出版社.

Palmer L，Briggs C，Mcfadden S，et al. 2015. ICSH recommendations for the standardization of nomenclature
    and grading of peripheral blood cell morphological features. International Journal of Laboratory Hematology，
    37（3）：287-303.